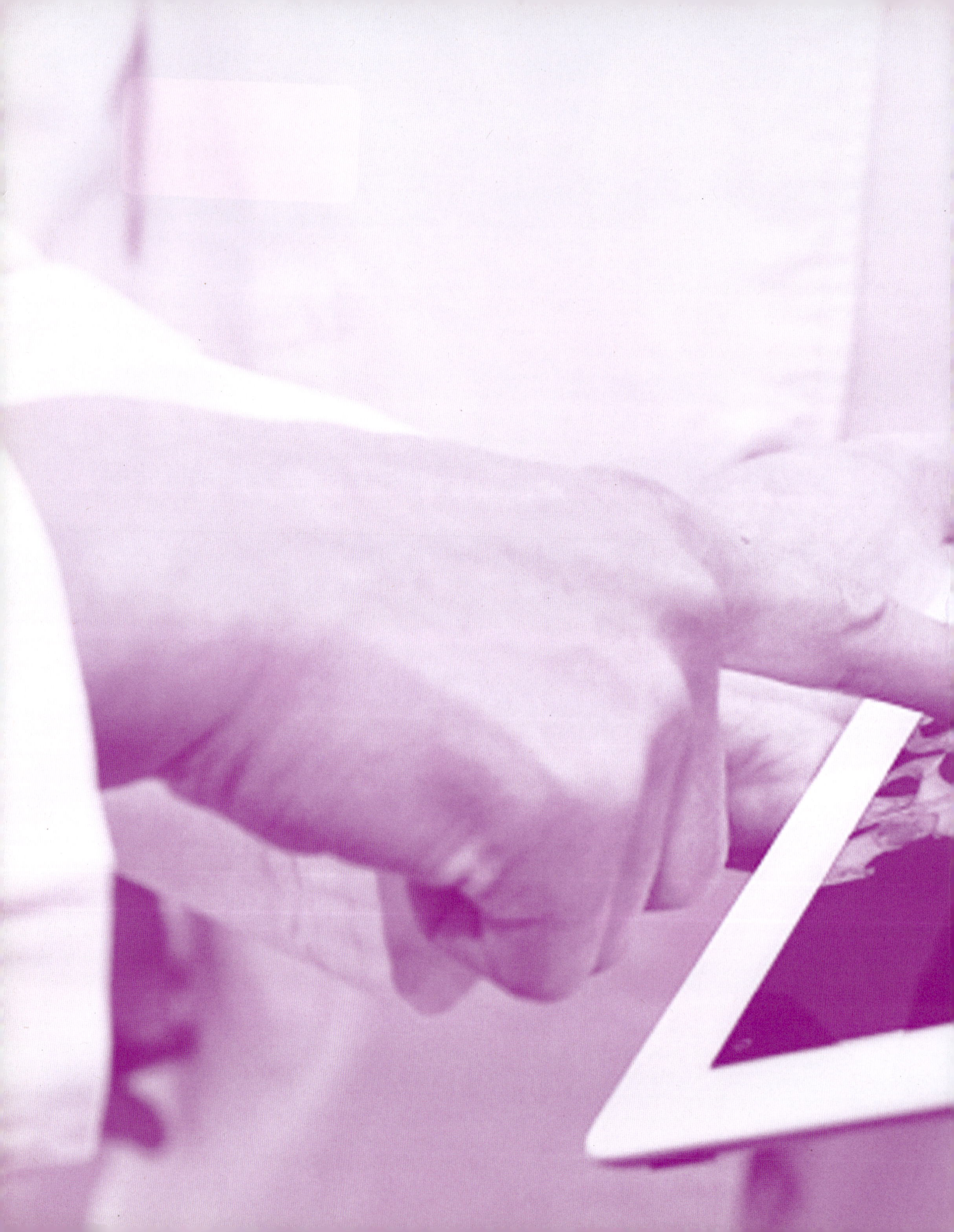

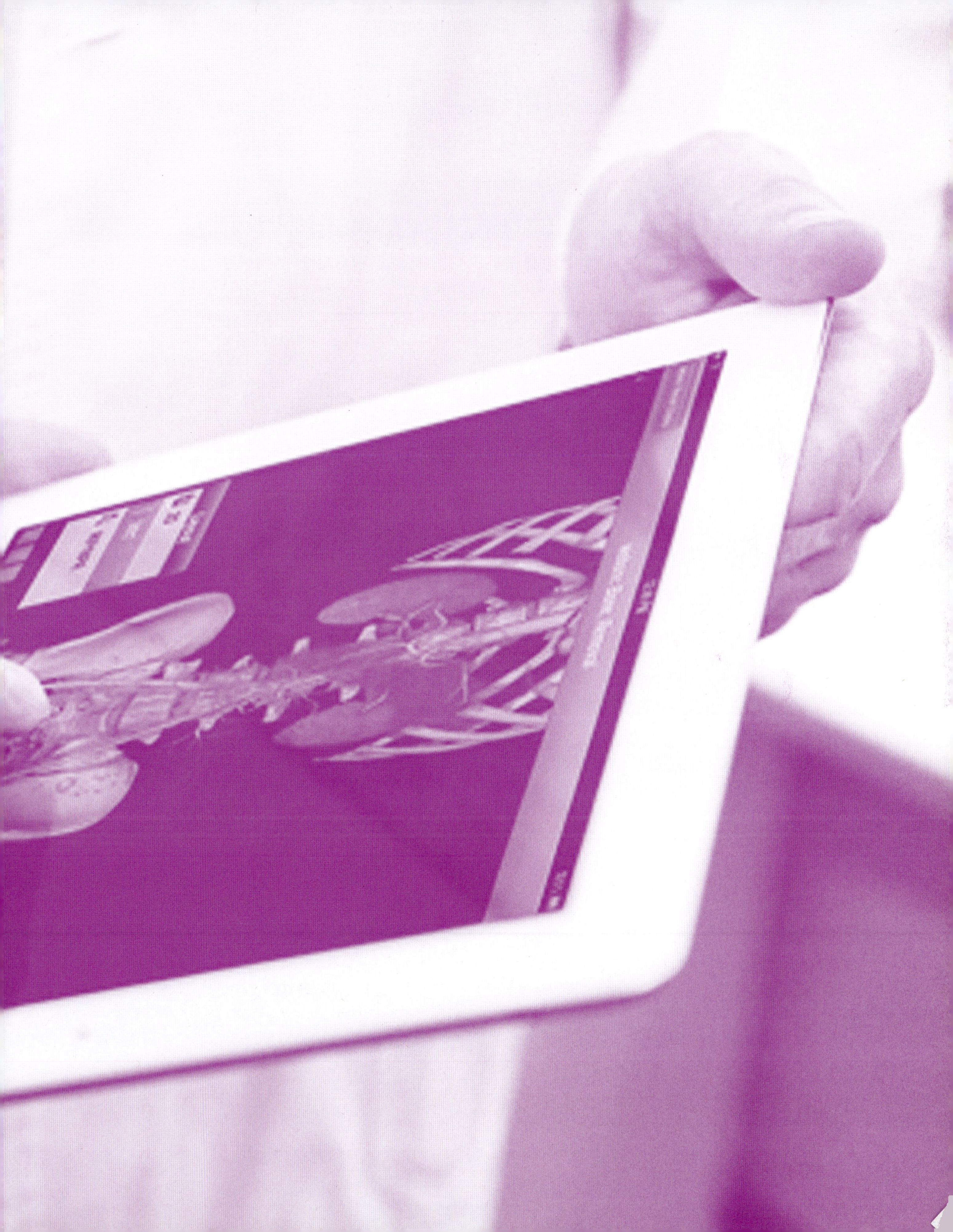

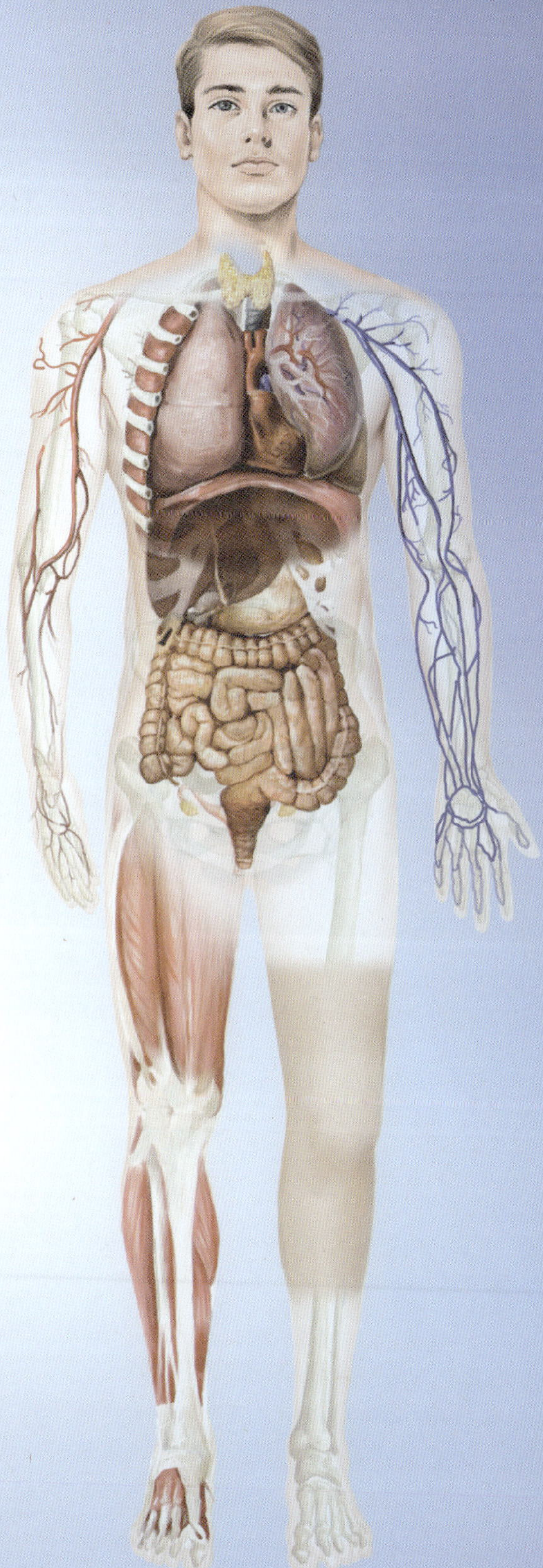

MEDICAL TERMINOLOGY

에센스 **의학용어**

메디시안

머리말

의학용어는 신체의 각 부분들의 명칭, 위치, 기능, 질병, 수술, 치료, 측정, 의료기기 등을 기술하는데 필수적인 언어입니다.

따라서 보건의료기관에 근무하는 의사, 간호사, 의료기사, 의무기록사 및 행정요원들이 정확한 의학용어를 사용하는 것은 매우 중요합니다.

이 책은 의학, 간호학, 의료기술, 의료정보학, 보건학 등을 전공하는 학생들이 쉽고 확실하게 이해할 수 있도록, 첫째 각 장마다 인체 일러스트와 사진을 풍부하게 수록하였습니다. 둘째, 전문의학용어의 발음을 파워포인트에 탑재하여 정확한 발음을 익히도록 했습니다. 셋째, '비침 판'을 첨부하여 자기의 실력을 테스트할 수 있도록 하였습니다.

구성은 제1장~5장에서 의학용어의 형성, 어근, 접두어, 접미어, 인체의 구성을 설명하였으며, 제6장~18장에서는 인체의 계통별 학습목표/각 장마다의 구성 안내/해부학적 용어/증상과 질병용어/주요 용어의 의미분석/약어/Memory key/연습문제 등으로 구분하여 자세하게 설명, 해설하였습니다.

아울러 우리 필자들과 메디시언 직원들은 인체 각 부분과 증상, 질병, 치료, 수술 등 의학 각 부문의 신·구용어를 망라하여 실음으로써 각종 시험에 대비함은 물론, 병원 실무에도 완벽히 실행할 수 있도록 하였으며, 새롭고 다양한 인체 일러스트를 세밀하게 그려 넣음으로써 미려한 편집이 되도록 노력했습니다.

앞으로도 더욱 완벽한 교재를 만들기 위해 계속 정진해 나아가겠습니다. 이 분야 교수님들과 독자들의 아낌없는 조언과 성원을 부탁드립니다.

이 책이 햇빛을 보게 애써주신 ㈜지구문화/메디시안 주병오 사장님을 비롯한 편집·디자인팀 임직원들의 노고에 심심한 감사를 드립니다.

마지막으로 독자들의 사랑 속에 좋은 책으로 거듭나기를 소망합니다.

임인년 새 봄에

필자 대표

이 책의 구성 및 특징

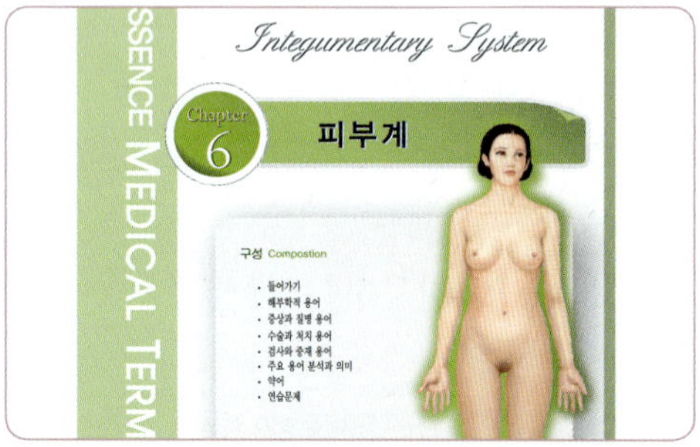

본 장의 구성

내용을 어떻게 구성하여 나아갔으며, 어떠한 측면들을 다루었는가?를 한 눈에 알아 볼 수 있도록 했습니다.

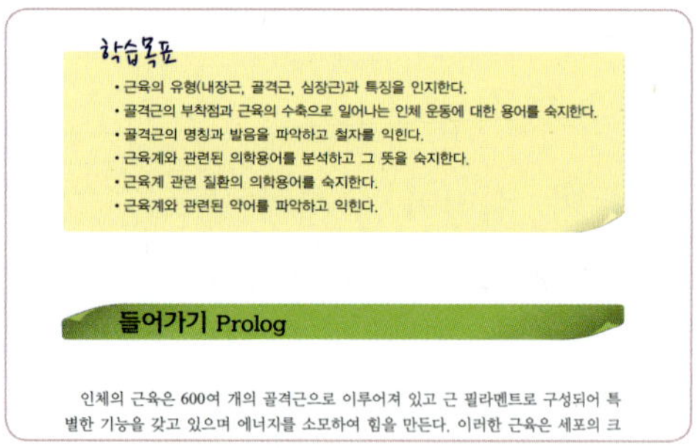

학습목표

각 장마다의 이해하여야 할 핵심 내용을 정리하여 미리 무엇을 꼭 이해해야 하는지 방향을 제시하였습니다.

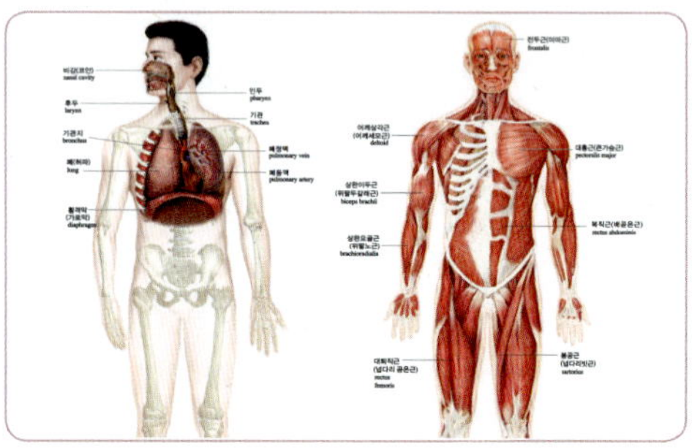

해부학적 용어

우선 이 장에서는 인체 부분 중 다루고자 하는 부위와 해부학적으로 자주 쓰이는 용어들을 일러스트와 함께 국 · 영문으로 표기, 소개하고 있습니다.

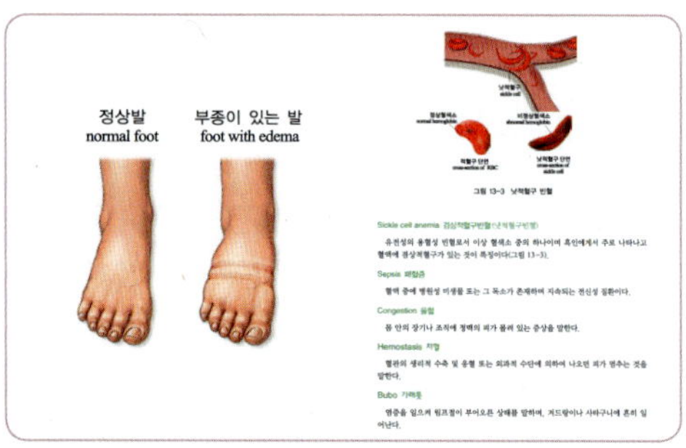

증상과 질병 용어

신체부위별 질병과 증상에 관련된 용어를 그림과 함께 다룸으로써 환자나 직무가 다른 의료인들 간 소통에 도움이 되도록 하였습니다.

Struture & Feature

수술처치와 검사/중재 용어

검사와 수술/처치, 그리고 중재 등 검사와 여러 가지 치료 관련 전문용어를 다룸으로써 의료 전반에서 소통을 원활히 하는데 필수적인 교재가 되도록 하였습니다.

수술과 처치 용어 Terms for Surgery and Treatment

Otoplasty 귀성형, 이성형(술)

귀의 변형 및 결손을 외과적으로 교정하는 귀의 성형술이다.

Myringotomy 고막절개술

고막의 외과적 절개로 압력을 경감하고, 중이에서 고름과 분비물을 배출하기 위해 수행한다.

Tympanotomy 고실절개술

고실을 절개하는 것이다.

주요 용어의 의미 및 분석

각 장마다 이해하여야 할 주요 용어와 의미를 분석, 정리하여 꼭 알아야 할 용어를 해석, 그 방향을 제시하였습니다.

주요용어 분석과 의미 Analysis and Meaning of Key Terms

혈액 용어 Blood

용어(Term)	용어 분석(Term Analysis)	의미(Meaning)
	hemat/o, hem/o	blood 피
hemolysis 용혈, 혈액의 파괴 [himɑ́ləsis]	-lysis = breakdown separation, destruction 분리, 파괴	breakdown of blood 혈액용혈
hematologist 혈액학자 [hiːmətɑːlədʒust]	-logist = specialist 전문가	혈액에 대한 지식을 가진 전문가

약 어

약어의 의미를 분석하고, 꼭 알아두어야 할 약어를 정리하였습니다

약 어 Abbreviations

약 어	Full Term	의 미
ABGA	Arterial Blood Gas Analysis	동맥혈 가스분석
AFB	Acid Fast Bacillus	항산성균
ARDS	Acute Respiratory Distress Syndrome	급성 호흡곤란증후군
COPD	Chronic Obstructive Pulmonary Disease	만성 폐쇄성 폐질환
CPAP	Continuous Positive Airway Pressure	지속성 기도 양압
DPI	Dry Powder Inhaler	건성 분말흡입기
DVT	Deep vein thrombosis	심부 정맥 혈전증

Memory Key

각 장마다의 이해하여야 할 중요한 내용을 정리하여 다시 한 번 이해를 도왔습니다.

Permanent teeth 영구치(신니)

생후 6세 무렵부터 치조부에서 나와, 일생 동안 기능을 하는 치아를 말한다.

Memory key

- 치아의 유형에는 절치, 견치, 소구치, 대구치가 있다. 안에서부터 치아는 치수, 법랑질, 상아질, 시멘트질로 구성된다. 치관은 잇몸의 위에, 치근은 잇몸 아래에 위치한다.

Tongue 혀, 설

연습문제

각 장마다 핵심이 되는 내용을 문제 형식으로 풀어 봄으로써 확실하게 이해하도록 했습니다.

연습문제 Exercises

1. 다음 심혈관계의 해부학적 용어의 이름을 쓰시오.

① tricuspid valve　삼첨판
② right ventricle　우심실
③ pulmonary vein　폐정맥
④ left atrium　좌심방
⑤ mitral valve　승모판, 이첨판
⑥ aortic valve　대동맥판

차 례

Chapter 1 의학용어의 형성

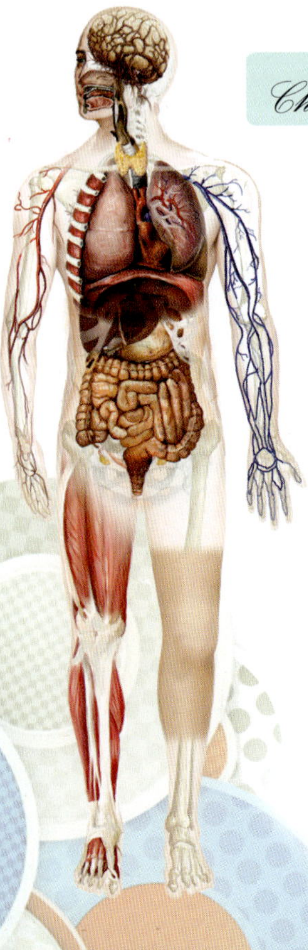

Chapter 2 인체구조에 관한 어근

Contents

Chapter 3 접미사

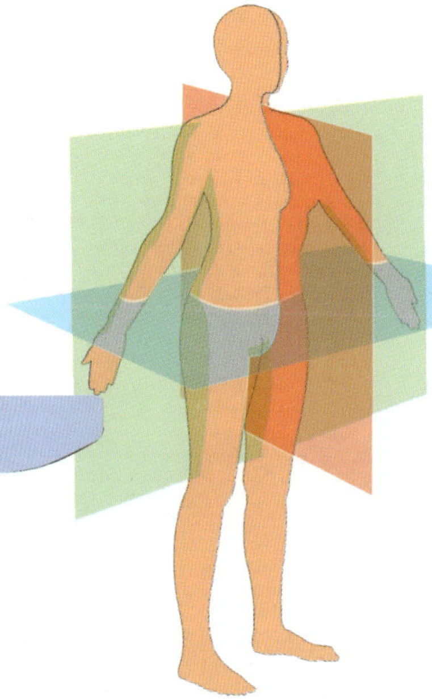

Chapter 4 접두사

Chapter 5 인체의 구성

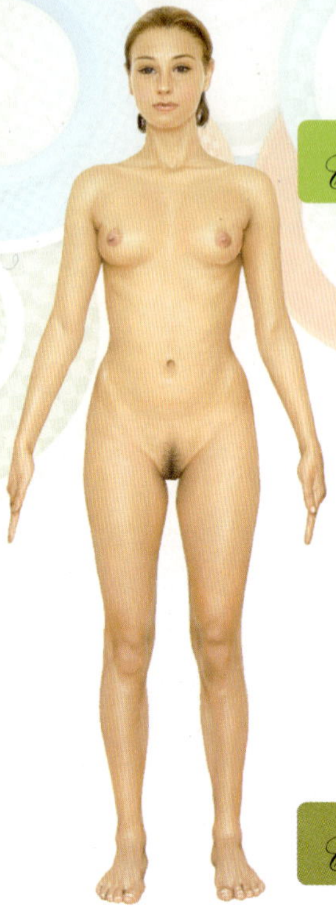

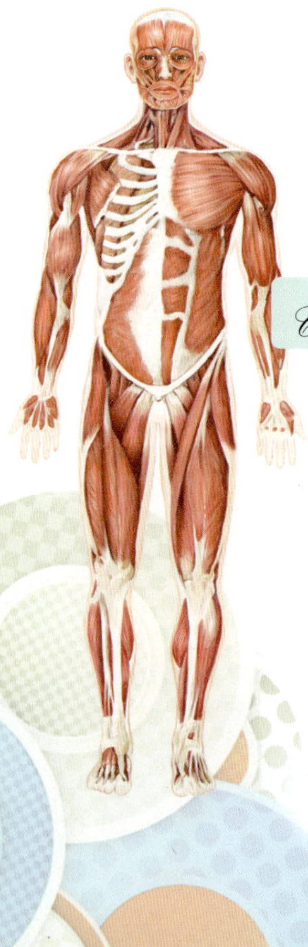

Contents

Chapter 9 신경계

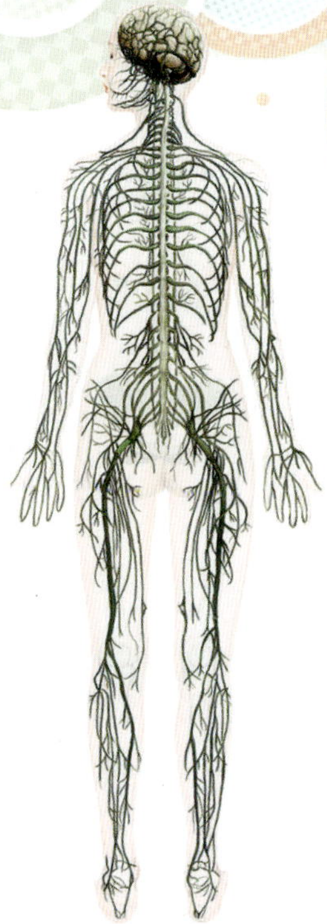

Chapter 10 눈과 귀

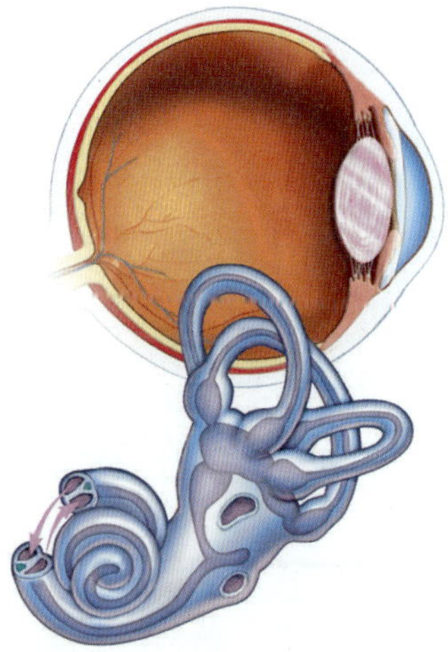

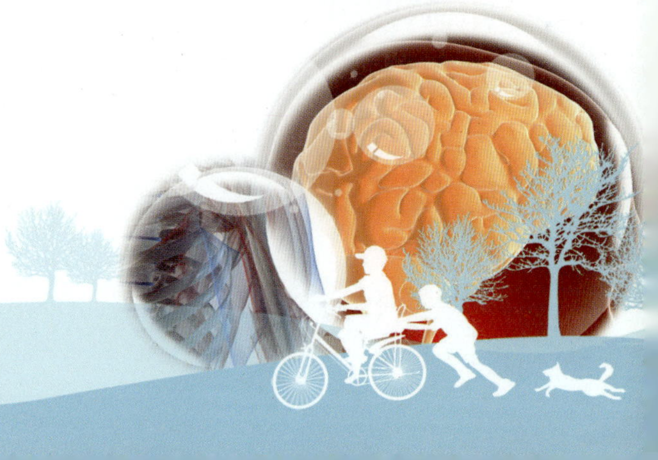

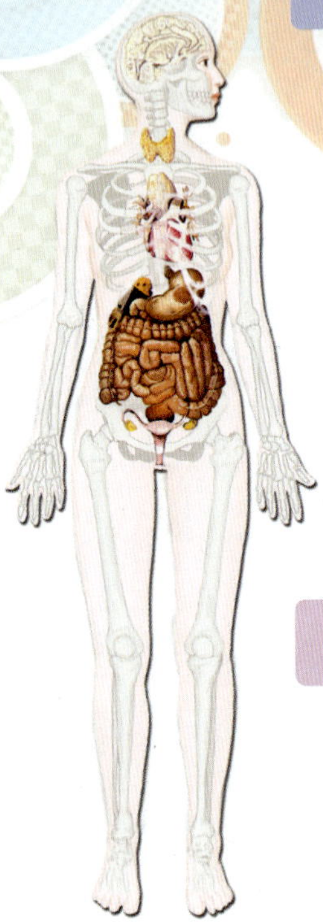

Chapter 11 내분비계

Chapter 12 순환계/심혈관계

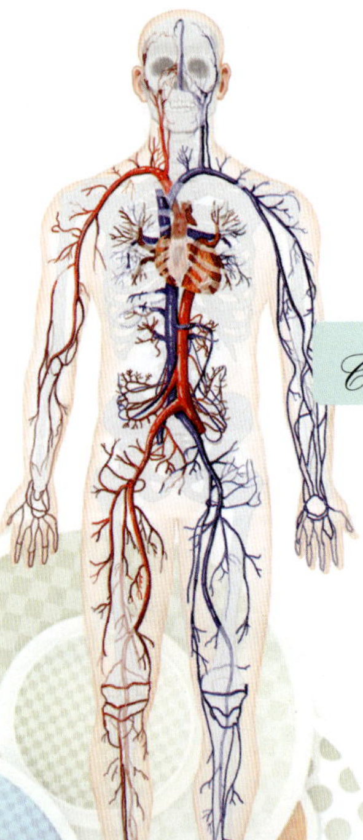

Chapter 13 혈액과 림프계

Contents

Chapter 14 호흡기계

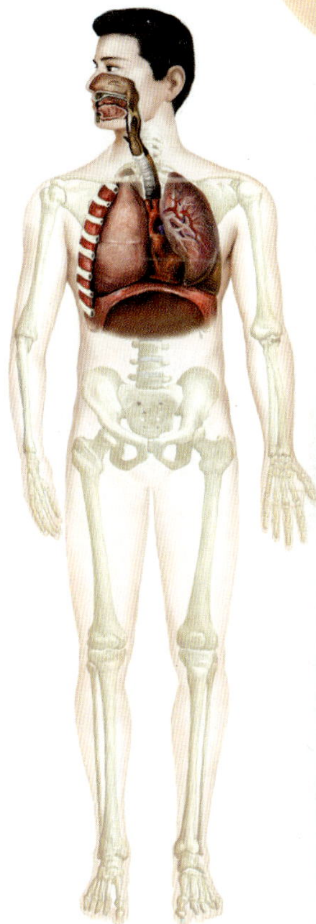

Chapter 15 소화기계

Chapter 16 비뇨기계

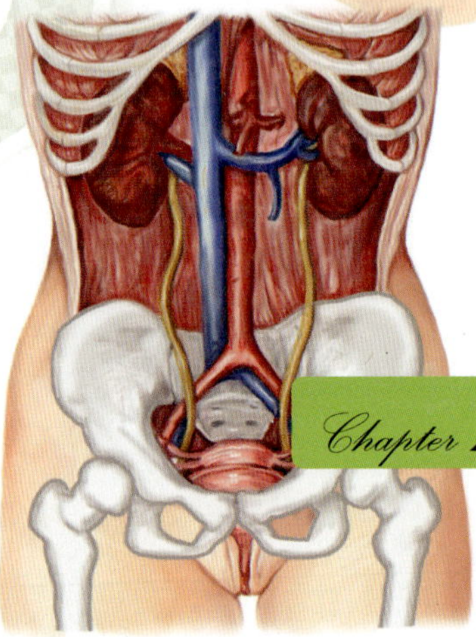

Chapter 17 남성생식기계

Chapter 18 여성생식기계

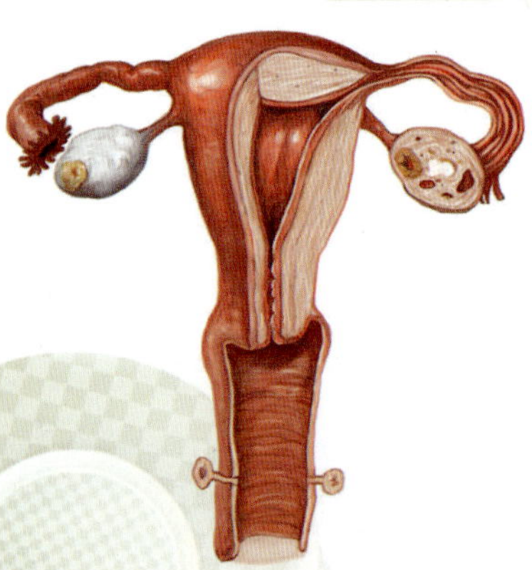

ESSENCE MEDICAL TERMINOLOGY

Makeup of Medical Terminology

Chapter 1 의학용어의 형성

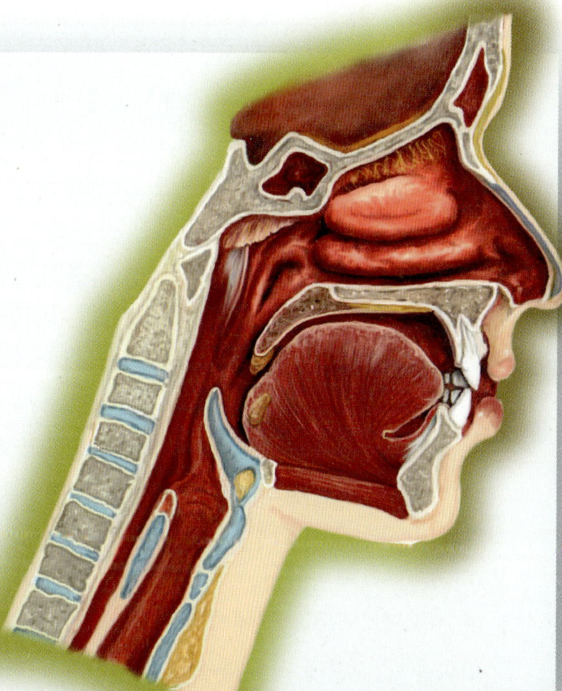

구성 Composition

- 들어가기
- 의학용어의 구성
- 결합모습
- 발음의 길잡이
- 단수형과 복수형
- 두 단어 이상의 용어
- 연습문제
- 의학 분야와 의사
- 진단과정에 관련된 약어

학습목표

- 의학용어의 필요성을 이해한다.
- 의학용어의 구성을 이해한다.
- 의학용어 구성요소를 분석한다.
- 결합모음 사용법을 안다.
- 단수형과 복수형을 이해한다.

들어가기 Prolog

의학용어를 정확히 이해하고 사용해야 하는 이유는 환자가 의료기관을 방문하거나 전화를 했을 때부터 의학용어를 사용하여 건강기록이 시작되기 때문이다. 접수 시에는 먼저 환자의 성명, 주민등록번호, 연락처, 보험의 종류, 방문목적과 같은 기본적인 정보를 기록하지만, 의사나 간호사는 환자의 과거력을 파악하고, 검진을 통해 진단과 치료를 시행하면서 의학용어를 사용한 건강기록을 계속 쌓아간다. 환자가 입원을 하게 되어 각종 검사가 이루어지면 그 내용들은 표준화된 의학용어를 사용하여 기록되어야 하며, 이는 의료서비스에 대한 비용 청구의 근거가 된다.

건강기록의 기록양식, 부호화 및 전산시스템 등은 표준화가 바람직하지만 법적으로는 개별 의료기관의 책임하에 있다. 이러한 방법 중 하나로 SOAP 방식이 있다. SOAP란 주관적인 사실(Subjective), 객관적인 사실(Objective), 평가(Assessment), 치료계획(Plan)을 뜻하는 영문의 첫 글자로서, 의료행위자가 처음 환자를 대할 때 환자가 느끼는 증상에 대하여 정보를 얻는 것이 주관적인 사실에 해당한다.

그 다음에 각종 신체검사와 다양한 실험실측 검사를 통하여 의료인은 진단을 위한 객관적인 사실을 파악한다. 평가의 단계에서는 모든 정보를 종합하여 결론적인 진단을 하고, 치료계획에서는 치료방법, 환자교육, 추가검사, 약물투여 등에 대하여 결정한다. 이러한 모든 단계에서 적절하고 명확한 의학용어를 사용해야 되는 것이다.

의학용어는 신체 각 부분들의 명칭, 위치, 기능, 질병, 수술과 치료과정, 측정, 의료기기 등을 기술하는 데 사용된다. 각각의 의학용어는 여러 단어로 표현되어야 할 것들을 한 단어로 기술한다. 예를 들면 의학용어 'gastroenteritis'는 'inflammation of the stomach and intestines' 즉, '위와 장의 염증'을 의미한다.

각론에서는 인체의 각 계통과 관련된 용어를 다루었고, 여기서는 의학용어를 각 분야에 따라 해부학 용어, 병리학 용어, 진단 및 수술용어로 분류하였다. 각 장(Chapter)의 끝에는 연습문제(Exercises)를 덧붙여 공부한 내용을 독자 스스로 시험해 볼 수 있도록 하였다.

의학용어의 구성 Composition of Medical Terms

의학용어는 대체로 접두사(prefix), 어근(root), 접미사(suffix), 그리고 연결 결합형 모음(combining vowel)이 복합형으로 구성되어 있다. 그러나 모든 의학용어가 다 이렇게 구성되어 있지는 않고, 접두사 또는 어근이 없거나 어근이 두 개 이상 포함될 경우도 있으며, 결합형 모음이 필요하지 않은 경우도 있다.

의학용어를 배우는 데 있어서, 복합된 용어를 그냥 외우기보다는 용어를 구성요소로 나누어 분석하면 다양한 용어들을 이해, 암기, 응용하는데 도움이 될 수 있다. 예를 들어 10개의 어근과 10개의 접미사를 공부하면, 이론적으로 10+10=20개의 어휘로 10×10=100개의 용어를 만들 수 있다. 어근은 대체로 신체의 부분(세포, 조직, 기관, 기관계, 유기체 등)을 뜻하는 단어를 지칭한다. 어근, 접미사, 접두사에 대해서는 각각 2, 3, 4장에서 자세하게 다루기로 한다.

다음 예를 통해 용어의 구성요소를 살펴본다.

[예 1] 네 구성요소가 다 포함된 경우

endocrinology (내분비학)

접두사	endo-	내부, 안(의)
어근	crin	분비
결합형 모음	-o-	
접미사	-logy	학(문)

[예 2] 결합형 모음이 필요 없는 경우(어근의 끝부분이나 접미사의 시작부분이 모음일 때)

periarthritis (관절 주위의 염증)

접두사	peri-	주위(의)
어근	arthr	관절
결합형 모음		
접미사	-itis	염증

[예 3] 접두사가 없는 경우

gastrology (위장학)

접두사		
어근	gastr	위장
결합형 모음	-o-	
접미사	-logy	학(문)

접두사가 없는 용어 모음 :

adenitis	inflammation of a gland 선염
carditis	inflammation of the heart 심장염
gastritis	inflammation of the stomach 위염, 위장염
hepatitis	inflammation of the liver 간염, 간장염
cardiology	study of the heart 심장학
hepatology	study of the liver 간장학

[예 4] 어근과 결합형 모음이 없는 경우 (접두사와 접미사가 결합함)

neoplasm (신생물 ; 대체적으로 종양을 뜻함)

접두사	neo-	새로운
어근		
결합형 모음		
접미사	-plasm	성장, 증식

metastasis (병의 확산 또는 전이)

접두사	meta-	그 뒤에, 변화
어근		
결합형 모음		
접미사	-stasis	정체, 체액의 정체

[예 5] 어근이 둘 이상인 경우 (접두사가 없음)

gastroenteritis (위장, 소장의 염증)

접두사		
어근	gastr, enter	위장과 소장, 대장
결합형 모음	-o- (gastr 뒤에만 붙음)	
접미사	-itis	염증

결합모음 The Combining Vowel

결합모음은 용어의 발음을 순조롭게 하기 위하여 주로 어근과 접미사, 또는 둘 이상의 어근들 사이를 연결하는데 쓰인다. 예를 들어 'gastrology' 에서 중간에 쓰인 -o-는 어근 gastr와 접미사 -logy를 연결하여 용어의 발음을 순조롭게 한다.

결합모음은 대체로 접미사가 자음으로 시작할 때 사용되며, 접미사가 모음으로 시작할 때는 대체로 쓰이지 않는다. 결합모음은 -o-가 일반적이며, 경우에 따라서 다른 모음(-e- 또는 -i-)이 쓰이는 경우도 있다.

어근과 결합모음을 한꺼번에 표기할 때는 어근 다음에 빗금(/)을 치고 결합모음을 쓴다. 이 경우 표기한 형태는 결합형 용어(combining form)가 되는데, 예를 들어 어근 gastr를 결합형으로 표기하면 gastr/o가 된다. 결합형은 어근에 어느 결합모음이 붙는가를 표기하기 위하여 쓰여진다.

가장 보편적으로 어근과 접미사 사이에 /o가 붙는 예 :

hepatology (간장학) = hepat/o (간장/의) + -logy (학문)

어근과 접미사 사이에 /e가 붙는 예 :

kinesthesia (운동감각) = kin/e (움직임) + -esthesia (감각)
cholelith (담석) = chol/e (담낭, gall/의) + -lith (돌, stone)

어근과 접미사 사이에 /i가 붙는 예 :

dentiform (치열) = dent/i (치아) + -form (모양)
bronchiectasis (기관지확장증) = bronch/i (기관지) + -ectasis (확충, 팽대)

접미사가 모음으로 시작하여 따로 결합모음이 쓰이지 않는 예 :

gastritis (위염) = gastr/o (위장) + -itis (염증)

어근이 모음으로 끝나고 접미사가 똑같은 모음으로 시작하여 둘 중 하나를 버리는 예 :

carditis (심장염) = cardi/o (심장) + -itis (염증)
kinesthesia (운동감각) = kin/e (움직임) + -esthesia (감각)

두 어근이 포함되는데, 첫 번째 어근의 끝과 두 번째 어근의 시작이 서로 다른 모음일 때 제 3의 모음이 들어가는 예 :

cardioesophageal (심장 식도의) =
cardi/o (심장) + esophag/o (식도) + -e- + -al (~에 관한)

접두사가 모음으로 끝나고 어근이 모음으로 시작될 때 접두사의 모음이 빠지는 예 :

parenteral (비경구적, 장관 밖의) =
para (~곁, 가까이) + enter/o (내장) + -al (~에 관한)

발음의 길잡이 Pronunciation Guide

용어를 배울 때 발음을 병행해야만 철자를 익히고 실무에 응용할 수 있다.

이제부터는 새로 나오는 용어에 발음표기를 덧붙여 용어의 뜻과 더불어 발음까지 배울 수 있도록 한다. 이때 한 용어의 모음이 두 가지 이상으로 발음될 수도 있고 보건의료기관에 따라 다르게 사용할 수 있으므로 이 책에 표기된 발음과 다르게 들린다고 해서 틀리는 것은 아니다.

각 용어는 음절(syllable)로 구분하여 대체철자로 표기하여 발음에 도움이 되도록 한다. 대체철자는 발음방법이 널리 알려진 철자로서, 비교적 발음에 이견이 적은 철자를 쓴다. 예를 들어 nation의 발음은 [**nay**-shun]으로 표기하는데, 이 단어는 음절이 두 개이므로 그 사이에 하이픈(-, hyphen)을 넣어 음절을 구분하고, 첫 음절에 강조(accent)가 들어가므로 **굵은 글씨(bold)**로 표기한다.

음절(syllable)	**발음**(pronunciation)	**예**(example)
단모음 a	ah	acute [ah-**kyout**]
장모음 a	ay	nation [**nay**-shun]
단모음 e	eh	hemoptysis [heh-**mop**-tih-sis]
장모음 e	ee	ileitis [**ill**-ee-**eye**-tis]
단모음 i	ih	adipose [**ad**-ih-pohs]
장모음 i	eye	ileitis [**ill**-ee-**eye**-tis]
장모음 o	oh	anorexia [**an**-oh-**reck**-see-ah]
장모음 u	you	acute [ah-**kyout**]
-tion	shun	nation [**nay**-shun]

다음에는 자음(consonant)이 철자에서 보기와는 달리 발음되는 경우를 모아 본다.

자음(consonant)	**발음**(pronunciation)	**예**(example)
c before a, o, u	k	cat, colon, cure, colposcopy
c before e, i, y	s	cervix, circle, cystocele
ch-	k	cholesterol, chronic, psychology
g before a, o, u	g	gallstone, gonad, gastrology
g before e, i	j	generic, geriatrics, giant
pn-	n	pneumatic, pneumonia
ps-	s	psychology
pt-	t	pterygium, ptosis
rh, rrh	r	rhythm, hemorrhoid
x- as first letter	z	xerosis

단수형과 복수형 Singulars and Plurals

용어의 복수형은 대체로 단수형의 끝부분 형태에 따라 다르게 만들어진다. 단수형을 복수형으로 바꿀 때는 다음과 같이 한다.

-is는 -es로 바꾼다.

[예] diagnosis ➡ diagnoses
pelvis ➡ pelves
neurosis ➡ neuroses
metastasis ➡ metastases

-itis는 -itides로 바꾼다.

[예] arthritis ➡ arthritides
meningitis ➡ meningitides

-us는 -i로 바꾼다.

[예] alveolus ➡ alveoli
bacillus ➡ bacilli
bronchus ➡ bronchi
embolus ➡ emboli
malleolus ➡ malleoli

※ 위 규칙의 예외 : (-us에 -es를 덧붙임)

sinus ➡ sinuses
virus ➡ viruses

-a는 -ae로 바꾼다.

[예] bursa ➡ bursae
scapula ➡ scapulae
sclera ➡ sclerae
vena cava ➡ venae cavae 또는 vena cavae
vertebra ➡ vertebrae

-um은 -a로 바꾼다.

[예] atrium ➡ atria
capitulum ➡ capitula
diverticulum ➡ diverticula
ovum ➡ ova
septum ➡ septa

-ix, -ex는 -ices로 바꾼다

[예] apex ➡ apices
appendix ➡ appendices
calix ➡ calices
cervix ➡ cervices
cortex ➡ cortices
index ➡ indices
varix ➡ varices

-ax는 -aces로 바꾼다.

[예] thorax ➡ thoraces

-oma에는 -s 또는 -ta를 덧붙인다.

[예] adenoma ➡ adenomas 또는 adenomata
carcinoma ➡ carcinomas 또는 carcinomata
fibroma ➡ fibromas 또는 fibromata
lipoma ➡ lipomata

-nx는 -nges로 바꾼다.

[예] larynx ➡ larynges
meninx ➡ meninges
phalanx ➡ phalanges

-on은 -s를 덧붙이거나 -a로 바꾼다.

[예] criterion ➡ criteria
ganglion ➡ ganglions 또는 ganglia

두 단어 이상의 용어 Multiple Word Terms

경우에 따라서는 두 단어 이상이 사용되는 용어도 있다. 이럴 때는 대개 접미사, 접두사, 어근 등 용어의 구성요소가 복합되지 않고 두 단어 또는 세 단어가 따로 쓰여져서 특정한 의미를 갖기도 한다. 그리스어, 라틴어 등 두 개 이상의 단어가 조합이 되는 경우는 단어 하나하나의 의미를 분석하여 조합된 뜻을 알기보다는 그냥 숙어로 익혀야 될 때가 많다.

- vena cava (대정맥)
  - vena = 혈관
  - cava = 심장
- ductus deferens (수정관)
  - ductus = 통로, 관
  - deferens = 가져감
- ductus deferens paravaginal (질결정관) — paravaginal = 질 주위(조직)의
- anorexia nervosa (신경성 식욕부진증)
  - anorexia = 거식증
  - nervosa = 신경

연습문제 Exercises

1. 다음 용어들을 접두사, 어근/결합모음, 접미사 등으로 구분하시오.

용어	접두사	어근/결합모음	접미사
① angiosarcoma		angi/o sarc/o	-oma
② autopsy		aut/o	-opsy
③ amniocentesis		amni/o	-centesis
④ bronchiole		bronch/i	-ole
⑤ bronchoscopy		bronch/o	-scopy
⑥ carcinogenic		carcin/o	-genic
⑦ cerebral		cerebr/o	-al
⑧ dermatitis		dermat/o	-itis
⑨ dermatology		dermat/o	-ology
⑩ diagnosis	dia-		-gnosis
⑪ enteritis		enter/o	-itis
⑫ gynecology		gynec/o	-logy
⑬ hyperplasia	hyper-		-plasia
⑭ metastasis	meta-		-stasis
⑮ ophthalmoscope		ophthalm/o	-scope
⑯ osteoid		oste/o	-oid
⑰ osteoporosis		oste/o por/o	-osis
⑱ panhysterectomy	pan-	hyster/o	-ectomy
⑲ pericardium	peri-	card/i	-ium
⑳ resection	re-	sect/o	-ion
㉑ renal		ren/o	-al
㉒ sarcoma		sarc/o	-oma
㉓ subhepatic	sub-	hepat/o	-ic
㉔ thrombocyte		thromb/o	-cyte
㉕ urology		ur/o	-logy

2. 다음 단수형의 용어들을 복수형으로 바꾸시오.

① amniocentesis amniocenteses

② bacterium bacteria

③ bronchus bronchi

④ diverticulum diverticula, diverticulums

⑤ embolus emboli

⑥ fibroma fibromas, fibromata

⑦ meningitis meningitides

⑧ metastasis metastases

⑨ neurosis neuroses

⑩ phalanx phalanges, phalanxes

⑪ pubis pubes

⑫ scapula scapulae, scapulas

⑬ sarcoma sarcomata, sarcomas

⑭ thorax thoraces, thoraxes

⑮ varix varices

⑯ virus viruses

3. 다음 복수형의 용어들을 단수형으로 바꾸시오.

① acetabula acetabulum

② bronchi bronchus

③ calices calix

④ carcinomas carcinoma

⑤ diagnoses diagnosis

⑥ ganglia ganglion

⑦ indices index

⑧ larynges larynx

⑨ sclerae sclera

⑩ septa septum

⑪ sinuses sinus

⑫ vertebrae vertebra

의학 분야와 의사 Various Medical Specialties

전공 분야	의미	Medical Doctor
Allergy and Immunology	알레르기 및 면역학	allergist, immunologist
Anesthetics	마취학	anesthesiologist
Pathology	병리학	pathologist
Cardiology	심장학	cardiologist
Cardiothoracic surgery	심장흉부외과학	cardiothoracic surgeon
Dermatology	피부과학	dermatologist
Endocrinology	내분비학	endocrinologist
Gastroenterology	위장학	gastroenterologist
Geriatrics	노인병학	geriatrician
Gynecology and Obstetrics	산부인과학	gynecologist / obstetrician
Hematology	혈액학	hematologist
Hepatology	간장학	hepatologist
Internal Medicine	내과학	physician
Interventional Radiology	인터벤션 영상의학	interventional radiologist
Microbiology	미생물학	microbiologist
Neonatology	신생아학	neonatologist
Nephrology	신장학	nephrologist
Neurology	신경과학	neurologist
Neurophysiology	신경생리학	neurophysiologist
Neuroradiology	신경방사선학	neuroradiologist
Nephrology	신장학	nephrologist
Neurosurgery	신경외과	neurosurgeon
Nuclear Medicine	핵의학	nuclear medicine physician
Occupational Medicine	산업의학	occupational physician
Ophthalmology	안과학	ophthalmologist
Orthopaedics	정형외과학	orthopedic surgeon
Otorhinolaryngology	이비인후과학	otolaryngologist
Pediatrics	소아과학	pediatrician
Rheumatology	류마티스학	rheumatologist
Pediatric Surgery	소아외과학	pediatric surgeon
Plastic Surgery	성형외과학	plastic surgeon
Pneumology, Pulmonology	폐학	pulmonologist
Psychiatry	정신의학	psychiatrist
Radiation Oncology	방사선종양학	radiation oncologist
Radiology	방사선학	radiologist
Radiation Oncology	방사선종양학	radiation oncologist
Radiotherapy	방사선치료학	radiation oncologist
General Surgery	일반외과학	general surgeon
Urology	비뇨기학	urologist
Venereology	성병학	venereologist

진단과정에 관련된 약어 Abbreviation

약 어	Full Term	의 미
ADR	adverse drug reaction	해로운 약물반응
AP	anteroposterior	전후면
Ba	barium	바륨
bpm	beats per minute	박동/분
BP	blood pressure	혈압
BUN	blood urea nitrogen	혈중요소질소
CBC	complete blood count	전혈구세포 갯수
CT	computerized tomography	전산화 단층촬영
ECHO	echocardiography	초음파 심장검사
endo	endoscopy	내시경검사
ESR	erythrocyte sedimentation rate	적혈구 침강계수
Fluor	fluoroscopy	투시검사
HEM	hematuria	혈뇨
Hct, hemat, hmt	hematocrit	헤마토크리트
ID	intradermal	피내의
IM	intramuscular	근육 내의
IMF	immunofluorescence	면역형광법
IV	intravenous	정맥 내의
LAP	laparoscopy	복강경검사
lat	lateral	측면
MRA	magnetic resonance angiography	자기공명동맥촬영술
MRI	magnetic resonance imaging	자기공명영상
NI	nuclear imaging	핵영상
NM	nuclear medicine	핵의학
obl	oblique	사면
PLC	platelet count	혈소판 갯수
PA	posteroanterior	후전면
PET	positron emission tomography	양전자방출단층촬영술
PT	prothrombin time	프로트롬빈 시간
RIA	radioimmunoassay	방사면역 검사법
RP	radiopharmaceuticals	방사선 의약품
RBC	red blood count	적혈구 갯수
RR	respiratory rate	호흡수
SC	subcutaneous	피하의
SPECT	single photon emission computerized tomography	단일 광전자방출 전산화 단층촬영술
TPR	temperature, pulse, respiration	체온, 맥박, 호흡(활력징후)
TEE	transesophageal echocardiography	경식도 초음파 심장촬영술
UA, U/A	urinalysis	소변검사
WBC	white blood count	백혈구 갯수

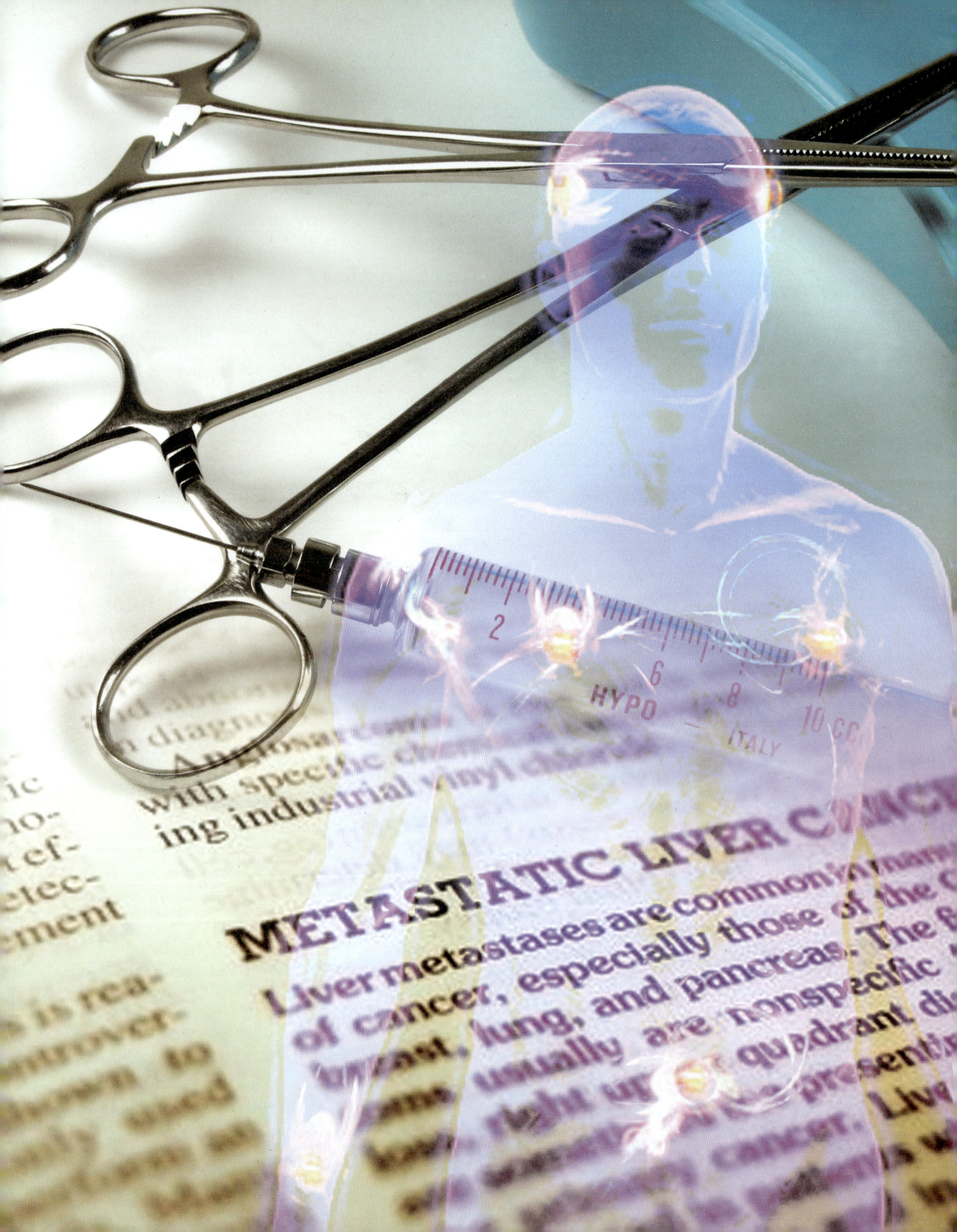
HYPO
with specific
ing industrial vinyl
METASTATIC LIVER
Liver metastases are common
of cancer, especially those of the
lung, and pancreas. The
usually are nonspecific

Roots of Body Systems

Chapter 2 인체구조에 관한 어근

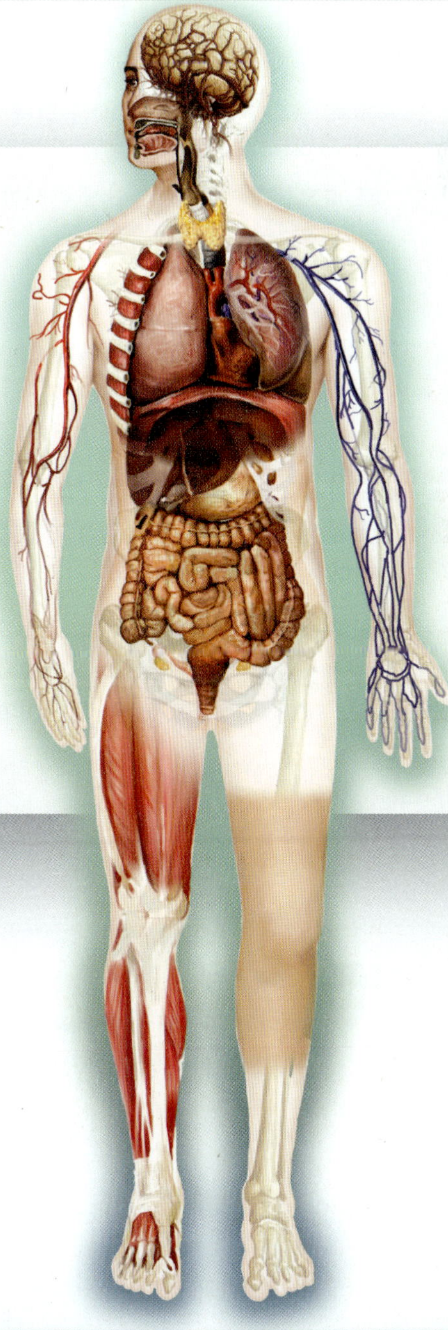

구성 Composition

- 들어가기
- 해부학과 생리학
- 인체의 구조
- 해부학적 어근
- 연습문제

학습목표

- 해부학과 생리학의 특성을 이해한다.
- 인체의 단계적 구조를 이해한다.
- 기본적인 인체구조의 이름을 안다.
- 해부학의 어근을 알고 사용한다.

들어가기 Prolog

이 장에서는 먼저 해부학과 생리학의 특성을 파악하고, 인체의 구조에서 가장 작은 단위인 세포(cell)에서부터 인체(human body)에 이르는 단계를 이해한다. 인체계통을 12가지로 구분하고, 어근(root)을 인체계통에 따라 분류하였다.

또한 어근들은 결합형의 형태로 소개하였다. 이 장에서 소개한 어근들을 이해하면 앞으로 나오는 의학용어는 쉽게 이해할 수 있을 것이다.

해부학과 생리학 Anatomy and Physiology

해부학(anatomy)은 인체의 구조를 다루는 학문이다. 골격은 어떻게 구성되어 있으며, 각 부위별 구조나 특성은 어떠한지를 다룬다. 조직학도 미시 해부학과 관련되는 학문이다.

생리학(physiology)은 인체의 각 부위들의 기능을 다루는 학문이다. 음식물이 섭취되었을 때 어떻게 소화되고 흡수되어 에너지로 바뀌며 흡수되지 않은 것은 어떻게 배설되는지를 생리학을 통해 이해하게 된다.

그리고 병리학(pathology)은 인체의 구조가 바뀐다든지 정상적으로 기능하지 못하는 원인, 형태, 증상, 예후 등을 규명한다.

Memory key

- 해부학은 구조에 대한 학문이며, 생리학은 기능에 대한 학문이다. 그리고 잘못된 구조와 기능을 연구하는 것이 병리학이다.

인체의 구조 Organization of Human Body

인체는 다양한 기능을 수행하는 최소 단위의 세포(cell)라고 불리는 구조물로 구성되어 있다. 세포는 인체에서 다양한 기능을 수행하는 기본 단위이다.

세포의 다음 단계는 조직(tissue)으로 세포가 연합하여 근육과 같은 조직을 형성하게 된다. 이러한 조직이 모여서 위나 장과 같은 기관(organ)을 형성하며, 서로 관련된 기관이 모여 소화기계(digestive system)와 같은 기관계(organ system)를 형성한다. 이와 같이 각 기관계가 모여 비로소 인체(human body), 즉 사람이라는 생명체가 된 것이다.

인체의 기관계는 보통 골격(skeletal), 근육(muscular), 피부(integumentary), 호흡(respiratory), 소화(digestive), 내분비(endocrine), 신경(nervous), 눈과 귀(eyes and ears), 심혈관(cardiovascular), 림프와 면역(lymphatic and immune), 비뇨(urinary), 생식(reproductive) 등으로 계통(system)을 구분한다.

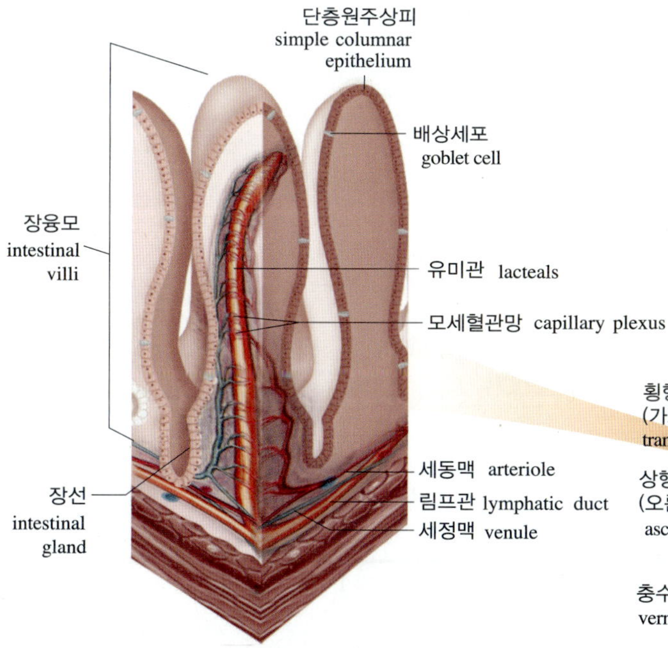

그림 2-1 소장의 융모돌기 세포

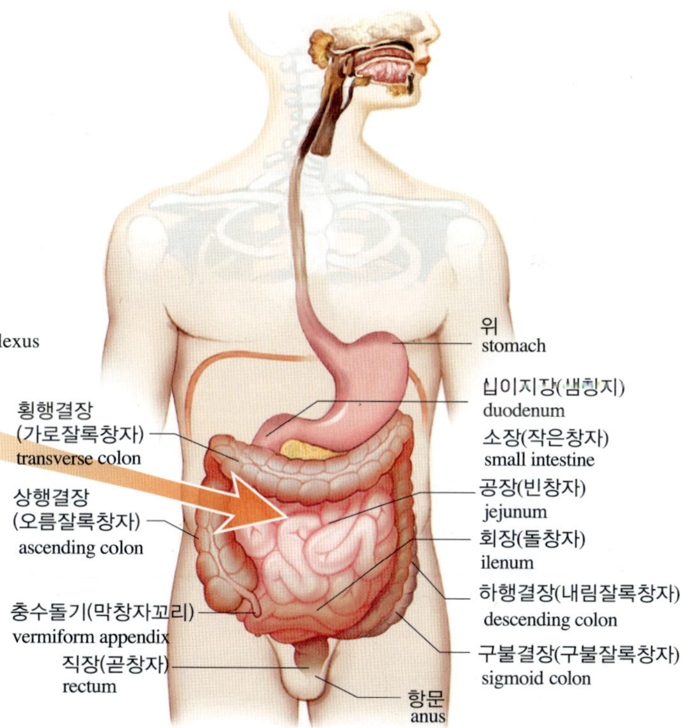

그림 2-2 소화기계의 기관

해부학적 어근 Anatomical Roots

골격계 Skeletal System

어 근(Root)	의 미(Meaning)
arthr/o, articul/o	joint 관절
chondr/o	cartilage 연골
crani/o	skull 두개골
cost/o	rib 늑골
myel/o	bone marrow 골수
oste/o	bone 뼈, 골
pelv/o	pelvis 골반
spin/o	spine, backbone 등뼈
vertebr/o, spondyl/o	vertebra 척추

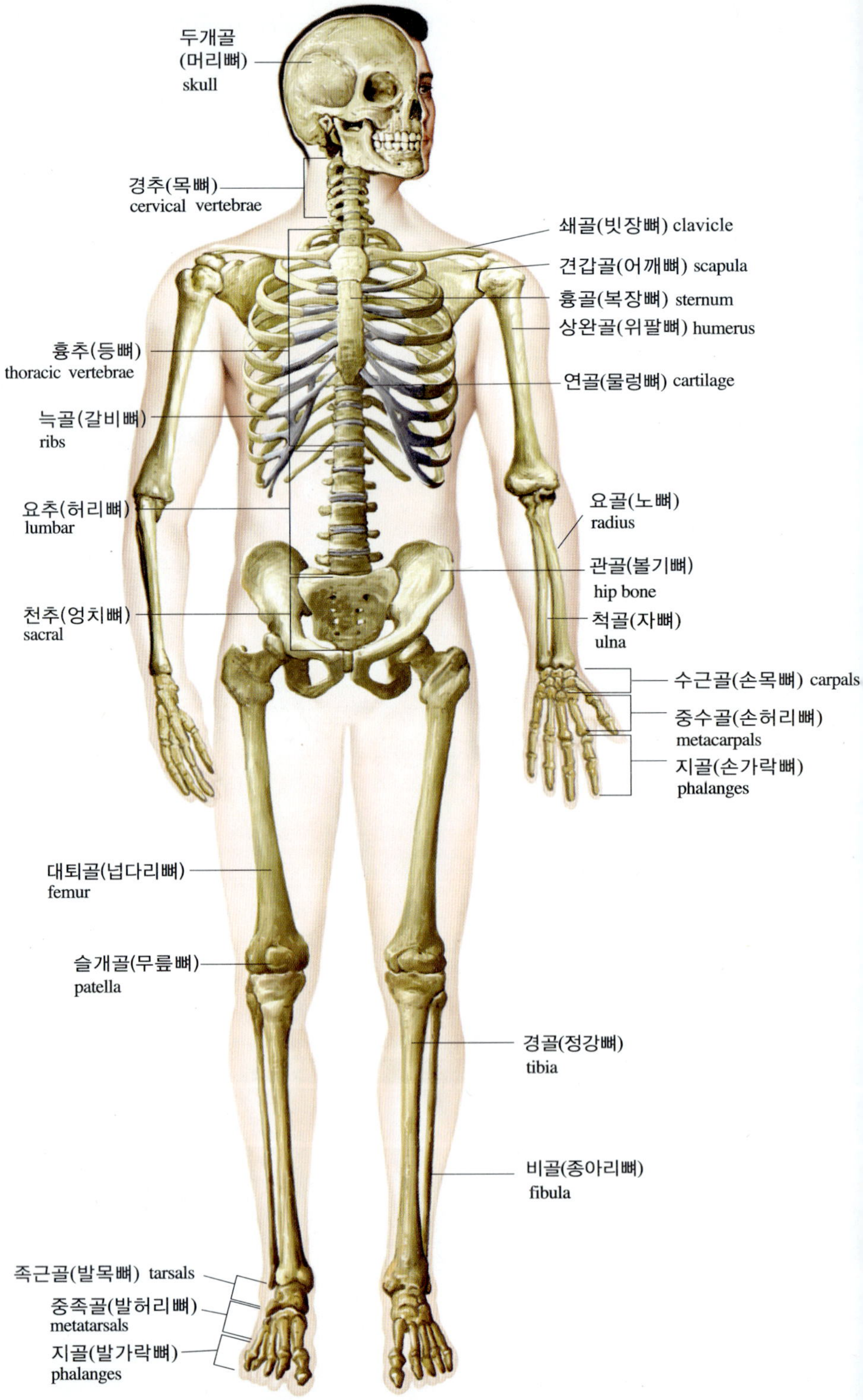

그림 2-3 골격계의 명칭

근육계 Muscular System

어 근(Root)	의 미(Meaning)
fasci/o	fascia 근막
lei/o	smooth 평탄한
my/o, muscul/o, myos/o	muscle 근육
sarc/o	flesh 육, 살
tend/o, tendin/o	tendon 힘줄(건)
ton/o	tone or tension 긴장

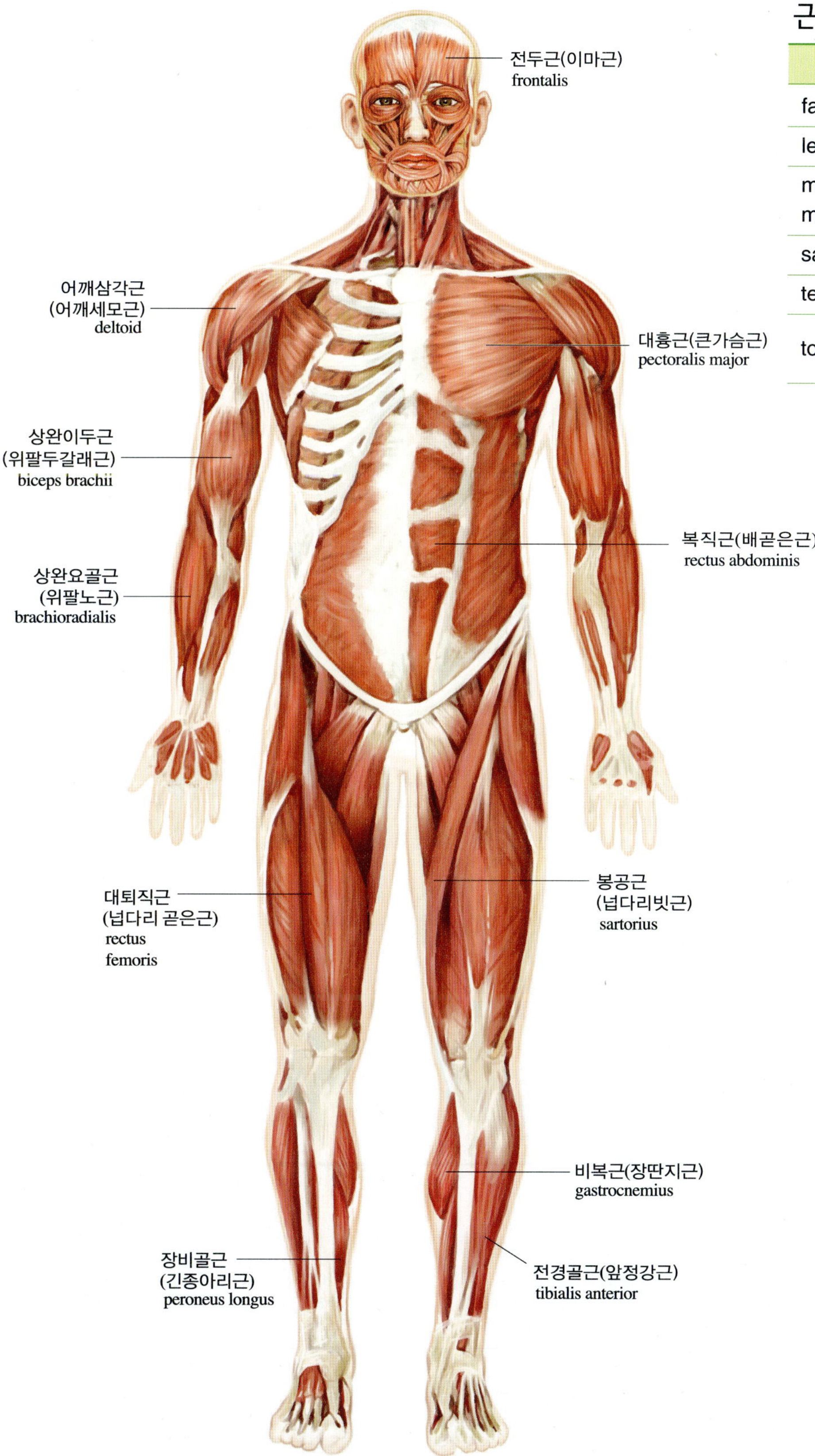

그림 2-4 근육계의 명칭

피부계 Integumentary System

어 근(Root)	의 미(Meaning)
adip/o, lip/o, steat/o	fat 지방
axill/o	armpit 겨드랑이
cili/o pil/o	hair 머리카락
derm/o dermat/o cutane/o	skin 피부
diaphor/o	profuse sweating 심한 땀
hidr/o	sweat 발한, 땀
kerat/o	hard, cornea 단단한, 각막
onych/o ungu/o	nail 손톱, 발톱
plas/o	formation 형성
squam/o	scale 비늘
xer/o	dryness 건조함

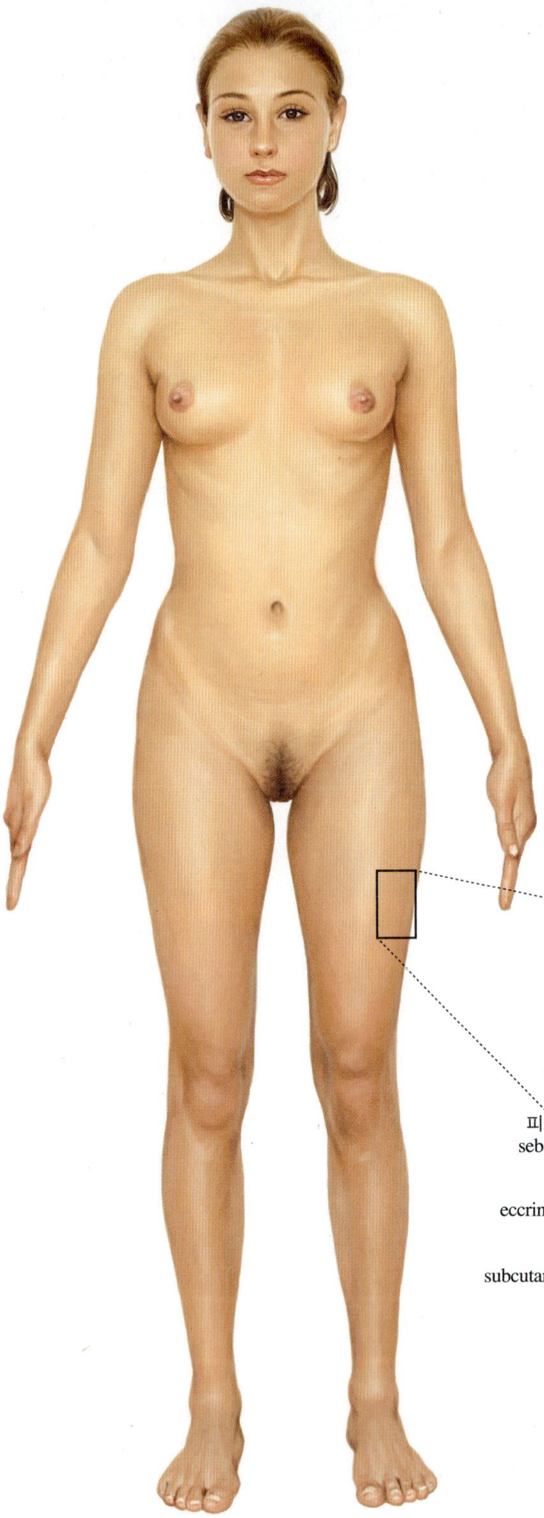

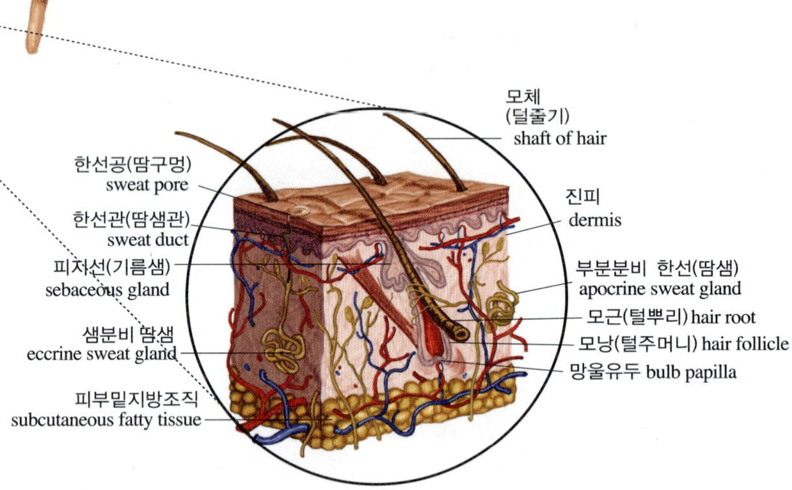

그림 2-5 피부계의 명칭

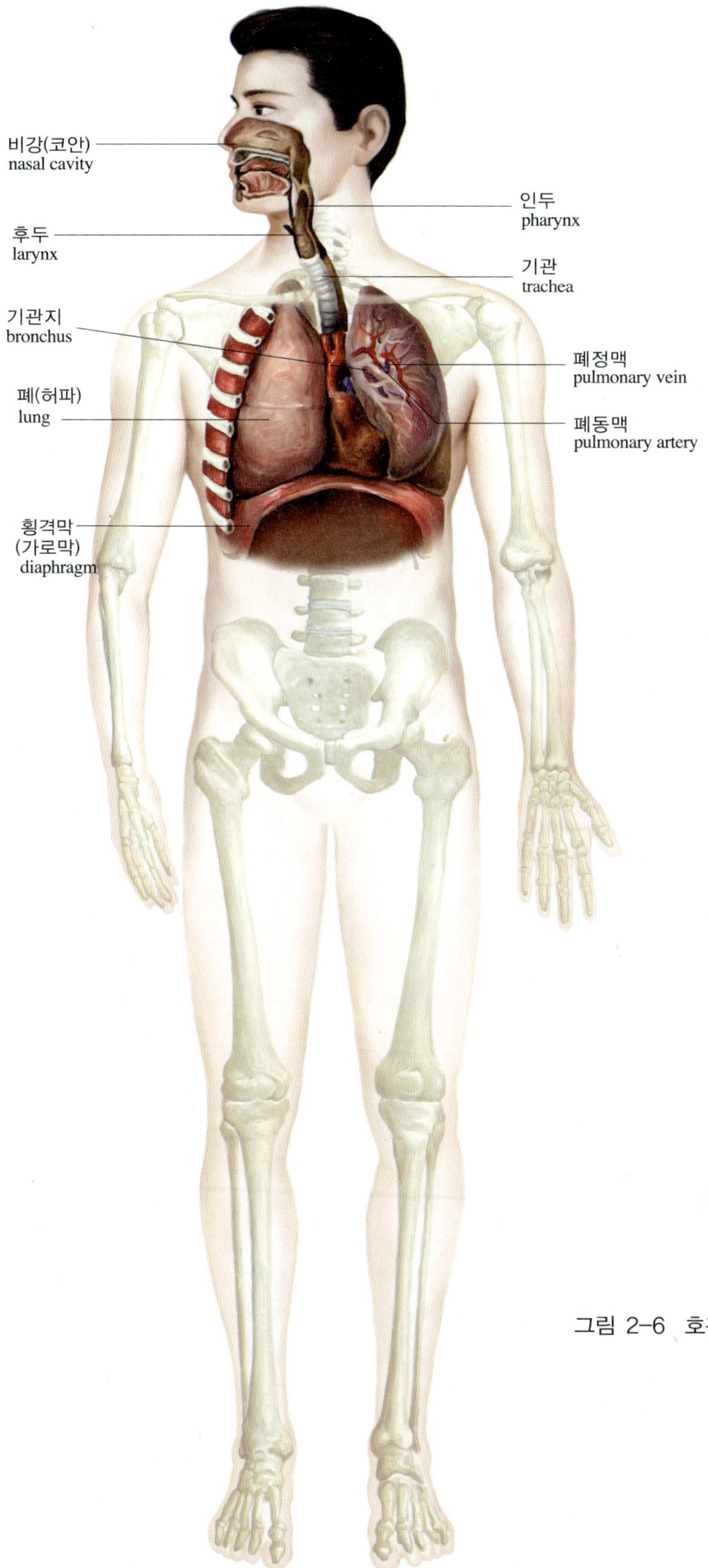

그림 2-6 호흡기계의 명칭

호흡기계 Respiratory System

어 근(Root)	의 미(Meaning)
alveol/o	air sac; alveolus 폐포
bronch/o, bronchi/o	bronchus 기관지
bronchiol/o	small bronchial tubes 세기관지
capn/o, carb/o	carbon dioxide 탄산가스
laryng/o	voice box, larynx 후두
lob/o	lobe 엽
nas/o, rhin/o	nose 코
or/o	mouth 입
ox/o	oxygen 산소
pharyng/o	throat, pharynx 인두
phren/o, phren/i	diaphragm 횡격막
pleur/o	pleura 흉막
pneum/o, pneumon/o	air 공기
pulmon/o	lungs 폐
sinus/o	sinus 동
spir/o	breathing 호흡
thorac/o, -/i	chest 가슴, 흉부
trache/o	windpipe; trachea 기관

소화기계 Digestive System

어 근(Root)	의 미(Meaning)
abdomin/o, lapar/o, celi/o	abdomen 배, 복부
an/o	anus 항문
appendic/o	appendix 충수
bil/i, chol/o	bile, gall 담즙
bucc/o	cheek 뺨, 볼
cheil/o	lips 입술
choled/o	common bile duct 총담관
col/o	large intestine; colon 대장
dent/i	teeth 치아
duoden/o	duodenum 십이지장
enter/o	small intestine 소장
esophag/o	esophagus 식도
gastr/o	stomach 위
gingiv/o	gum 잇몸
gloss/o, lingu/o	tongue 혀
hepat/o, hepatic/o	liver 간
herni/o	hernia 탈장
ile/o	ileum 회장
lith/o	stone 석, 돌
or/o, stomat/o	mouth 입
pharyng/o	throat; pharynx 인두 (also part of the respiratory system)
rect/o	rectum 직장
sial/o	saliva 타액, 침

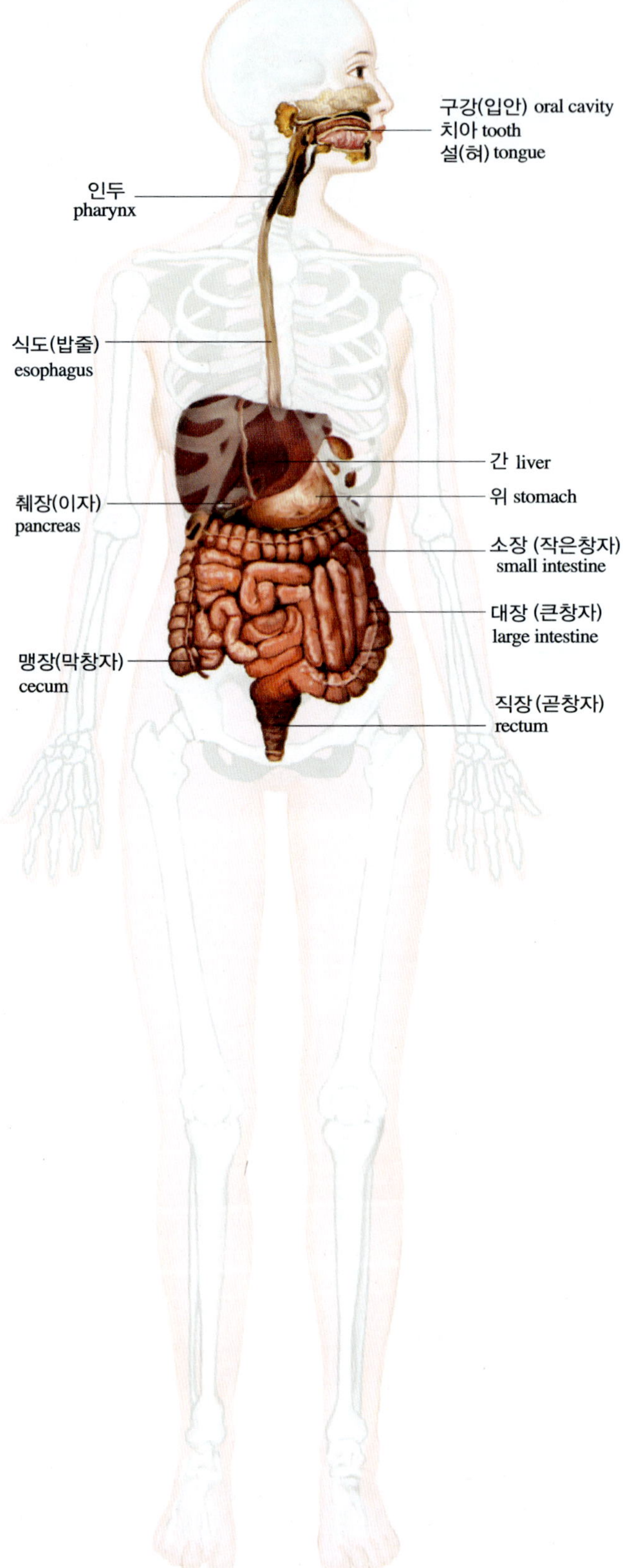

그림 2-7 소화기계의 명칭

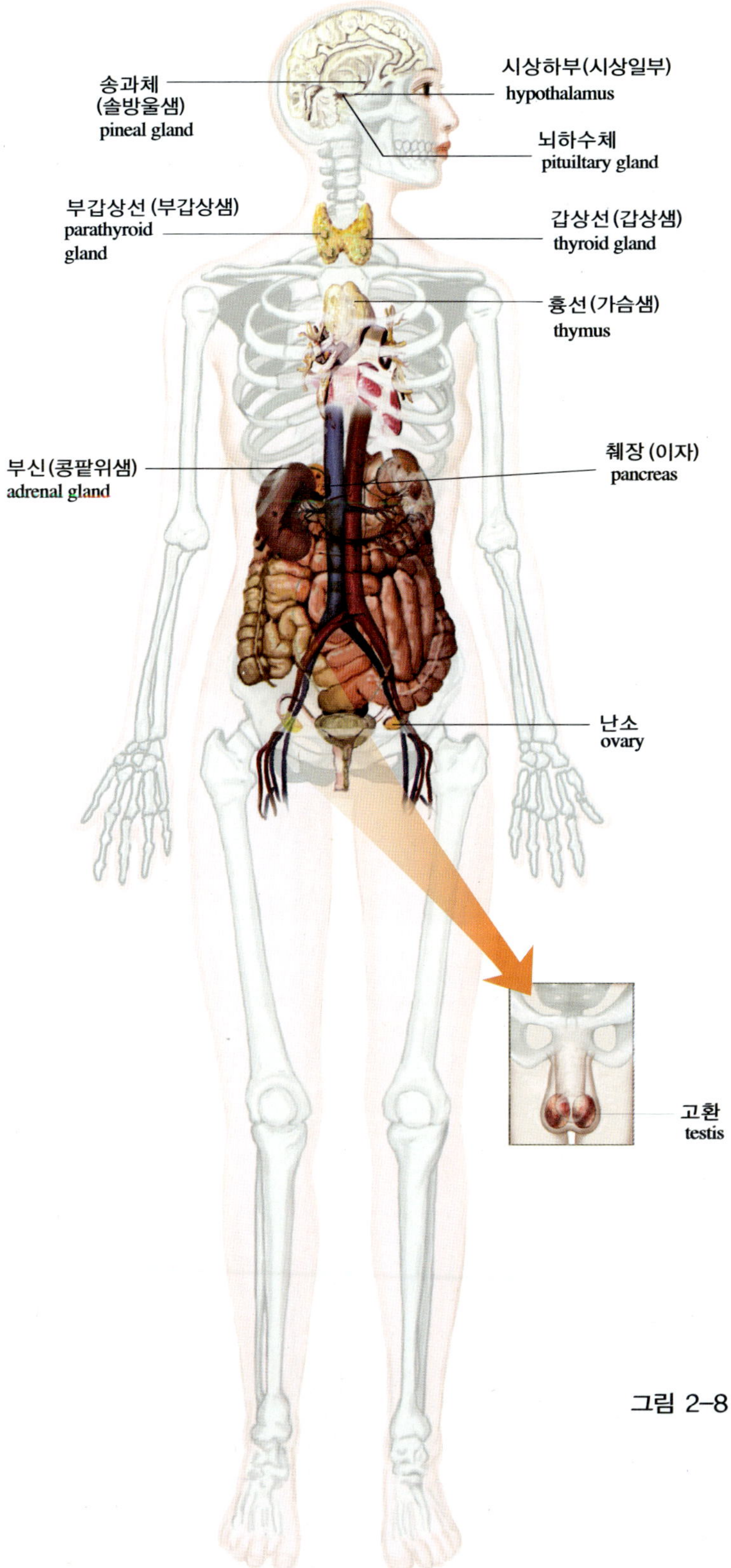

그림 2-8 내분비계의 명칭

내분비계 Endocrine System

어 근(Root)	의 미(Meaning)
aden/o	gland 선(샘)
adren/o	adrenal gland 부신
andr/o	male 남성
crin/o	to secrete 분비
dips/o	thirst 갈증
gluc/o, glyc/o, glycos/o	sugar, sweet 당
hormon/o	hormone 호르몬
pancreat/o	pancreas 췌장, 이자
parathyroid/o	parathyroid gland 부갑상선
pituitar/o	pituitary gland 뇌하수체
thym/o	thymus 흉선
thyr/o, thyroid/o	thyroid gland 갑상선

신경계 Nervous System

어 근(Root)	의 미(Meaning)
blephar/o	eyelid 눈꺼풀, 안검
cerebr/o, encephal/o	brain 뇌, 대뇌
esthesi/o	sensation 감각
gangli/o	ganglion 신경절
gli/o	glue 아교
gnos/o	gnosia 인식
kinesi/o, kin/o, kin/e	movement 운동
mening/o, meningi/o	membrane, meninges 수막
myel/o	spinal cord 척수 bone marrow 골수
narc/o	numb, sleep 무감각, 마비
neur/o	nerve 신경
ophthalm/o, ocul/o	eye 눈
ot/o	ear 귀
phas/o	speech 언어
somn/o	sleep 수면
stere/o	three dimension 삼차원
tax/o	order, coordination 질서, 분류
thalam/o	thalamus 시상

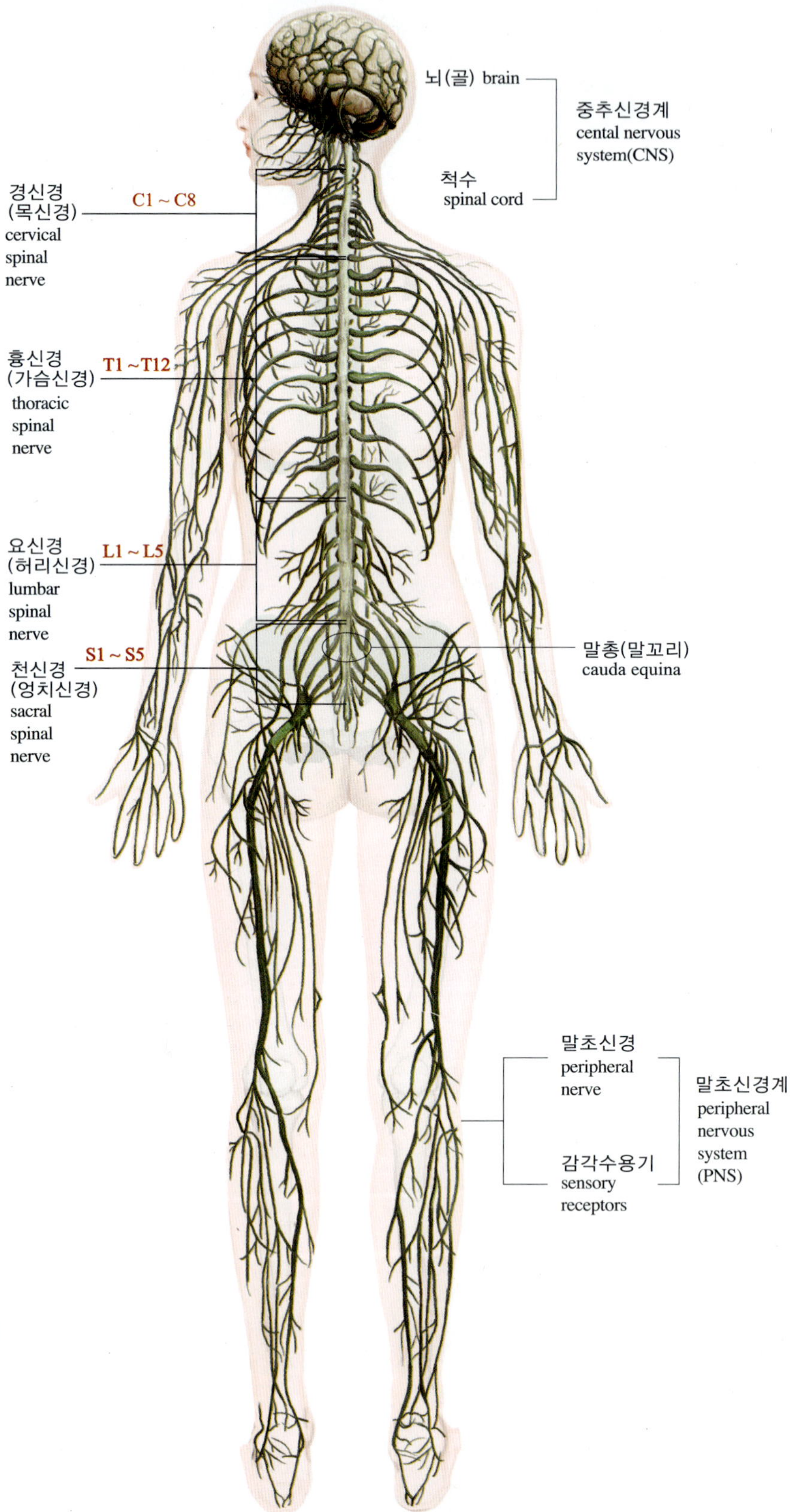

그림 2-9 신경계의 명칭

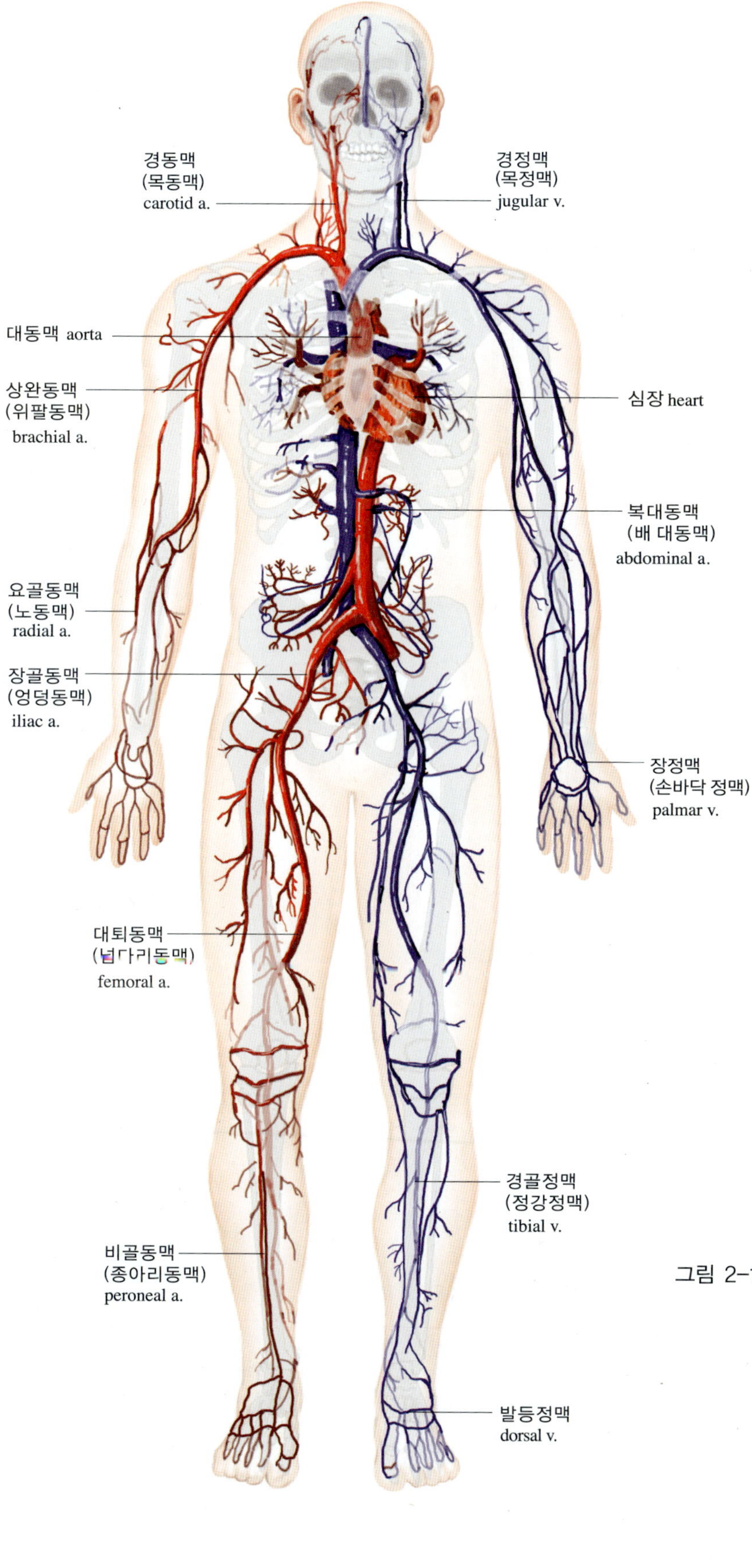

순환계 Circulatory System

어 근(Root)	의 미(Meaning)
angi/o, vascul/o, vas/o	blood, vessel 혈관, 맥관
aort/o	aorta 대동맥
arteri/o	artery 동맥
ather/o	fatty deposit 지방침전물
atri/o	atrium 심방
cardi/o	heart 심장
coron/o	crown 왕관
hem/o, hemat/o	blood 혈액
pector/o	chest 가슴
sphygm/o	pulse 맥박
thromb/o	blood clot 혈액응고
varic/o	swollen vein 확장정맥
ven/o, phleb/o	vein 정맥
ventricul/o	ventricle 심실

그림 2-10 순환계의 명칭

림프 및 면역계
Lymphatic and Immune Systems

어 근(Root)	의 미(Meaning)
adenoid/o	adenoids 아데노이드
blast/o, -blast	germ or bud 아모세포
immun/o	safe, protection 면역
lymph/o	lymph 림프
lymphaden/o	lymph glands, lymph nodes 림프선
lymphangi/o	lymph vessels 림프관
phag/o	to eat, swallow 먹음
reticul/o	net 그물
splen/o	spleen 비장
thym/o	thymus gland 흉선
tonsill/o	tonsils 편도

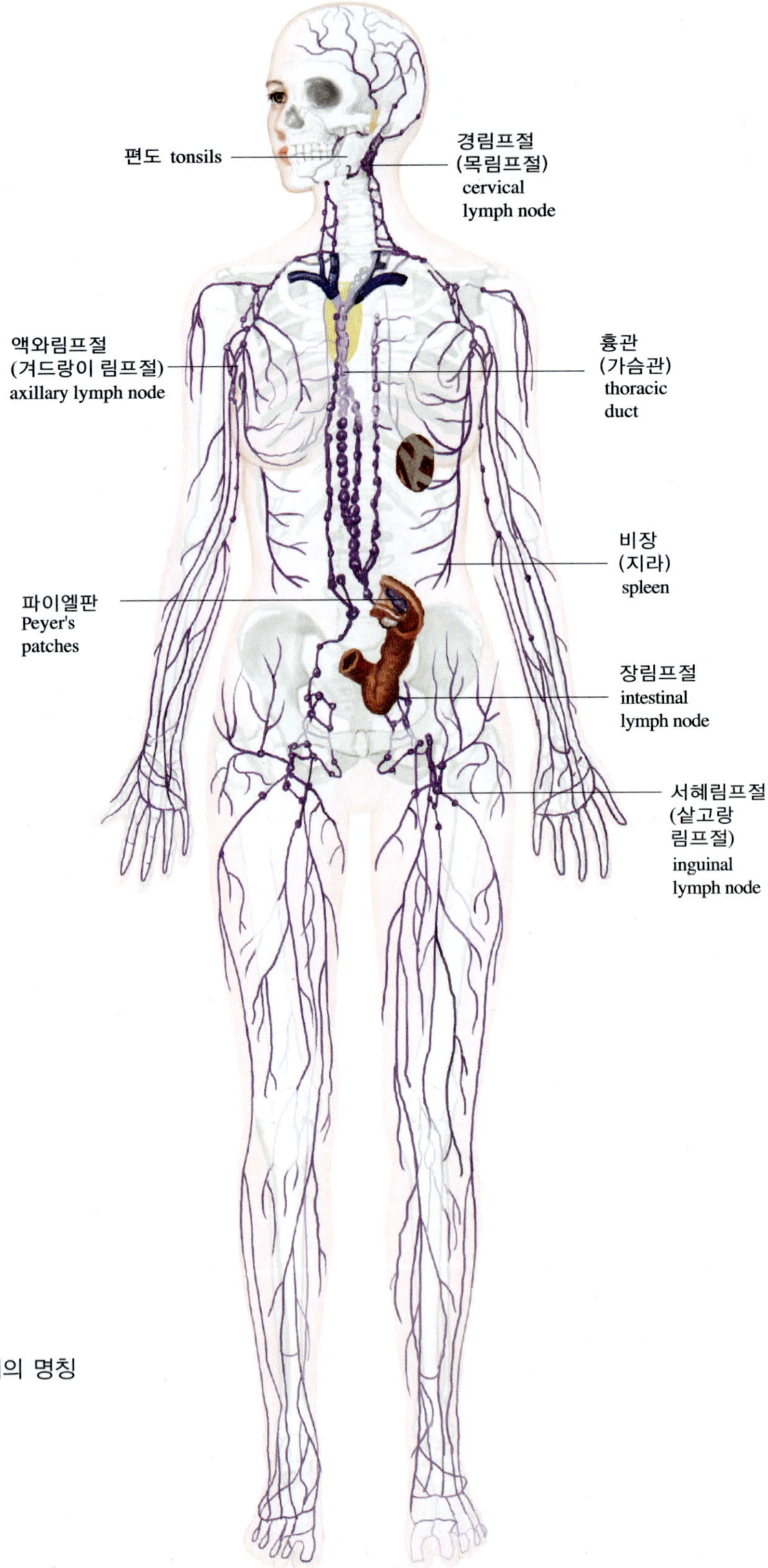

그림 2-11 림프 및 면역계의 명칭

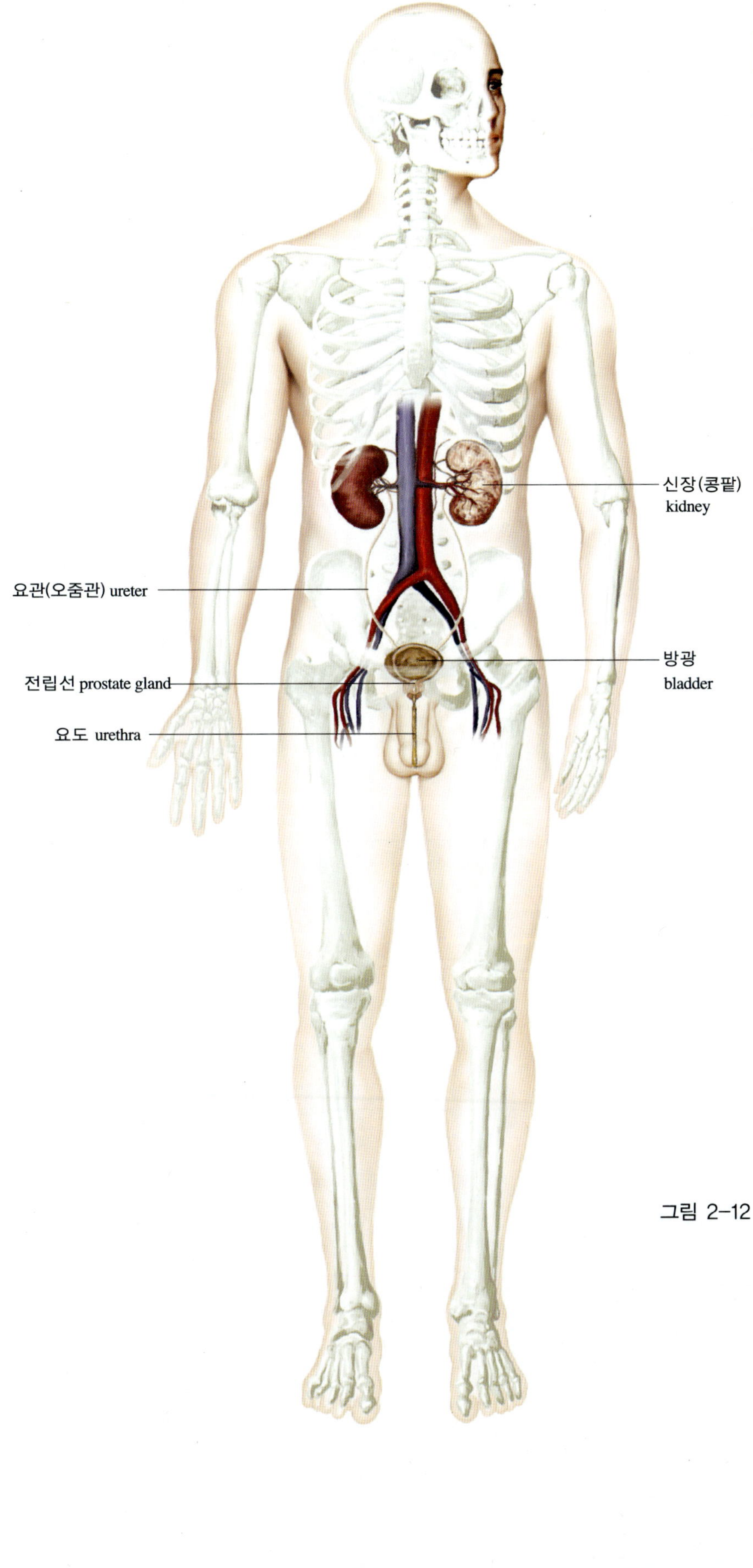

비뇨기계 Urinary System

어 근(Root)	의 미(Meaning)
albumin/o	protein 단백질
bacteri/o	bacteria 세균
cyst/o	bladder, sac 방광
dips/o	thirst 갈증
glomerul/o	glomerulus 사구체
gluc/o, glyc/o, glycos/o	sugar, sweet 당
ket/o, keton/o	ketone bodies, acetone 케톤체, 아세톤
meat/o	opening 구, 입
pyel/o	basin, pelvis 골반 신우, 골반
py/o	pus 농
ren/o, nephr/o	kidney 신장
ureter/o	ureter 요관
urethr/o	urethra 요도
ur/o, urin/o	urine 소변

그림 2-12 비뇨기계의 명칭

남성생식기계
Male Reproductive System

어 근(Root)	의 미(Meaning)
balan/o	glans penis 귀두
epididym/o	epididymis 부고환
orchid/o, orch/o, test/o, testicul/o	testicle; testis 고환
perine/o	perineum 회음부
phall/o	penis 음경
prostat/o	prostate gland 전립선
sperm/o	sperm 정자
vas/o	ductus(vas) deferens 정관

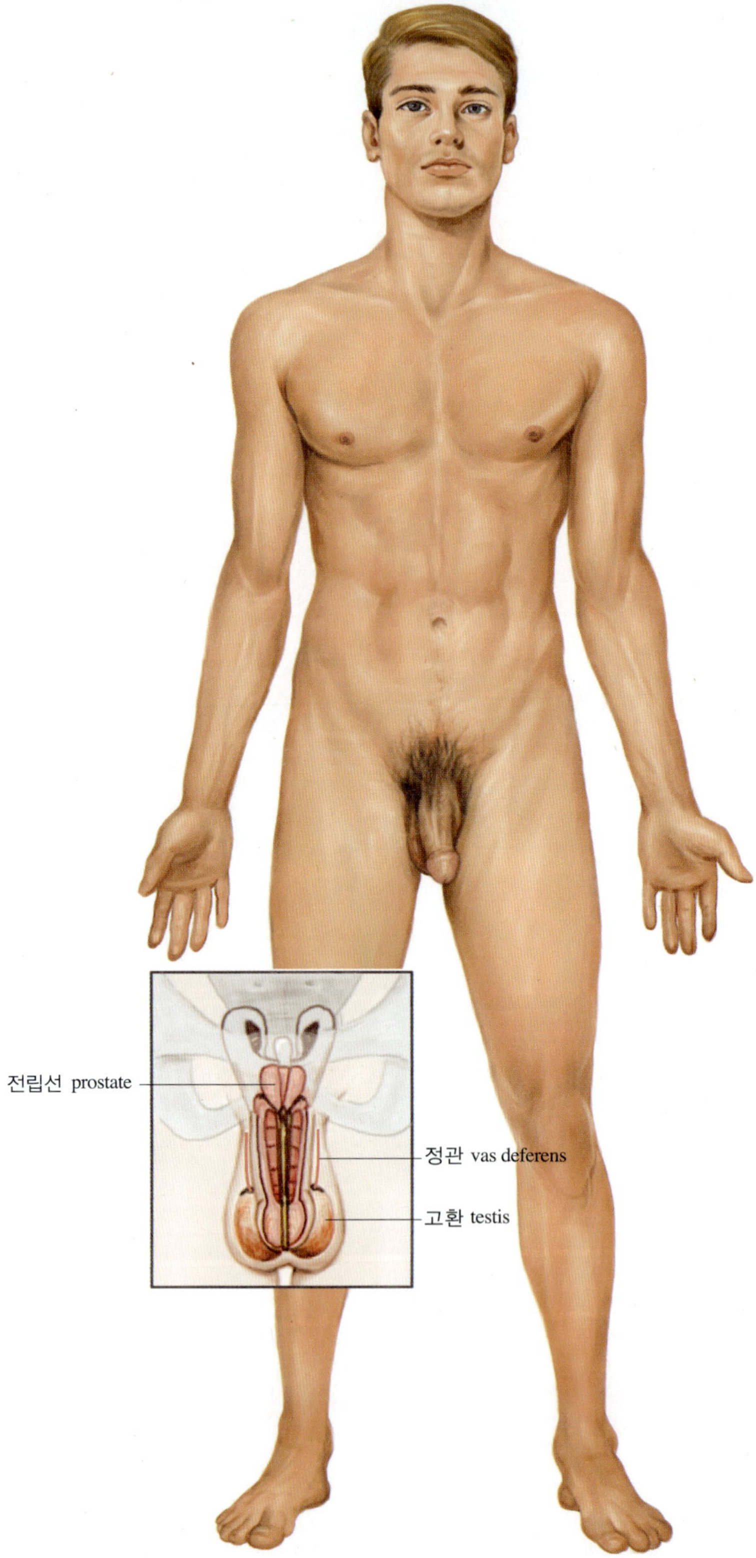

그림 2-13 남성생식기계의 명칭

여성생식기계

Female Reproductive System

어 근(Root)	의 미(Meaning)
cervic/o	neck or cervix 경, 목, 자궁경
colp/o, vagin/o	vagina 질
episi/o, vulv/o	vulva 외음부
gynec/o	female 여성
lact/o	milk 유, 젖
mast/o, mamm/o	breast 유방
men/o	menstruation 월경
oophor/o, ovari/o	ovary 난소
ov/i, ov/o	egg 난, 알
salping/o	fallopian tubes; uterine tubes 나팔관(난관)
toc/o	labor or birth 분만, 출산
uter/o, hyster/o, metr/o	uterus 자궁

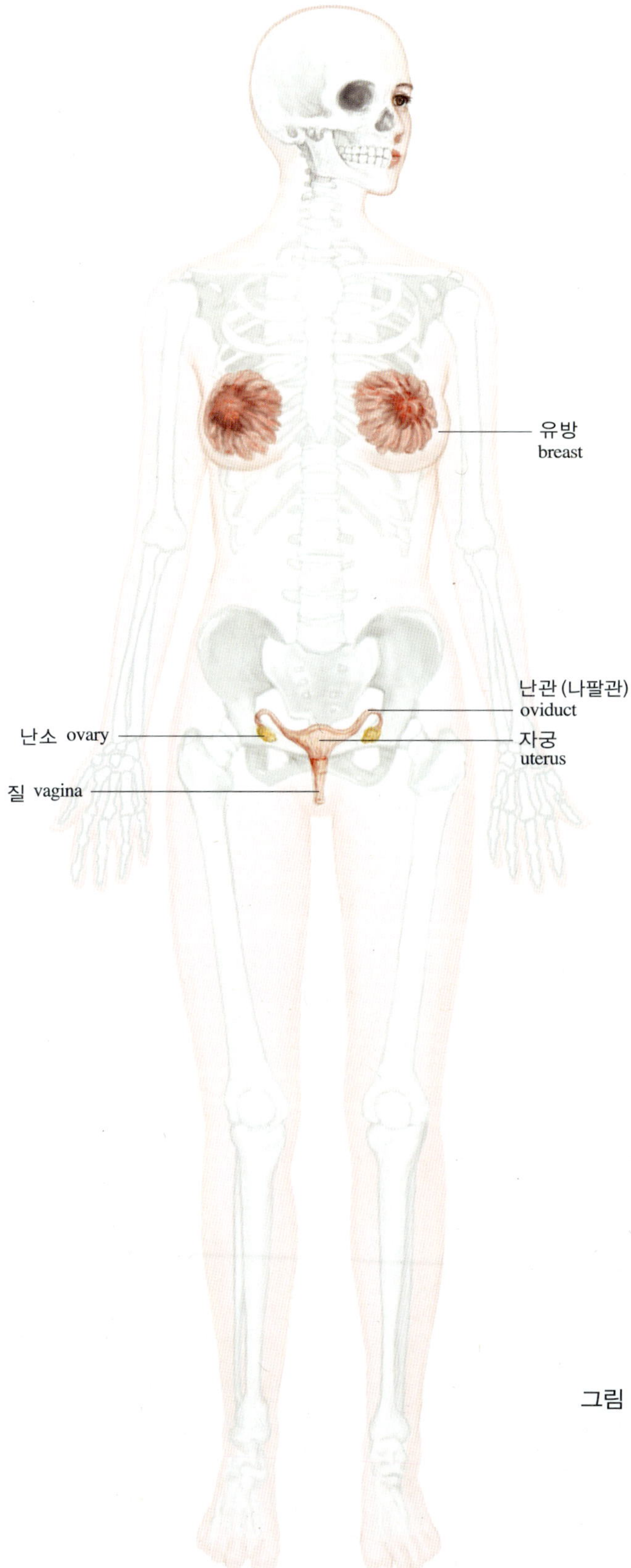

그림 2-14 여성생식기계의 명칭

연습문제 Exercises

1. 다음 어근결합형의 의미를 쓰시오.

① arthr/o 관절

② cyst/o 낭(주머니)

③ encephal/o 뇌(머리)

④ bronchi/o bronch/o 기관지

⑤ hemat/o 혈액

⑥ oste/o 뼈

⑦ nephr/o 신장(콩팥)

⑧ blephar/o 안검(눈꺼풀)

⑨ rhin/o 비(코)

⑩ arteri/o 동맥

⑪ neur/o 신경

⑫ tonsil/o 편도

⑬ bi/o 생(생명)

⑭ ophthalm/o 안(눈)

⑮ viscer/o 내장

2. 다음 의미를 지닌 어근결합형을 쓰시오.

① 귀 ot/o

② 직장(대장) rect/o

③ 위 gastr/o

④ 맥관 angi/o

⑤ 지방(기름) adip/o, lip/o

⑥ 심장 cardi/o

⑦ 세포 cyt/o

⑧ 털 cili/o

⑨ 비장 splen/o

⑩ 병(질병) path/o

⑪ 복(배) abdomin/o

⑫ 척수 myel/o

⑬ 기관 trachi/o

⑭ 간 hepat/o

⑮ 머리 cephal/o

3. 다음 의학용어의 어근결합형을 쓰시오.

① armpit axill/o

② nail onych/o

③ skull crani/o

④ eye opthalm/o

⑤ colon col/o

⑥ ductus deferens vas/o

⑦ vein ven/o, phleb/o

⑧ chest thorac/o

⑨ epididymis epididym/o

⑩ head crani/o

⑪ cartilage chondr/o

⑫ tendon tend/o, tendin/o

⑬ small intestine enter/o

⑭ tongue gloss/o, lingu/o

⑮ thyroid gland thyroid/o

⑯ lung pneum/o, pulmon/o

⑰ lymph vessels lymphangi/o

⑱ testicle orchid/o, test/o, testicul/o

⑲ ovary oophor/o, ovari/o

4. **해부학과 생리학의 차이를 설명하시오.**

① 해부학(antomy)

인체의 구조에 관한 학문 A study of the parts of the body

② 생리학(physiology)

인체의 기능에 관한 학문 A study of how the body parts work

5. **인체의 각 계통(systems)에 해당하는 장기 3개씩을 열거하시오.**

① Integumentary system nail, hair, skin

② Skeletal system skull, joint, cartilage

③ Muscular system muscle, tendon, fascia

④ Nervous system brain, spinal cord, eye

⑤ Endocrine system pituitary gland, thyroid gland, adrenal gland

⑥ Circulatory system artery, vein, blood

⑦ Lymphatic and immune systems adenoids, spleen, tonsils

⑧ Respiratory system lungs, trachea, bronchus

⑨ Digestive system esophagus, stomach, liver

⑩ Urinary system bladder, kidney, urethra

⑪ Male reproductive system epididymis, testis, prostate

⑫ Female reproductive system ovary, fallopian tube, uterus

ESSENCE MEDICAL TERMINOLOGY

Suffixes

Chapter 3 접미사

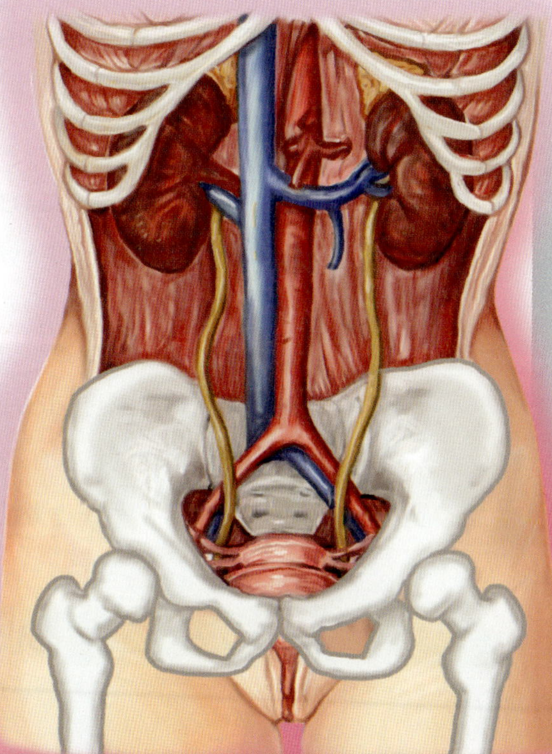

구성 Composition

- 들어가기
- 일반적 접미사
- 형용사형 접미사
- 병리적 상태를 나타내는 접미사
- 진단과정을 나타내는 접미사
- 수술과정을 나타내는 접미사
- 연습문제

학습목표

- 접미사의 철자와 의미를 이해한다.
- 병리상태를 나타내는 접미사를 구분한다.
- 진단과 수술 내용을 나타내는 접미사를 이해한다.
- 의학용어의 명사형을 형용사형으로 변환하는 접미사를 확인한다.
- 본문에 나와 있는 의학용어를 정의하고, 쓰고, 발음한다.

들어가기 Prolog

이 장에서는 일반적으로 쓰이는 접미사를 다음과 같은 종류로 분류한다.

① 일반적 접미사(General Suffixes)

의학용어에서 보통 널리 쓰이는 접미사이다.

② 형용사형 접미사(Adjectival Suffixes)

특별한 속성이나 관계를 나타내며, 뒤에 명사형 용어가 올 수 있다.

③ 병리적 상태를 나타내는 접미사(Suffixes Used to Indicate Pathologic Conditions)

질병의 진행과정에서 판단되는 징후(symptoms), 이상상태(abnormalities) 등을 나타내는 접미사이다.

④ 진단과정을 나타내는 접미사(Suffixes Used to Indicate Diagnostic Procedures)

환자에게서 나타나는 질병의 진단과정에서 쓰이는 접미사이다.

⑤ 수술과정을 나타내는 접미사(Suffixes Used to Indicate Surgical Procedures)

진단된 질병을 기초로 행해지는 표준화된 여러 수술과정에서 쓰이는 접미사이다.

일반적 접미사 General Suffixes

용어(Term)	발음(Pronunciation)	용어 분석(Term Analysis)	의미(Meaning)
–cyte :		cell 세포	
adipocyte	[**ad**-ih-poh-sight]	adip/o = fat 지방	fat cell 지방세포
histiocyte	[**hiss**-tee-oh-sight]	histi/o = tissue 조직	tissue cell 조직세포
leukocyte	[**lyou**-ko-sight]	leuk/o = white 흰	white blood cell 백혈구

용어(Term)	발음(Pronunciation)	용어 분석(Term Analysis)	의미(Meaning)
–er, –or, –ician, –ist 등		**performer 행위자, 직업으로 하는 사람**	
donor	[**doh**-nor]	don/o = 기증, 기부	organ donor = 장기기증자
practitioner	[prack-**ti**-shun-er]	practition/o = 수행	개업 의사
physician	[fih-**zih**-shun]	physi/o = nature 생리, 천연	내과 의사
neurologist	[new-**rol**-oh-jist]	neur/o = nerve 신경	신경학자, 신경과 전문의
pharmacist	[**farm**-ah-sist]	pharmac/o = drug 약물	약사
–iatrics, –iatry		**(study of) treatment 치료(학)**	
geriatrics	[je-ri-**at**-ricks]	gero/o = old age 노령, 노인	노인(의)학
pediatrics	[pe-di-**at**-ricks]	ped/o = child 소아, 아동	소아(의)학
–ion		**process 상태, 과정**	
section	[**seck**-shun]	sect/o = to cut 절개하다 (여기서 접미사 -ion은 -tion과는 구분된다)	process of cutting 절개과정
–ium		**structure, tissue 구조, 조직, 물건**	
pericardium	[peh-rih-**kar**-dee-uhm]	peri- = 둘레 card/i = 심장	심장막, 심낭
–logy		**study of 학, 학문**	
hepatology	[hep-ah-**tol**-oh-jee]	hepat/o = liver 간	간장학
physiology	[fiz-ee-**ol**-oh-jee]	physi/o = nature 생리	생리학
–logist		**one that specializes in 전문가, 전문의**	
ophthalmologist	[off-thal-**moh**-loh-jist]	ophthalm/o = pertaining to the eye 눈에 관한	안과 전문의
radiologist	[ray-dee-**oh**-loh-jist]	radio = radiation 방사선	방사선 전문의
–plasia		**formation, development 형성, 발생**	
chondroplasia	[kon-droh-**play**-zee-ah]	chondr/o = cartilage 연골	formation of cartilage 연골 형성
–poiesis		**production, manufacture, formation 생산, 형성**	
hematopoiesis	[he-ma-to-poe-**e**-sis]	hemat/o = blood 혈액	혈액세포 생성
–rrhea		**discharge 분비물**	
diarrhea	[dye-a-**ree**-a]	dia- = through 관통하여	설사
–trophic, –trophy		**development, growth, nutrition 발달, 성장, 영양**	
thyrotrophic hormone	[thigh-roh-**troh**-fick]	thyr/o = thyroid gland 갑상선	갑상선자극 호르몬

형용사형 접미사 Adjectival Suffixes

용어(Term)	발음(Pronunciation)	용어 분석(Term Analysis)	의미(Meaning)
–genic		produced by; producing 생산	
carcinogenic	[kar-sih-noh-**jen**-ick]	carcin/o = cancer 암	causing cancer 암 발생요인
–oid		resembling 닮은, ~에 관계된	
osteoid	[**os**-tee-oyd]	oste/o = bone	resembling bone 뼈 모양의
–icle, –ole, –ula, –ule		small 작은	
bronchiole	[**brong**-kee-ohl]	bronchi/o = bronchus 기관지	small bronchus 세기관지
venule	[**ven**-youl]	ven/o = vein 정맥	small vein 세정맥
–ac, –al, –ar, –ary, –eal, –ic, –ous, –tic		pertaining to ~에 관계된, ~의	
cardiac	[**kar**-dee-ack]	cardi/o = heart 심장	pertaining to the heart 심장의
renal	[**ree**-nal]	ren/o = kidney 신장	pertaining to the kidney 신장의
neutral	[**nyou**-tral]	neutr/o = mid 중간	positioning in the middle 중립의
mammary	[**mam**-ah-ree]	mamm/o = breast 유방	pertaining to the breast 유방의
pharyngeal	[far-**in**-jee-al]	pharyng/o = throat; pharynx 인두	pertaining to the throat 인두의
laryngeal	[lar-**in**-jee-al]	laryng/o = larynx, voice box 성대	pertaining to larynx 성대의
gastric	[**gas**-trick]	gastr/o = stomach 위	pertaining to the stomach 위의
venous	[**vee**-nus]	ven/o = vein 정맥	pertaining to the vein 정맥의

병리적 상태를 나타내는 접미사
Suffixes Used to Indicate Pathologic Conditions

용어(Term)	발음(Pronunciation)	용어 분석(Term Analysis)	의미(Meaning)
–algia, –dynia		pain 통증, 고통	
arthralgia	[arth-**ral**-jee-ah]	arthr/o = joint 관절	joint pain 관절통
cephalgia	[sef-**al**-jee-ah]	cephal/o = head 머리	headache 두통
myalgia	[mye-**al**-gee-ah]	my/o = muscle 근육	pain in muscle 근육통
neuralgia	[nyou-**ral**-jee-ah]	neur/o = 신경	pain of nerve 신경통
otalgia	[oh-**tal**-gee-ah]	ot/o = ear 귀	earache 이통(耳痛)
gastrodynia	[gas-troh-**din**-ee-ah]	gastr/o = stomach 위	stomach pain 위통
mastodynia	[mas-toh-**din**-ee-ah]	mast/o = breast 유방	breast pain 유방통
–cele		hernia 탈장 (기관의 비정상적인 돌출이나 변위)	
cystocele	[**sis**-toh-seel]	cyst/o = bladder 낭, 방광	방광의 헤르니아
rectocele	[**reck**-toh-seel]	rect/o = rectum 직장	직장의 헤르니아: 질 벽 쪽으로 직장의 돌출
encephalocele	[en-**sef**-ah-loh-seel]	encephal/o = brain 뇌,대뇌	뇌의 헤르니아
–ectasis, –ectasia		expansion or dilation 확충, 팽대	
bronchiectasis	[brong-kee-**eck**-tay-sis]	bronch/o = breathing branch 기관지	기관지 확장증
–emesis		vomiting 구토	
hematemesis	[hee-mah-**tem**-eh-sis]	hemat/o = blood 혈액	vomiting of blood 토혈
–emia		blood condition 혈액 상태	
anemia	[ah-**nee**-me-ah]	an- = not, lacking 부족한	혈액이 부족함, 빈혈
glycemia	[glye-**see**-mee-ah]	glyc/o = sugar 당	sugar in the blood 혈당
leukemia	[**lyou**-ke-me-ah]	leuk/o = white 흰	백혈병
–genesis		origin or production 기원, 생성	
ovogenesis	[oh-voh-**jen**-eh-sys]	ove = ovum 난자	난자 생성
spermatogenesis	[sper-mah-toh-**jen**-eh-sys]	sperm 정자	정자 생성
–ia, –ism		state of, condition 상태	
pneumonia	[new-**moh**-nee-ah]	pneumon/o = lung 폐	폐렴, 폐의 상태 (condition of the lung)
–iasis		formation or process of 형성, 출현	
mydriasis	[mid-**rye**-ah-sys]	mydr/o = wide eye 큰 눈	동공 확대

용어(Term)	발음(Pronunciation)	용어 분석(Term Analysis)	의미(Meaning)
–itis	inflammation 염증 (손상으로부터 신체를 방어하는 작용을 할 때의 반발적 부종, 발열, 통증)		
enteritis	[en-ter-**eye**-tis]	enter/o=small intestine 소장	inflammation of small intestine 소장염
stomatitis	[sto-mah-**tye**-tis]	stomat/o=mouth 입, 구강	inflammation of mouth 구내염(口内炎)
spondylitis	[spon-dih-**lye**-tis]	spondyl/o = vertebra 척추	inflammation of vertebra 척추염
–lysis	destruction, separation, breakdown 분해,분리,용해		
hemolysis	[hee-**mo**-lih-sis]	hem/o = blood 혈액	breakdown of blood 용혈
–malacia	softening 연화증		
cerebromalacia	[ser-eh-broh-mah-**lay**-shee-ah]	cerebr/o= brain 뇌, 대뇌	softening of the brain 대뇌연화증
chondromalacia	[kon-droh-mah-**lay** -shee-ah]	chondr/o = cartilage 연골	softening of cartilage 연골연화증
–megaly	enlargement 비대증		
visceromegaly	[**vis**-er-oh-meg-ah-lee]	viscer/o = internal organs	enlargement of the internal organs 내장기관비대증
–oma	tumor, mass 종양		
lipoma	[lih-**poh**-mah]	lip/o = fat 지방	tumor containing fat 지방종
myoma	[my-**oh**-mah]	my/o = muscle 근육	tumor of muscle 근육종
–osis	abnormal condition or increase 비정상 상태 또는 증가		
nephrosis	[neh-**froh**-sis]	nephr/o = kidney 신장	abnormal condition of the kidney 신장의 비정상 상태, 신장증
–pathy	disease in process 진행 질환		
ureteropathy	[you-ree-ter-**op**-pah-thee]	ureter/o = ureter 요관	disease process of the ureter 요관질환
–penia	decrease, deficiency 감소, 결핍, 비정상적 감소		
cytopenia	[sigh-toh-**pee**-nee-ah]	cyt/o = cell 세포	deficiency of cells 세포결핍증
–phil, –philia	attraction for ~을 좋아함, 과도선호증상		
hemophilia	[heh-moh-**fih**-lee-ah]	hem/o- = blood 혈액	혈우병

용어(Term)	발음(Pronunciation)	용어 분석(Term Analysis)	의미(Meaning)
–phobia		**irrational fear 공포**	
acrophobia	[ack-roh-**foh**-bee-ah]	acr/o =top, extremities 꼭대기, 극도의	fear of heights 고소공포증
–ptosis		**drooping, prolapse, sagging 하방 전위, 하수증**	
blepharoptosis	[blef-ah-rop-**toh**-sis]	blephar/o = eyelid 안검, 눈꺼풀	drooping eyelid 안검하수증
nephroptosis	[nef-rop-**toh**-sis]	nephr/o = kidney 신장	drooping kidney 신장하수증
–ptysis		**spitting 뱉기**	
hemoptysis	[he-**mop**-tih-sis]	hem/o = blood 혈액	spitting up of blood 혈액을 뱉어냄, 객혈
–rrhage, –rrhagia		**bursting forth 외부로 분출**	
hemorrhage	[**hem**-or-ridge]	hem/o = blood 혈액	bleeding 출혈
gastrorrhagia	[gas-troh-**ray**-jee-ah]	gastr/o = stomach 위	bleeding from the stomach 위출혈
–rrhea		**flow, discharge 흐름, 방출**	
otorrhea	[oh-toh-**ree**-ah]	ot/o = ear 귀	discharge from the ear 이루(耳漏)
–rrhexis		**rupture 파열**	
splenorrhexis	[splee-nor-**ecks**-sis]	splen/o = spleen 비장	ruptured spleen 비장 파열
–sclerosis		**hardening 경화증**	
arteriosclerosis	[ar-tee-ree-oh-skleh-**roh**-sis]	arteri/o = artery 동맥	hardening of the arteries 동맥경화증
–spasm		**sudden, involuntary contraction 근육의 갑작스런 수축**	
blepharospasm	[**blef**-ah-roh-spazm]	blephar/o = eyelid 안검, 눈꺼풀	sudden, involuntary contraction of the eyelid 안검 경련
–stenosis		**narrowing; stricture 협착**	
phlebostenosis	[fleb-oh-steh-**noh**-sis]	phleb/o = vein 정맥	narrowing of a vein 정맥협착증
–y		**condition or process 상태, 과정**	
neuropathy	[new-**roh**-pah-thee]	neur/o = nerve 신경; path/o = disease 질병	disease process of the nerve 신경병증

진단과정을 나타내는 접미사
Suffixes Used to Indicate Diagnostic Procedures

용어(Term)	발음(Pronunciation)	용어 분석(Term Analysis)	의미(Meaning)
–gram		record; writing 기록	
lymphangiogr-am	[lim-**fan**-jee-oh-gram]	lymphangi/o = lymph vessel	record of the lymph vessel 림프관 기록
–graph		instrument used to record 기구, 기기	
cardiograph	[**kar**-dee-oh-graf]	cardi/o = heart 심장	instrument used to record heart activity 심전도기
–graphy		process of recording, producing images 기록법, 검사법	
mammography	[mam-**og**-rah-fee]	mamm/o = breast 유방	producing images of the breast 유방영상촬영술
myelography	[my-eh-**log**-rah-ree]	myel/o = spinal cord 척수	producing images of the spinal cord 척수영상기록법(x-ray 이용)
tomography	[toh-**mog**-rah-fee]	tom/o = to cut 자르기, 단층	computed tomography 컴퓨터 단층촬영술(CT)
–meter		instrument used to measure 측정(계측)기기	
craniometer	[kray-nee-**om**-eh-ter]	crani/o = skull 두개골	instrument used to measure the skull 두개골 계측(측정)기
–metry		to measure; measurement 측정, 계측	
pelvimetry	[pel-**vim**-eh-tree]	pelv/i = pelvis 골반	measurement of the pelvis 골반측정
–opsy		to view 보기, 검사	
biopsy	[**bye**-op-see]	bi/o = life 생물, 생기	removing and visually examining a living tissue 생검(생체조직을 떼어서 보는 검사)
–scope		instrument used to visually examine inside 내시경, 시각적 내부 검사기기	
bronchoscope	[**brong**-koh-skope]	bronch/o = bronchus	기관지 기관지내시경, 기관지경
–scopy		process of visually examining(a body cavity or organ) 내시경법	
bronchoscopy	[brong-**kos**-koh-pee]	bronch/o = bronchus 기관지	process of visually examining the bronchus 기관지내시경 과정

수술과정을 나타내는 접미사
Suffixes Used to Indicate Surgical Procedures

용어(Term)	발음(Pronunciation)	용어 분석(Term Analysis)	의미(Meaning)
–centesis		surgical puncture to remove fluid	**배액을 위한 천자술**
abdominocentesis	[ab-dom-ih-noh-sen-**tee**-sis]	abdomin/o = abdomen 배, 복부	surgical puncture to remove fluid from the abdomen 복부천자술
thoracocentesis	[thoh-rah-koh-sen-**tee**-sis]	thorac/o = chest 흉부, 가슴	surgical puncture of the chest wall to remove excess fluid from around the lungs 흉부천자술
–desis		surgical binding, surgical fusion	**수술적 묶음, 수술적 융합**
arthrodesis	[ar-th-**roh**-dee-sis]	arthr/o = joint 관절	surgical fusion of a joint 관절융합술
–ectomy		excision, surgical removal	**적출, 수술적 제거**
oophorectomy	[oh-of-oh-**reck**-toh-mee]	oophor/o = ovary 난소	excision of the ovary 난소절제술
nephrectomy	[nef-**reck**-toh-mee]	nephr/o = kidney 콩팥	excision of the kidney 신장절제술
tonsillectomy	[ton-sih-**leck**-toh-mee]	tonsill/o = tonsils 편도선	excision of the tonsils 편도선절제술
–pexy		surgical fixation	**매달거나 고정, 수술적 고정**
nephropexy	[**nef**-roh-peck-see]	nephr/o = kidney 신장	surgical fixation of the kidney 신장고정술
–plasty		surgical reconstruction, surgical repair	**성형술**
orchidoplasty	[**or**-kid-oh-plas-tee]	orchid/o = testicle 고환	surgical reconstruction of the testicle 고환성형술
–rrhaphy		suture; sewing	**봉합술**
colporrhaphy	[kol-**por**-ah-fee]	colp/o = vagina 질	suturing of the vagina 질 봉합술
–stasis		stoppage, stopping, controlling	**지체, 정지, 조절**
hemostasis	[he-moh-**stay**-sis]	hem/o = blood 혈액	stoppage of bleeding 지혈
–stomy		new opening	**새로운 개구부를 만드는 것**
colostomy	[koh-**loh**-stoh-mee]	col/o- = colon 대장, 결장	결장조루술; 대장수술로 인공항문을 만듦

용어(Term)	발음(Pronunciation)	용어 분석(Term Analysis)	의미(Meaning)
tracheostomy	[tray-kee-**os**-toh-mee]	trache/o = trachea 기관, 호흡관	new opening into the trachea 기관개구술
–tome :		instrument used to cut 자르는 기구	
myotome	[**my**-oh-tohm]	my/o = muscle 근육	instrument used to cut muscle 근육절단기
–tomy :		process of cutting; incision 절개	
tenotomy	[teh-**not**-oh-mee]	ten/o = tendon	process of cutting a tendon 힘줄절개술

연습문제 Exercises

1. 다음 접미사의 뜻을 쓰시오.

① -ac ~의, ~에 관계된

② -algia 통증, 고통

③ -cele 탈장

④ -centesis 배액을 빼내기 위한 천자술

⑤ -ectomy 적출(제거) 수술

⑥ -gram 기록

⑦ -ism (병리) 상태

⑧ -itis 염증

⑨ -logist 전문가, 전문의

⑩ -malacia 연화증

⑪ -megaly 비대증

⑫ -opsy (시각적) 검사

⑬ -penia 감소, 결핍증

⑭ -phobia 공포증

⑮ -ptosis 처짐, 하수증

⑯ -rrhaphy 봉합술

⑰ -pexy 수술적 고정술

⑱ -spasm 갑작스런 수축, 경련

⑲ -stomy 새 개구부를 만듦

2. 다음 접미사를 사용하는 단어의 예를 드시오.

① -ary	mammary	binary	
② -atrics	geriatrics	pediatrics	
③ -cele	systocele	rectocele	
④ -dynia	gastrodynia	mastodynia	
⑤ -genesis	ovogenesis	spermatogenesis	
⑥ -graphy	mammography	tomography	
⑦ -ium	pericardium	endormetrium	
⑧ -logy	biology	physiology	
⑨ -lysis	hemolysis	analysis	paralysis
⑩ -meter	craniometer	sphygmometer	manometer
⑪ -oma	sarcoma	lipoma	
⑫ -osis	nephrosis	psychosis	osteoporosis
⑬ -phil	hemophilia	neutrophil	
⑭ -plasty	orchidoplasty	rhinoplasty	
⑮ -rrhagia	gastrorrhagia	metrorrhagia	
⑯ -rrhea	otorrhea	diarrhea	
⑰ -scopy	endoscopy	bronchoscopy	
⑱ -stasis	hemostasis	metastasis	
⑲ -tomy	tenotomy	gastrotomy	anatomy
⑳ -ule	venule	nodule	

Prefixces

Chapter 4 접두사

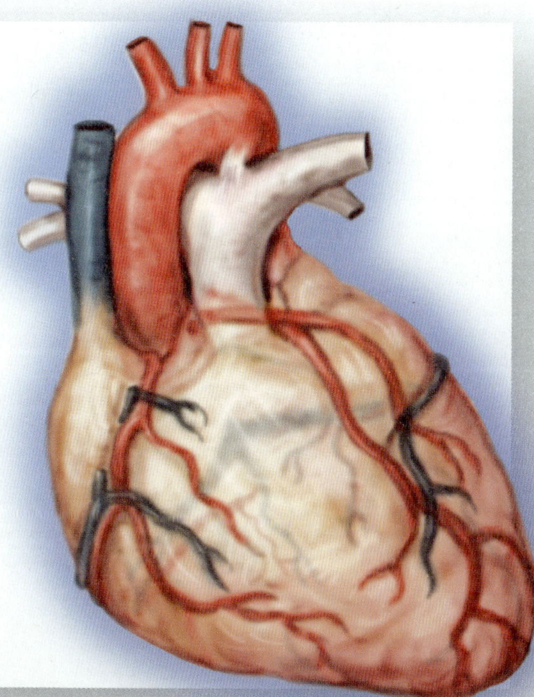

구성 Composition

- 들어가기
- 부정적 접두사
- 방향, 위치, 자세를 표시하는 접두사
- 시간에 관한 접두사
- 수량,측정에 관한 접두사
- 그 밖의 접두사
- 비슷하거나 반대 의미를 갖는 접두사
- 연습문제

학습목표

- 접두사의 의미를 파악한다.
- 방향과 자세, 부정, 수에 관한 접두사를 구별한다.
- 같은 의미의 접두사를 확인한다.
- 다른 의미의 접두사를 확인한다.
- 접두사를 사용해서 의학용어의 정의, 철자, 발음을 파악한다.

들어가기 Prolog

접두사는 어근이나 접미사를 수식할 필요가 있는 용어에 쓰인다. 이 장에서는 일반적으로 쓰이는 접두사를 다음과 같은 종류로 분류한다.

① 부정적 접두사(Negative Prefixes)

뒤에 따라오는 뜻이 아님을 나타내는 접두사이다.

② 방향, 위치, 자세를 표시하는 접두사(Prefixes Referring to Direction, Position, Posture, etc.)

앞(으로), 뒤(로), 옆(으로), 가까이, 멀리, 안(으로), 바깥(으로) 등등 공간적 개념을 표시하는 접두사이다.

③ 시간 관련 접두사(Prefixes Related to Time)

일찍, 늦게, 느리고 빠름, 이전, 이후 등의 개념을 나타낸다.

④ 수량, 측정에 관한 접두사(Prefixes Referring to Numbers and Measurements)

많고 적음, 단수, 복수, 개수 등등을 나타내는 접두사이다.

⑤ 그 밖의 접두사(Miscellaneous Prefixes)

그 밖에 의학용어에서 흔히 쓰일 수 있는 접두사이다.

부정적 접두사 Negative Prefixes

용어(Term)	발음(Pronunciation)	용어 분석(Term Analysis)	의미(Meaning)
a–, an–		no; not, lack of 없는, ~이 아닌	
aseptic	[ay-**sehp**-tick]	-ic = pertaining to ~에 관한 sept/o = infection 감염	free from infectious material 무균의, 방부의
anemia	[ah-**nee**-me-ah]	-emia = blood condition 혈액의 상태	lack of red blood cells (RBCs); lack of hemoglobin(Hgb) 빈혈, 헤모글로빈의 부족
anti–		against ~에 대항하여	
antibiotic	[an-tih-bye-**oh**-tick]	-tic=pertaining to ~에 관한 bi/o = life 생물, 생기	drug used to kill harmful bacteria 항생제
contra–		against, opposite ~에 대항하여, ~의 반대	
contralateral	[kon-trah-**lat**-ter-al]	-al = pertaining to ~에 관한, ~의 later/o = side	pertaining to opposite side 측면 반대측
de–		from, down, not ~으로부터, 아래로, 아닌	
dehydration	[dee-hyed-**ray**-shun]	hydr/o = water 물 -ation=action, process 동작	loss of water 탈수
in–		not ~이 아닌	
indigestible	[in-dih-**jes**-tih-bl]	-ible = able to be ~할 수 있는 digest/o = digestion 소화	not capable of being digested 소화불량의

방향, 위치, 자세를 표시하는 접두사 Prefixes Referring to Direction, Position, Posture, etc.

용어(Term)	발음(Pronunciation)	용어 분석(Term Analysis)	의미(Meaning)
ab–		away from ~에서 떨어져서	
abduction	[ab-**duck**-shun]	-ion = process 상태 duct/o = to draw 당기다	process of drawing away from 외전

용어(Term)	발음(Pronunciation)	용어 분석(Term Analysis)	의미(Meaning)
ad–		toward ~을 향해서	
adduction	[ah-**duck**-shun]	-ion = process 상태 duct/o = to draw 당기다	process of drawing toward 내전
circum–		around ~의 주위에	
circumduction	[ser-kum-**duck**-shun]	-ion = process 상태 duct/o = to draw 당기다	process of drawing a part in a circular motion 회전
dia–		through; complete ~을 통해서	
diameter	[dye-**am**-eh-ter]	-meter = measurement 측정	measurement from edge to edge of a circle 직경, 지름
diagnosis	[dye-ag-**noh**-sis]	-gnosis = knowledge 지식	진단
ecto–		outside 밖으로	
ectogenous	[eck-**toh**-jeh-nus]	-genous=produced by 형성된	외부로부터 형성된 (외부에서 기인한) 감염
en–, endo–		within 안의	
endoscope	[**en**-doh-skohp]	-scope = visual instrument	instrument used to visually examine a body cavity or organ. 내시경, 시각적 검사기기
epi–		upon, on, above ~의 위에, 위의, 보다 위에	
epigastric	[ep-ih-**gas**-trick]	-ic = pertaining to ~에 관한 gastr/o = stomach 위	pertaining to upon the stomach 위 상부의
e–, ec–, ecto–, ex–, exo–, extra–		out, outward; outside 밖으로, ~로부터 떨어져서	
eversion	[ee-**ver**-zhun]	-version = process of turning 돌아간 상태	process of turning out, as in the turning of the sole of the foot outward 외번
excision	[eck-**sih**-zhun]	-ion = process 상태 cis/o = cut 자르다	process of cutting out 절제
extraocular	[ecks-trah-**ock**-you-lar]	-ar = pertaining to ~에 관한 ocul/o = eye 눈, 안구	pertaining to outside the eye 안구 밖의
hyper–		excessive, above 과도한, 위의, ~을 넘어서	
hyperplasia	[high-per-**play**-zee-ah]	-plasia = formation; development 형성	excessive formation 과형성, 비대증

용어(Term)	발음(Pronunciation)	용어 분석(Term Analysis)	의미(Meaning)
hypo–		below, under, deficient 불충분한, 아래의, 부족한	
hypogastric	[high-poh-**gas**-trick]	-ic = pertaining to ~에 관한 gastr/o = stomach 위	pertaining to below the stomach 위 아래의
in–		in, into 안으로, ~안에	
incision	[in-**sih**-zhun]	-ion = process 상태 cis/o = to cut 자르다	process of cutting into 절개
inversion	[in-**ver**-zhun]	-version = process of turning 돌아간 상태	process of turning in as in the turning of the sole of the foot inward 내번
infra–		below, beneath 아래의, 열등한	
infracostal	[in-frah-**kos**-tal]	-al = pertaining to ~에 관한 cost/o = rib 늑골	pertaining to below the ribs 늑골 아래의
inter–		between 사이의	
intercellular	[in-ter-**sel**-you-lar]	-ar = pertaining to ~에 관한 cellul/o = cell 세포	pertaining to between the cells 세포 사이의
intra–		within 안의	
intracranial	[in-trah-**kray**-nee-al]	-al= pertaining to ~에 관한, ~의 crani/o = skull 두개골	pertaining to within the skull 두개골 내의
meta–		beyond ~을 넘어서, 변화한	
metamorphosis	[meh-tah-**mor**-foh-sis]	morph/o = shape; form 형태	탈바꿈, 변태
metaplasia	[met-ah-**play**-zee-ah]	plasia = formation; development 형성, 발생	change in formation 형성 변형
metastasis	[meh-**tas**-tah-sis]	-stasis = stopping; controlling 정지	통제되지 않은 상태; 암의 전이
para–		beside, near ~의 곁에, 가까이	
paranasal	[par-ah-**nay**-sal]	-al = pertaining to ~에 관한, ~의 nas/o = nose 코	pertaining to near the nose 코 주변의
per–		through ~을 통하여	
percutaneous	[per-kyou-**tay**-nee-us]	-ous = pertaining to ~에 관한 cutane/o = skin 피부	pertaining to through the skin 피부를 통한

용어(Term)	발음(Pronunciation)	용어 분석(Term Analysis)	의미(Meaning)
peri–		around 주위의	
perineuritis	[per-ih-nyou-**rye**-tis]	-itis = inflammation 염증 neur/o = nerve 신경	inflammation around a nerve 신경외초염
post–		after 뒤의, ~한 후의	
postmortem	[pohst-**mor**-tehm]	-mortem = death 죽음	after death 사후
pre–		before, in front of 앞의, ~하기 전의	
prenatal	[pre-**nay**-tal]	-al = pertaining to ~에 관한 nat/o = birth 출생	pertaining to before birth; 출생 전의, 태아기의
pro–		before 앞선, ~의 앞에	
prodrome	[**proh**-drohm]	-drome = to run 달리다	symptom or symptoms occurring before the onset of disease. 전구증상, 발병 전에 나타나는 증상
prognosis	[prohg-**noh**-sis]	-gnosis = knowledge 지식	예후 병의 결과에 대한 예측
retro–		back, behind 뒤의, ~의 뒤에	
retroversion	[ret-roh-**ver**-zhun]	-version = turning 돌아간 상태	backward turning or tipping of an organ 후굴
sub–		under, below 아래의	
subcutaneous	[sub-kyou-**tay**-nee-us]	-ous= pertaining to ~에 관한 cutane/o = skin 피부	pertaining to under the skin 피하의 subcutaneous fat 피하 지방
sublingual	[sub-**ling**-gwahl]	-al = pertaining to ~에 관한 lingu/o = tongue 혀	pertaining to under the tongue 혀 아래의
super–, supra–		above ~보다 위의	
suprarenal	[soo-prah-**ree**-nal]	-al= pertaining to ~에 관한 ren/o = kidney 신장	pertaining to above the kidney 신장 위의
trans–		across ~을 통하여	
transection	[tran-**seck**-shun]	-ion = process 상태 sect/o = cut 자르다	cut-across plane view 횡단면
ultra–		beyond ~을 넘어	
ultrasonography	[ul-trah-son-**og**-rah-fee]	-graphy = process of recording son/o = sound 음,소리	초음파 기록

시간에 관한 접두사 Prefixes Related to Time

용어(Term)	발음(Pronunciation)	용어 분석(Term Analysis)	의미(Meaning)
ante–, pre– pro–		before 앞의, ~의 이전에	
antenatal	[an-tee-**nay**-tal]	-al = pertaining to ~에 관해 nat/o = birth 출생	pertaining to before birth 출산 전의
brady–		slow 천천히	
bradycardia	[brad-ee-**kar**-dee-ah]	-ia = state of; condition 상태 cardi/o = heart 심장	state of slow heartbeat 서맥
chron–, chrono–		time 시간	
chronobiology	[kroh-no-bye-**ol**-oh-jee]	biology = 생물학	시간생물학
tachy–		fast, rapid 빠른	
tachycardia	[tack-ee-**kar**-dee-ah]	-ia = condition 상태 cardi/o = heart 심장	fast heartbeat 빈맥
tachypnea	[tack-eep-**nee**-ah]	-ia = condition 상태 pne/o = lung 폐	fast breath 빈호흡
re–		again, back 다시, 뒤로	
reconstruction	[ree-const-**ruck**-shun]	-ion = process 상태, 과정 construct/o = 건설, 지음	재건, 복원, 재생시술
relapse	[ree-**laps**]	lapse = 착오, 경과, 하락, 쇠퇴	recurrence of disease 재발

수량, 측정에 관한 접두사 Prefixes Referring to Numbers and Measurements

용어(Term)	발음(Pronunciation)	용어 분석(Term Analysis)	의미(Meaning)
bi–, di–		two 둘	
bilateral	[bye-**lat**-er-al]	-al = pertaining to ~에 관한, ~의 later/o = side 측면	pertaining to two sides 양측의
dissection	[dye-**seck**-shun]	-ion = process 상태 sect/o = to cut 자르다	to cut into two pieces 해부, 절개

용어(Term)	발음(Pronunciation)	용어 분석(Term Analysis)	의미(Meaning)
hemi–, semi–		half 절반	
hemigastrectomy	[hem-ee-gas-**treck**-toh-mee]	-ectomy = excision 절제 gastr/o = stomach 위	excision of half the stomach 위절반절제술
semicomatose	[sem-ee-**koh**-mah-tohs]	semi- = half 절반 comat/o = deep sleep 혼수	반혼수
hect–, hecto–		hundred, 100	
hectogram	[**heck**-to-gram]	gram 무게단위	100 그램
hept(a)–, sept–		seven 일곱	
heptadactylism	[hep-tah-**dack**-tih-lism]	-dactyl = digit 손가락, 발가락	(손발의) 칠지증
hex(a)–		six 여섯	
hexadactylism	[heck-sah-**dack**-tih-lism]	-dectyl = digit	(손발의) 육지증
kil–, kilo–		thousand 1,000	
kilometer	[**kih**-lo-mee-ter]	meter 길이단위	킬로미터 = 1,000 미터
mega–		million 백만, 거대	
megadont	[**meg**-a-dont]	dont = tooth 치아	having large teeth 거대치아
giga–		billion 십억	
gigantism	[jeye-**gan**-tism]	-ism = condition 상태	거대증, 거인증
mono–, monus–, uni–		one 하나	
monocyte	[**mon**-oh-sight]	-cyte = cell 세포	blood cell with a single nucleus 단핵세포
unilateral	[you-nih-**lat**-er-al]	-al = pertaining to ~에 관한 later/o = side 측면	pertaining to one side 단측의
multi–, poly–		many 많은	
multiform	[**mul**-tih-form]	-form = shape 모양	having many shapes 다양한
polyadenoma	[pol-ih-ad-eh-**noh**-mah]	-oma = tumor 종양 -aden/o = gland 선	tumor of many glands 다발선종
nona–, novem–		nine 아홉	
nonan	[**non**-nan]	-an = belonging to ~에 속하는	every ninth(day) 매 9일에, 매 아홉번째

용어(Term)	발음(Pronunciation)	용어 분석(Term Analysis)	의미(Meaning)
nulli–, nullus–		null, none 아무것도 없는	
nullipara	[nul-**lih**-pah-rah]	-para = 출산한 여성	출산경험이 없는 여자
oct(a)–, octi–		eight 여덟	
octipara	[**ock**-ti-pah-rah]	-para = 출산한 여성	8회 경산부
olig(o)–		few or deficient 적은, 모자라는	
oliguria	[oh-li-**goo**-ree-ah]	-uria = unine conditon 소변상태	핍뇨(소변감소증)
pan–, pant(o)–		all, whole 전체, 모두	
panangiitis	[pan-an-jee-**eye**-tis]	angi/o = vessel 관 -itis = inflammation 염증	전혈관염
pent(a)–, quinqu(e)–		five 다섯	
pentagon	[**pen**-tah-gon]	-gon = angled shape ~각형	5각형
quadri–, tetra–		four 넷	
quadrilateral	[kwad-rih-**lat**-er-al]	-al = pertaining to ~에 관한 later/o = side 측면	pertaining to four sides 4개 측면의
tri–, ter–		three 셋	
tricuspid	[try-**kus**-pid]	-cuspid = projection 돌출	three cusps or projections 세 첨판

그 밖의 접두사 Miscellaneous Prefixes

용어(Term)	발음(Pronunciation)	용어 분석(Term Analysis)	의미(Meaning)
ana–		apart, up 떨어져서, 위쪽으로	
anatomy	[ah-**nat**-oh-mee]	-tomy = process of cutting 절개	the study of the structure of the body 해부학
auto–		self 그 자신, 자기	
autopsy	[**aw**-top-see]	-opsy = to view 보다	부검; 사후에 그 원인을 확인하기 위해 사체를 검사하는 것. [참고] necropsy = 검시(동물)

용어(Term)	발음(Pronunciation)	용어 분석(Term Analysis)	의미(Meaning)
con–	together 함께		
concrescence	[kon-**kreh**-sans]	crescence = rise, growth 성장	합생, 합착
dys–	bad; abonormal; difficult; painful 나쁜, 비정상의, 어려운, 아픈		
dysplasia	[dis-**play**-see-ah]	-plasia = formation, development 형성, 발달	abnormal development 비정상 발달, 이형성증
eu–	normal, good 정상의, 좋은		
euphoria	[you-**foh**-ree-ah]	-phoria = 정서상태	(지나친) 다행감, 행복감
macr(o)–	large 큰		
macrocephalia	[mack-roh-seh-**fay**-lee-ah]	-ia = state of; condition 상태 cephal/o = head 머리	excessively large head 대두증
micr(o)–	small 작은		
microscope	[**mye**-kroh-skohp]	-scope = instrument 시각적 기구	instrument used to visually examine very small objects 현미경
mal–	bad 병적인, 나쁜		
malaise	[mah-**layz**]	-aise = ease 편안함	a feeling of uneasiness or discomfort 불편한 느낌
malnutrition	[mahl-nyou-**tri**-shun]	nutrition = 영양	lack of nutrition 영양실조
neo–	new 새로운		
neoplasm	[**nee**-oh-plazm]	-plasm = formation, development 형성, 발달	비정상적 조직의 성장 (종양 등)
pan–	all 모든		
panhysterectomy	[pan-hiss-ter-**eck**-toh-mee]	-ectomy = excision 절제 hyster/o = uterus 자궁	excision of all the uterus 전자궁절제술
syn–, sym–	together, with, joined 함께		
synarthrotic	[sin-ar-**throh**-tick]	-tic = pertaining to ~에 관한 arthr/o = joint 관절	as a type of joint in which the bones are joined 관절융합에 관한
symmetry	[**sim**-eh-tree]	-metry = process of measuring	being similar in measurement on opposite side 대칭

비슷하거나 반대 의미를 갖는 접두사
Prefixes with Similar or Opposite Meaning

비슷한 의미의 접두사

• ante-, pre-, pro-	before ~전에
• anti-, contra-	against ~에 대항하여
• circum-, peri-	around ~의 주위
• dys-, mal-	bad 나쁜, 고장난
• e-, ex-, extra-	outside 밖으로
• endo-, intra	within 안에
• epi-, hyper-, supra-	above ~의 위에
• hypo-, infra-, sub-	below ~의 아래

반대 의미의 접두사

ab-	away from ~에서 떨어져서
ad-	toward ~을 향하여
ante-, pre-, pro-	before ~전에
post-	after ~후에
ecto-, ex-, extra-	outside 밖에
endo-, in-, intra-	within, inward 안에
hyper-, supra-, epi-, ultra	above 위에
hypo-, infra-, sub-	below 아래에
tachy-	fast 빠른
brady-	slow 느린
hyper-	excessive 과도한
hypo-	deficient 부족한
macro-	large 큰
micro-	small 작은
ana-	apart 떨어져서
syn-	together, with, joined 함께

연습문제 Exercises

1. 다음 접두사들의 뜻을 적고 어근이나 접미사를 붙여 용어를 완성하시오.

접두사	뜻	용어
① a-	~가 아닌, ~가 없는	apathy, aseptic
② an-	~가 아닌, ~가 없는	analgesic, anemia
③ ab-	~에서 떨어진	abduction, abnormal
④ anti-	~에 반대의, 대항하는	antibody, antibiotic
⑤ ante-	~의 앞, ~에 선행하는	antenatal, antepartum, anterior
⑥ bi-	두 개의	binary, bilateral
⑦ brady-	느린	bradycardia
⑧ dys-	나쁜, 어려운, 비정상의	dysplasia, dysfuction
⑨ endo-	안의	endoscope, endocrinology
⑩ epi-	~위쪽의, ~바깥의	epigastric, epidermis
⑪ exo-	바깥의	exoskeleton, exocytosis
⑫ extra-	바깥의, 이외의	extraocular, extracellular
⑬ hyper-	과도한	hyperplasia, hypertension
⑭ intra-	~안쪽의	intracranial, intravenous
⑮ mal-	나쁜	malaise, malnutrition
⑯ meta-	변화한, ~을 넘어선	metastasis, metamorphosis
⑰ micro-	작은	microscope, microbiology
⑱ neo-	새로운	neoplasm, neonatal
⑲ para-	~의 곁에, 가까이, 비정상의	paranasal, paraphilia, paraplegia
⑳ poly-	여러 개의	polyadenoma, polymyositis
㉑ post-	~뒤의	postmortem, posterior
㉒ pre-	~앞의	prenatal, prematurity
㉓ quadri-	네 개의	quadrilateral, quadriceps
㉔ re-	다시, 이전으로	relapse, reconstruction
㉕ supra-	~보다 위의	suprarenal, supraorbital
㉖ syn-	함께 하는	synarthrosis, synesthesia
㉗ tachy-	빠른	tachycardia, tachypnea
㉘ ultra	~을 넘어	ultrasonography

2. 다음 접두사와 반대가 되는 접두사는?

① ad- ab-

② post- ante-, pre-

③ endo- ex-, ecto-

④ hypo- hyper-, supra-

⑤ brady- tachy-

⑥ micro- macro-

⑦ syn- ana-

3. 다음 접두사와 비슷한 접두사는?

① anti- contra-

② circum- peri-

③ dys- mal-

④ endo- intra-

⑤ epi- supra-

⑥ infra- sub-

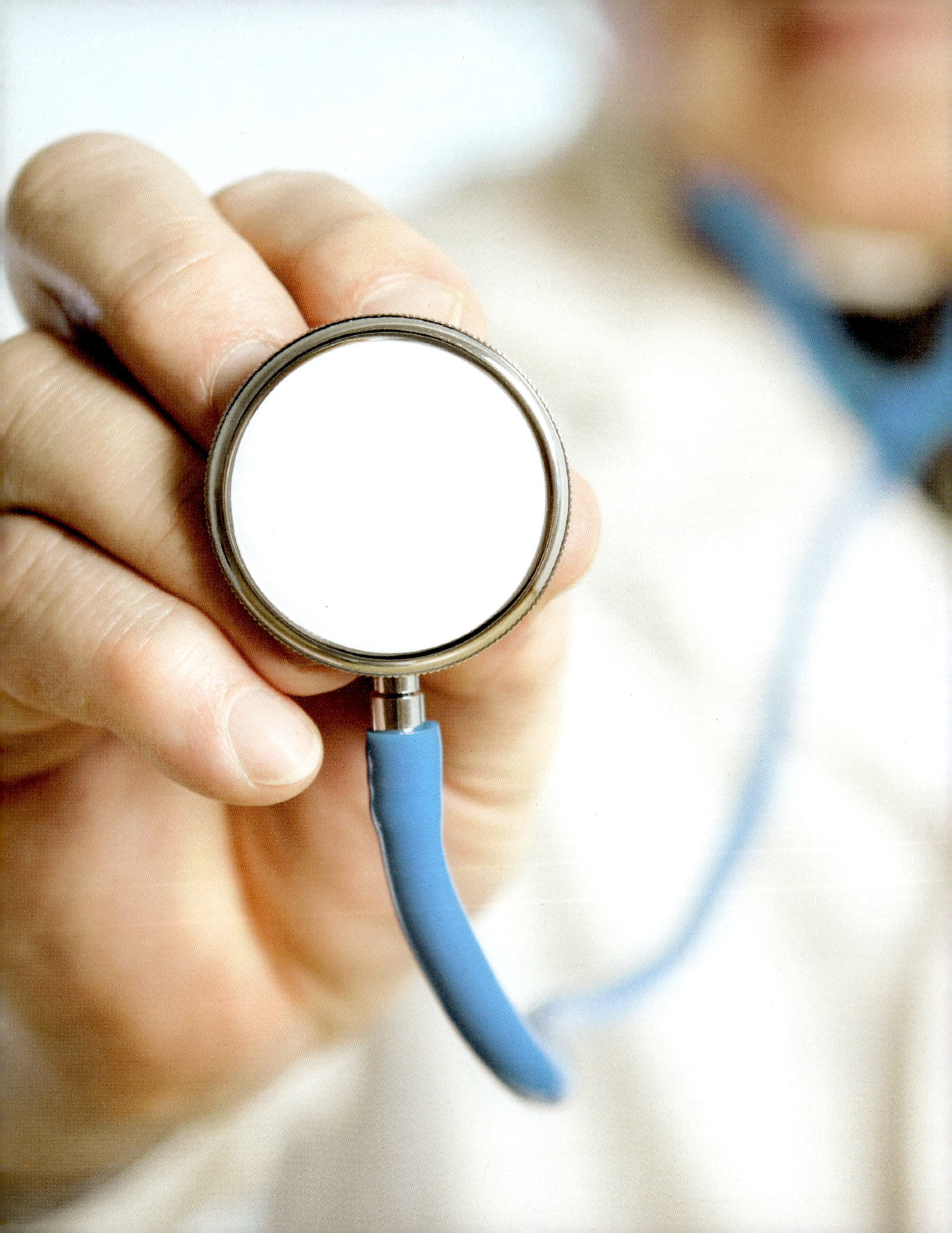

Body Organization

Chapter 5

인체의 구성

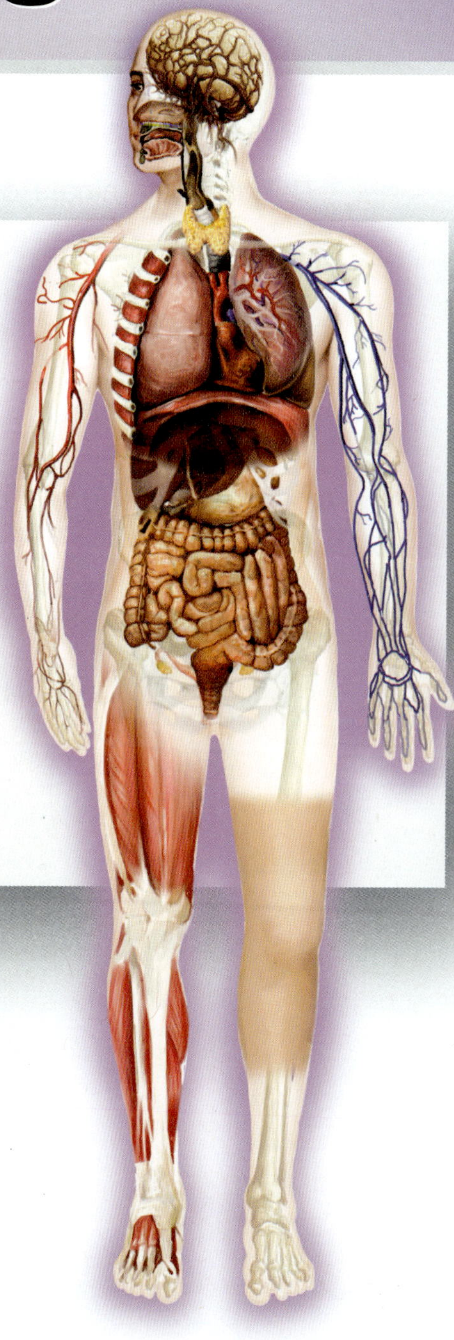

구성 Compostion

- 들어가기
- 인체 내에 존재하는 공간에 관한 용어
- 인체의 방향 및 움직임에 관한 용어
- 주요 용어 분석과 의미
- 약어
- 연습문제

학습목표

- 해부학적 자세를 정의할 수 있다.
- 인체에 존재하는 공간과 각 기관의 명칭을 안다.
- 방향, 배골반 부위, 사분역을 표시하는 용어를 정확하게 정의한다.
- 인체에 존재하는 공간과 배골반 부위, 사분역의 위치를 정확히 파악한다.
- 의학용어를 분석하고 정의하며, 정확한 철자와 발음을 숙지한다.
- 인체 구조를 표시하는 약어를 정의한다.

들어가기 Prolog

해부학적 자세 Anatomical Position

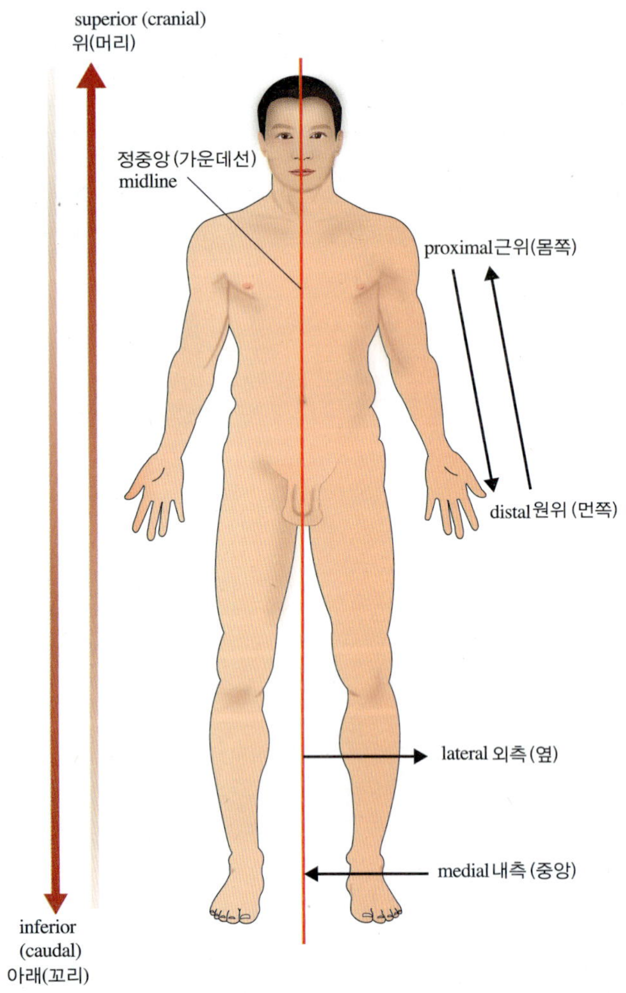

그림 5-1 해부학적 자세

동쪽이나 서쪽으로 지구의 방향을 지시하듯이, 인체에서도 방향을 정확하게 지시해 줄 수 있는 용어가 필요하다. 그러나 사람은 서 있거나, 누워 있거나, 앉아 있는 등 다양한 자세를 취할 수 있기 때문에 인체의 방향을 지시하는 용어를 정의하기란 쉽지 않다. 이러한 문제점을 해결하기 위해 해부학적 자세(anatomical position)라는 개념이 개발되었다(그림 5-1).

해부학적 자세란 똑바로 서 있는 자세로, 팔은 몸 양쪽에 두고, 머리와 손바닥 및 발이 앞쪽을 향하고 있는 상태이다. 인체의 위치를 표시할 때는 반드시 이 해부학적 자세를 기초로 하여 정의하며, 인체의 방향을 표시할 때 역시 해부학적 자세를 기준으로 설명한다.

Memory key

- 해부학적 자세란 자연스럽게 서 있는 자세에서 손바닥을 정면으로 향하고 있는 자세이다.

인체 내에 존재하는 공간에 관한 용어
Terms for Cavities in the Body

인체에 존재하는 공간은 크게 등쪽 공간(dorsal cavity)과 배쪽 공간(ventral cavity)으로 나눌 수 있다. 이들은 다시 작은 여러 개의 공간으로 나뉜다.

등쪽 공간은 두개강(cranial cavity)과 척수강(spinal cavity)으로 나눌 수 있는데 두개강에는 뇌(brain)가 존재하며, 척수강에는 척수(spinal cord)가 존재한다.

배쪽 공간은 흉강(thoracic cavity), 복강(abdominal cavity), 골반강(pelvic cavity)으로 나눌 수 있다.

횡격막(가로막, diaphragm)은 대표적인 호흡근으로 흉강과 복강을 나누는 기준이 되는 막이다. 흉강에는 심장(heart), 폐(lungs), 대동맥(aorta), 기관지(trachea), 식도(esophagus)가 들어있다. 복강에는 위(stomach), 대장(large intestine), 소장(small intestines), 췌장(pancreas), 담낭(gallbladder), 간(liver) 등의 여러 개의 소화기관뿐만 아니라, 비장(spleen), 신장(kidney), 요관(ureter) 등도 존재한다.

골반강에는 생식기관과 비뇨기관(신장과 요관 제외)이 존재한다. 골반강과 복강을 합쳐서 복부골반강(abdominopelvic cavity)이라고 부르기도 한다(그림 5-2).

Memory key

- 인체의 주 공간은 등쪽 공간(배측체강)과 배쪽 공간(복측체강)으로 나눈다.
- 등쪽 공간은 두개강과 척수강으로 나눈다.
- 배쪽 공간은 흉강, 복강, 골반강으로 나눈다.

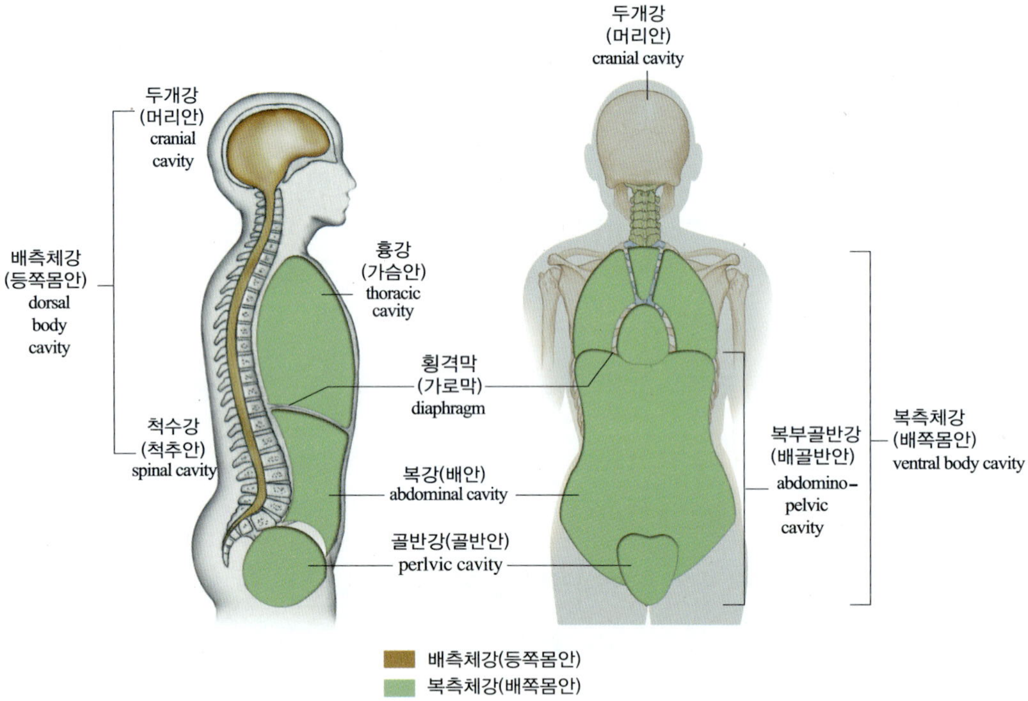

그림 5-2 체강(body cavity)의 구분

체 강 Cavities

체강(body cavity)은 내부장기(internal viscera)를 포함하고 있는 인체의 빈 공간이다.

Dorsal cavity 배측체강(등쪽몸안)

- Cranial cavity 두개강

  두개강은 머리뼈 속의 공간으로 뇌가 들어가는 공간이다.

- Spinal cavity 척수강

  척수강은 척추뼈 속의 공간으로 척수가 들어가는 공간이다.

Ventral cavity 복측체강(배쪽몸안)

- Thoracic cavity 흉강

  흉강은 가슴 등뼈, 가슴뼈, 갈비뼈와 갈비사이근육에 의해 형성된 흉곽의 공간이다.

• Abdominal cavity 복강

복강은 배벽으로 둘러싸여 있는 배 안의 공간이다.

• Pelvic cavity 골반강

골반강은 골반벽으로 둘러싸인 공간이다.

표 5-1 체강의 주요 내부기관

체 강	Body cavity	기 관
두개강	Cranial cavity	뇌(brain), 뇌하수체(pituitary gland)
흉 강	Thoracic cavity	폐(lung), 심장(heart), 식도(esophagus), 기관(trachea), 기관지(bronchus), 흉선(가슴샘, thymus gland), 대동맥(aorta)
복 강	Abdominal cavity	위(stomach), 소장(small intestine), 대장(large intestine), 비장(spleen), 간(liver), 담낭(쓸개, gallbladder), 췌장(이자, pancreas), 신장(콩팥, kidney), 요관(ureter)
골반강	Pelvic cavity	방광(urinary bladder), 요도(urethra), 요관(ureter), 자궁(uterus), 질(vagina)
척수강	Spinal cavity	척수신경(spinal nerve)

배골반 부위와 사분역 Abdominopelvic Regions and Quadrants

인체의 복부골반 부위는 복부골반강에 있는 기관의 위치를 나타내기 위해서 9개의 부위(9분할)와 사분역(quadrants)으로 나눈다.

사분역은 다음과 같다(그림 5-3).

• Right upper quadrant (RUQ) 오른쪽 위 사분역

간(오른쪽엽), 담낭, 췌장 일부분, 소장과 대장의 일부분이 포함된다.

• Left upper quadrant (LUQ) 왼쪽 위 사분역

간(왼쪽엽), 위, 비장, 췌장 일부분, 소장과 대장의 일부분이 포함된다.

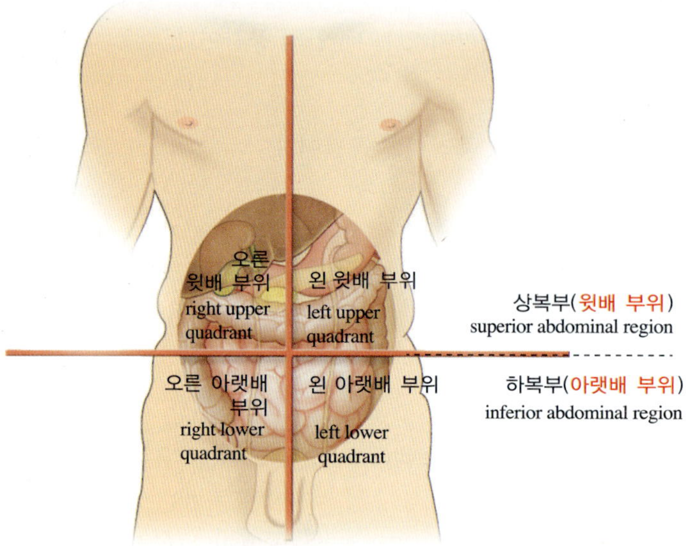

그림 5-3 복부골반의 사분역

• Right lower quadrant (RLQ) 오른쪽 아래 사분역

소장과 대장의 일부분, 오른쪽 난관과 난소, 맹장(막창자), 오른쪽 요관이 포함된다.

• Left lower quadrant (LLQ) 왼쪽 아래 사분역

소장과 대장의 일부분, 왼쪽 난관과 난소, 왼쪽 요관이 포함된다.

그림 5-4는 복부골반의 각 부위를 표시하고 있다.

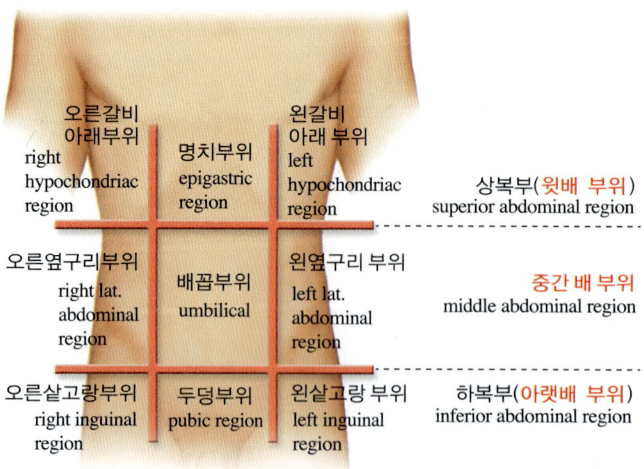

그림 5-4 복부골반의 9분할

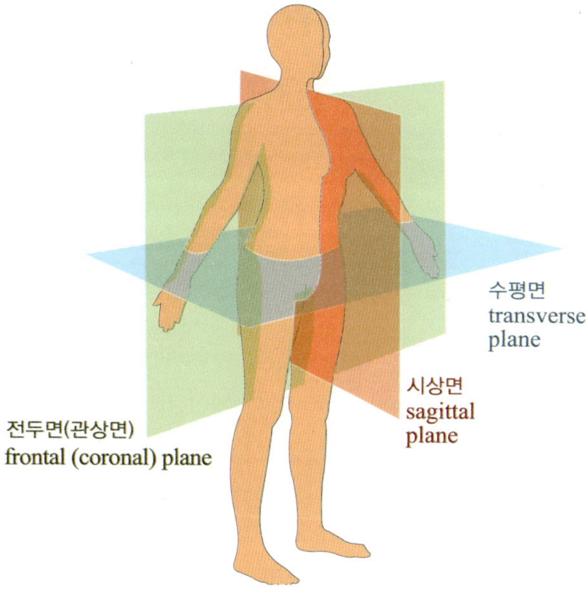

그림 5-5 인체의 면

해부학적 인체의 면 Anatomical Planes

인체의 부위와 구조를 명료하게 표시하고, 통일되게 기술하기 위한 표준자세를 해부학적 자세(anatomical position)라 한다(그림 5-1). 인체의 면은 해부학적 자세에서 인체를 분할할 수 있는 전두면(frontal plane), 시상면(sagittal plane), 수평면(transverse plane)이 있다(그림 5-5).

Frontal plane 전두면

인체 혹은 장기의 앞, 뒤를 나누는 면을 말한다. 머리뼈의 관상봉합(coronal suture)을 지나므로 관상면(coronal plane)이라고도 한다.

Sagittal plane 시상면

정중면에 평행되는 면이다. 정중면(median plane)이란 왼쪽 · 오른쪽을 대칭으로 나누는 면이다. 인체 또는 기관을 왼쪽 · 오른쪽 대칭으로 정확히 이등분하는 면을 정중시상면(midsagittal plane)이라고 한다.

Transverse plane 수평면

땅과 수평이 되게 나누는 면으로 수평면(horizontal plane)이라고 한다. 인체나 구조를 위와 아래 부위로 나누므로 가로절단면(cross-sectional plane)이라고도 한다.

인체의 방향 및 움직임에 관한 용어
Terms for Direction and Motion of the Body

방향을 나타내는 용어 (Directional Term)	의 미(Meaning)	예(Example)
central 중추의	중심에 관한	뇌는 중추신경계에 속한다.
peripheral 말초의	중심에서 먼	말초신경은 뇌와 척수에서 분지된 것이다. 말초혈관은 사지(팔다리, extremity)에 있다.
superior or cranial 위(머리)쪽	위(머리 쪽을 향하여)	뇌신경(cranial nerves)은 머리에서 시작된다.
inferior or caudal 아래(꼬리)쪽	아래의(몸에서 아래쪽이나 꼬리 쪽을 향하여)	꼬리마취(caudal anesthesia)는 척추뼈 아래에 마취제를 주사하여 마취시킨다.
anterior or ventral 앞(배)쪽	몸의 앞면 배쪽	흉강(가슴안, thoracic cavity)은 척수강(척수안, spinal cavity) 앞쪽에 있다.
posterior or dorsal 뒤쪽	등쪽	척수강은 흉강 뒤쪽에 있다.
medial 내측(안쪽)	정중선(midline) 방향으로(정중선은 무게중심을 지나는 가상의 선으로 머리와 발을 연결한 선이다)	엄지발가락은 새끼발가락보다 안쪽에 있다.
lateral 외측(바깥쪽)	정중선에서 먼 쪽으로	새끼발가락은 엄지발가락보다 바깥쪽에 있다.
proximal 근위(몸쪽)	몸통과 가까운 지점에 부착(팔과 다리를 지시하는 용어에서 주로 사용된다) 기시점(origin)에 가까운(소화기계에서 입을 기준으로 방향을 나타낼 때 주로 사용된다)	팔꿉(팔꿈치, elbow)은 손목보다 몸쪽에 있고, 손목은 손가락보다 몸쪽에 있다. 위는 소장보다 몸쪽에 있다.
distal 원위(먼쪽, 말단)	접합부위에서 말리 떨어진 (기시점에서 가장 먼)	무릎(knee)은 엉덩이(hip)보다 먼쪽에 있고, 발목은 무릎보다 먼쪽에 있다.
superficial 표면(얕은)	체표면에서 가까운	피부는 기관보다 얇은 곳에 있다.
deep 심부(깊은)	체표면에서 먼	근육은 피부보다 깊은 곳에 있다.
supine 바로 누운	등을 대고 머리를 위쪽으로 향하여 누워 있는 (손바닥이 앞쪽을 향함)	환자는 바로 누운 자세로 수술을 받고 있다.
prone 엎드린	배를 바닥에 대고, 머리를 아래쪽으로 향하여 누워 있는 (손바닥은 등쪽을 향하게 된다)	환자는 엎드려 누운 상태에서 수술을 받고 있다.
plantar 발바닥쪽의	발의 바닥부분	무사마귀(plantar wart)는 발바닥 위에 있다.
dorsum 발등쪽의	발의 윗부분	발등(dorsum of the foot)은 윗부분이다.

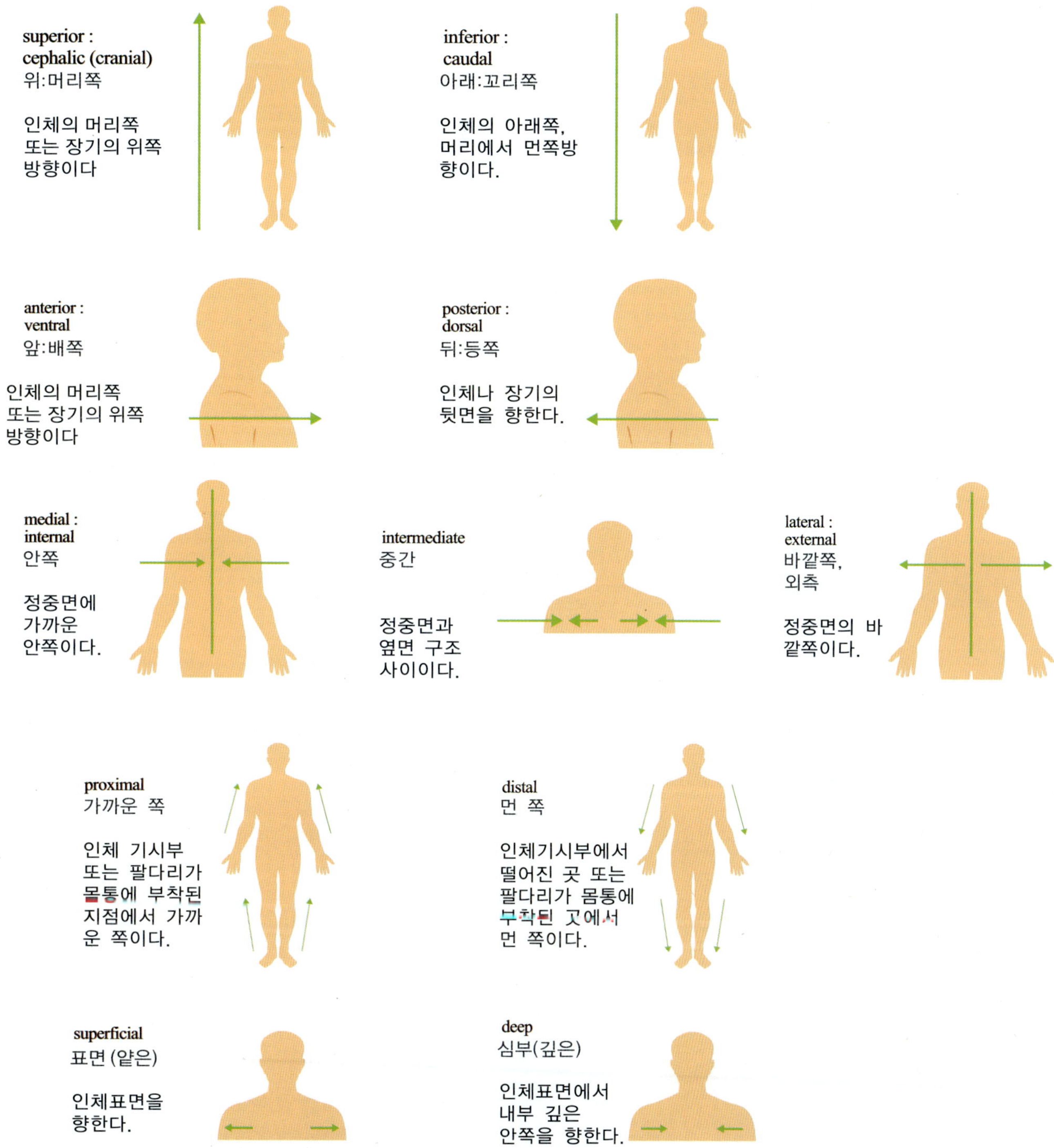

그림 5-6 인체의 방향에 관한 용어

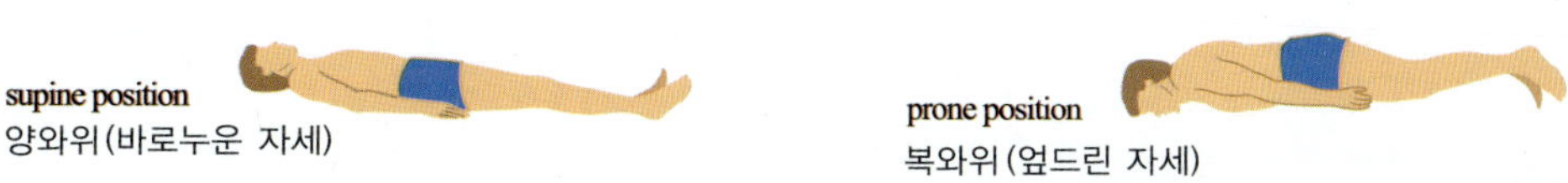

다음은 인체의 움직임을 나타내는 용어에 대한 설명이다(그림 5-7).

굴곡(굽힘) flexion

관절의 가로축(transverse axis)을 중심으로 각을 작게하는 운동이다.

신전(폄) extension

관절의 가로축을 중심으로 각을 넓히는 운동이다

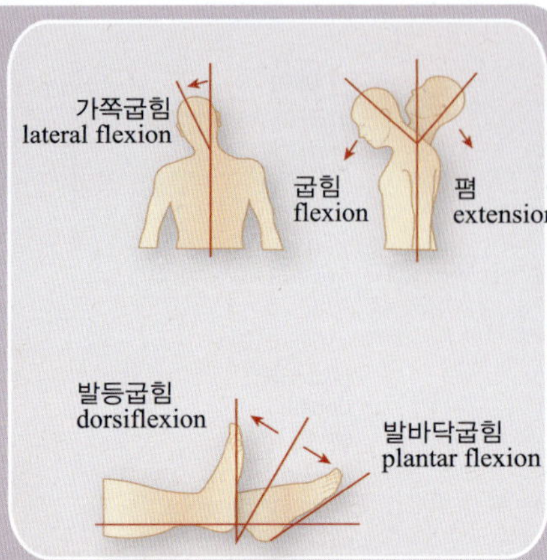

내전(모음) adduction

몸의 정중면(median plane)을 향해 가까워지는 운동이다.

외전(벌림) abduction

몸의 정중면(median plane)을 향해 멀어지는 운동이다.

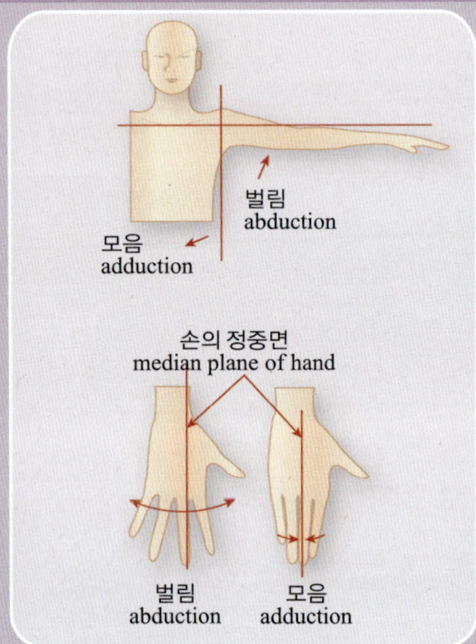

회전(돌림) rotation

관절에서 세로축(longitudinal axis)을 중심으로 돌리는 운동이다.

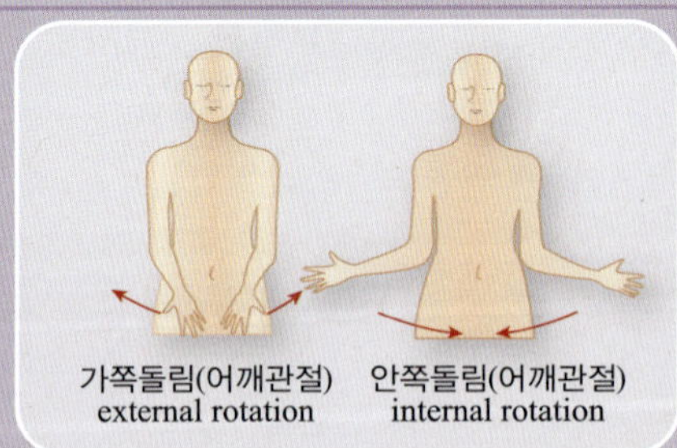

(계속)

그림 5-7 인체의 움직임에 관한 용어

회선(휘돌림) circumduction

몸쪽 관절을 중심으로 일어나는 원뿔 운동이다.

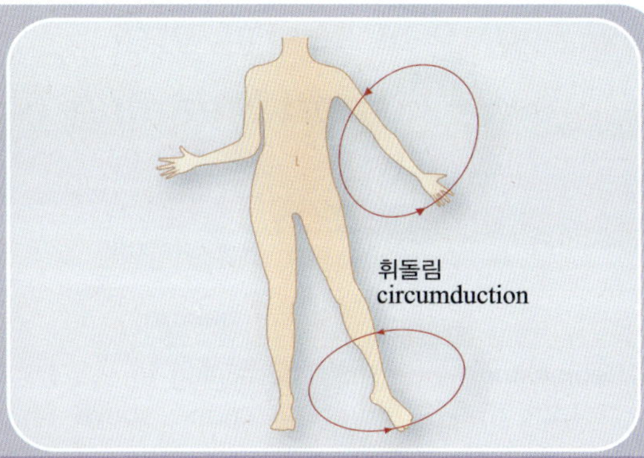

회내(엎침) pronation

아래팔에서 일어나는 안쪽돌림 운동이다.

회외(뒤침) supination

아래팔에서 일어나는 가쪽돌림 운동이다.

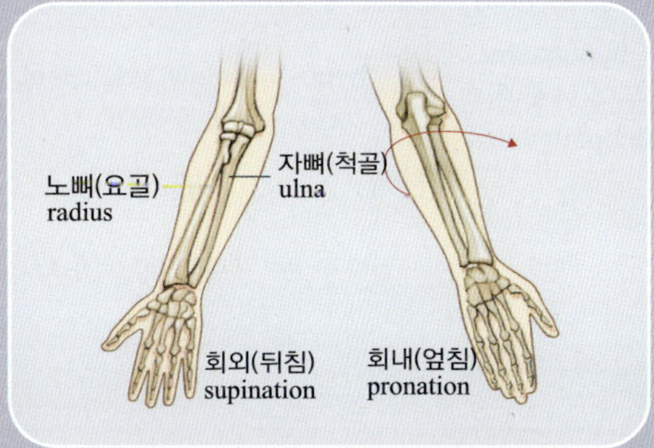

안쪽번짐(내번) inversion

발바닥이 안쪽을 향하는 운동이다.

외번(가쪽번짐) eversion

발바닥이 가쪽을 향하는 운동이다.

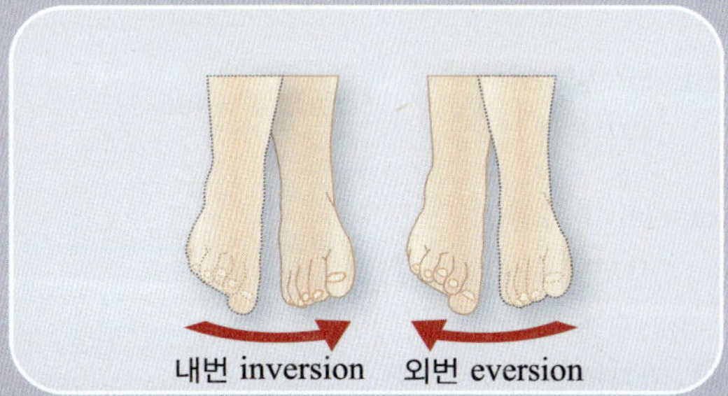

전진(내밈) protraction

턱관절과 어깨관절에서 턱과 어깨가 앞을 향하는 운동이다.

들임(후퇴) retraction

턱관절과 어깨관절에서 턱과 어깨가 뒤를 향하는 운동이다.

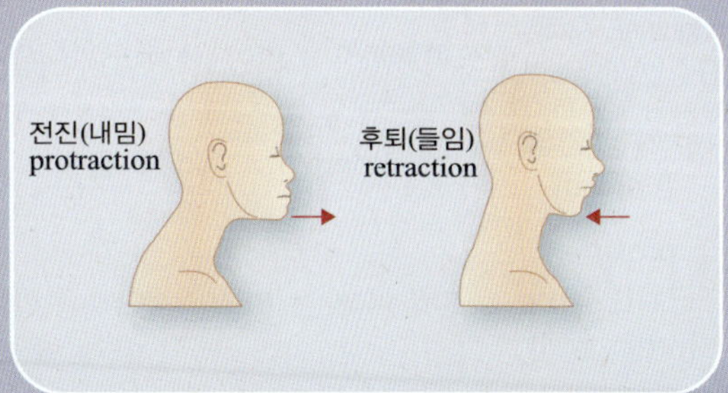

거상(올림) elevation

어깨를 올리는 운동이다.

하제(내림) depression

어깨를 내리는 운동이다.

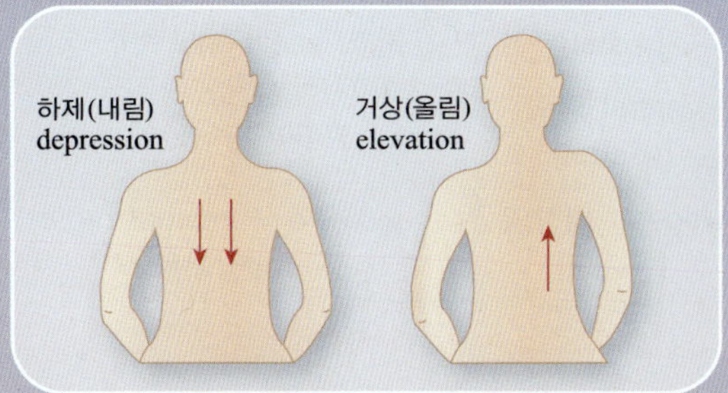

주요 용어 분석과 의미
Analysis and Meaning of key Terms

용어(Term)	용어 분석(Term Analysis)	의미(Meaning)
	gastr/o	stomach 위
epigastric 상복부(명치)의 [èpəgǽstrik]	-ic = pertaining to ~에 관한 epi- = upon ; above 위 -ic = pertaining to ~에 관한	pertaining to upon the stomach 위보다 위의 배 부위와 관련된
hypogastric 두덩(아랫배)의 [hàipougǽstrik]	hypo- = below ; deficient ~아래 부족한	pertaining to below the stomach 위보다 아래의 배 부위와 관련된
	ili/o	Hip 엉덩이
iliac	-ac = pertaining to ~에 관한	pertaining to the hip 엉덩이의

용어(Term)	용어 분석(Term Analysis)	의미(Meaning)
	–al	Pertaining to ~에 관한, ~의
caudal 꼬리의 [kɔ́:dəl]	caud/o = tail 꼬리	pertaining to the tail; toward the tail 꼬리에 관한, 꼬리쪽으로
cranial 머리의 [kréiniəl]	crani/o = skull 머리	pertaining to the skull 머리와 관련된
dorsal 등의 [dɔ́:rsəl]	dors/o = back 등	pertaining to the back 등과 관련된
inguinal, 서혜부 (샅고랑) [íŋgwənəl]	inguin/o = groin 서혜부(샅고랑)	pertaining to the groin 샅고랑의
medial 안의 [mí:diəl]	medi/o = middle 중심	
proximal 근위(몸쪽)의 [prάksəməl]	proxim/o = near ; close 가까운	pertaining to that which is near the point of reference 몸쪽에 가까운
spinal 척수의 [spáinl]	spin/o = spine ; spinal column 척주; backbone 척추 등뼈	pertaining to the spine 척수의
ventral 앞의 [véntrəl]	ventr/o = front 앞	pertaining to the front 앞의
visceral 내장의 [vísərəl]	viscer/o = internal organ 내장기관	pertaining to the internal organs 내장기관의

용어(Term)	용어 분석(Term Analysis)	의미(Meaning)
	−ic	**Pertaining to ~에 관한, ~의**
pelvic 골반의 [pélvik]	pelv/o = pelvic 골반	pertaining to the pelvis 골반의
phrenic 횡격막의 [frénik]	phren/i, phren/o = diaphragm 횡경막	pertaining to the diaphragm 횡격막의
thoracic 흉부의 [θɔːrǽsik]	thorac/o = chest가슴, thorax 흉강	pertaining to the chest 가슴의
	−ior	**Pertaining to ~에 관한, ~의**
anterior 앞의 [æntíəriər]	anter/o = front 앞	인체 또는 기관 앞의
inferior 아래의 [infíəriər]	infer/o = below; downward 아래, 아랫방향	어떤 조직이 다른 조직 아래에 있는
posterior 뒤의 [pɑstíəriər]	poster/o = back	몸 또는 어떤 기관에서 뒤(등)
superior 위의 [səpíəriər]	super/o = above 위, toward the head 머리쪽	어떤 구조 또는 기관에서 위쪽을 향하거나 머리쪽으로

약 어 Abbreviations

약 어	Full Term	의 미
AE	above elbow	팔꿉관절 위
AP	anterior-posterior	앞-뒤쪽 방향
BE	below elbow	팔꿉관절 아래
BK	below knee	무릎관절 아래
LE	lower extremity	다리
LLQ	left lower quadrant	왼 아랫배 부위
Lt.	left	왼쪽
LUQ	left upper quadrant	왼 윗배 부위
PA	posterior-anterior	뒤-앞쪽 방향
Post-op	after surgery (operation)	수술 후
Pre-op	before surgery (operation)	수술 전
RLQ	right lower quadrant	오른 아랫배 부위
RUQ	right upper quadrant	오른 윗배 부위
Rt.	right	오른쪽
UE	upper extremity	팔

연습문제 Exercises

1. 다음 용어와 반대되는 용어를 쓰시오.

① anterior ⬌ posterior

② cranial ⬌ caudal

③ distal ⬌ proximal

④ dorsal ⬌ ventral

⑤ inferior ⬌ superior

⑥ lateral ⬌ medial

⑦ superficial ⬌ deep

⑧ supine ⬌ prone

2. 다음의 약어를 풀어서 쓰시오.

① LLQ (left lower quadrant)

② LUQ (left upper quadrant)

③ RLQ (right lower quadrant)

④ RUQ (right upper quadrant)

3. 다음 그림의 빈칸을 채우시오.

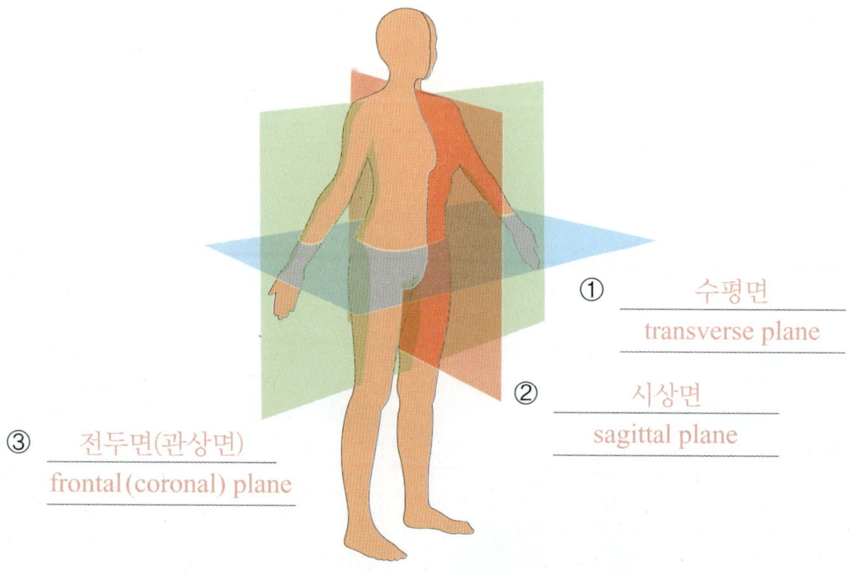

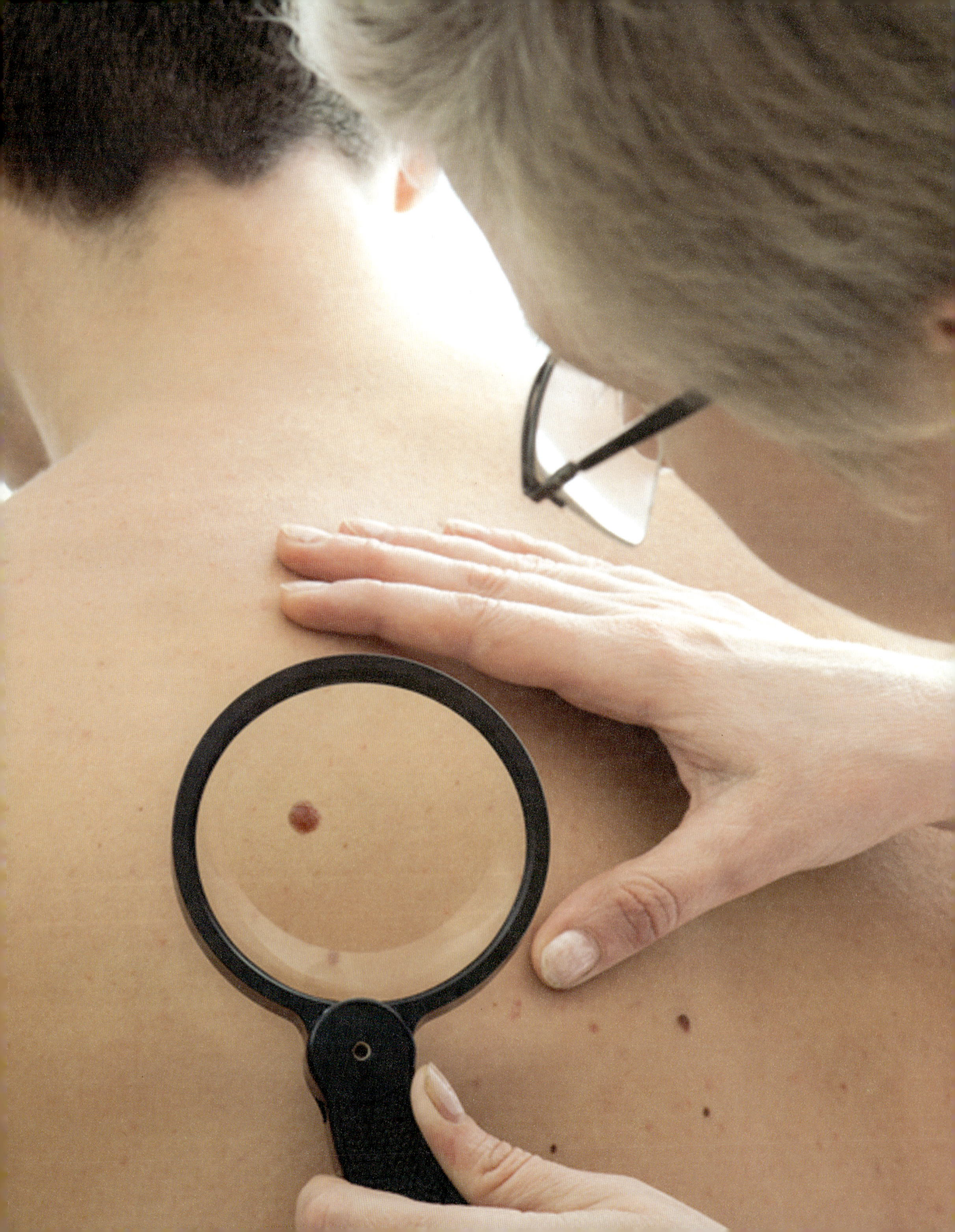

Integumentary System

Chapter 6 피부계

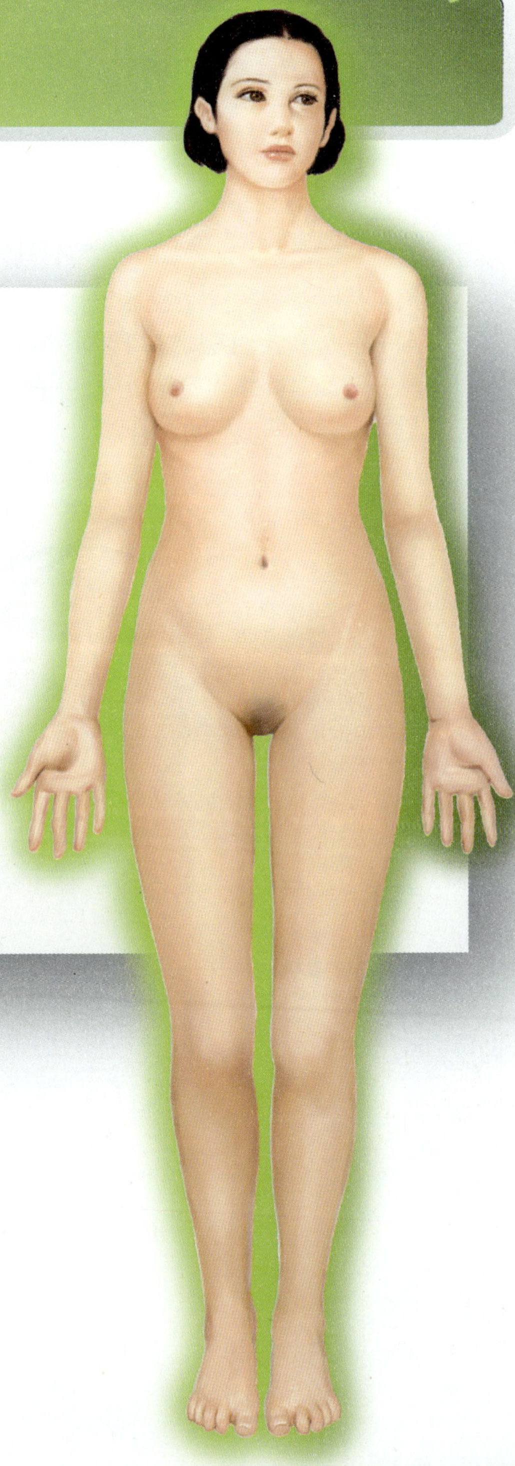

구성 Compostion

- 들어가기
- 해부학적 용어
- 증상과 질병 용어
- 수술과 처치 용어
- 검사와 중재 용어
- 주요 용어 분석과 의미
- 약어
- 연습문제

학습목표

- 피부조직을 구분하고 각 조직의 구성과 기능을 알아본다.
- 피부에 나타나는 증상을 알아본다.
- 피부의 질병별 진단, 진단방법 용어를 알아본다.
- 피부계의 의학용어를 알아보고 철자와 발음을 알아본다.
- 피부계를 표시하는 약어를 정의한다.

들어가기 Prolog

피부는 인체를 덮는 가장 큰 기관으로 표피(epidermis), 진피(dermis)와 그 부속기관들인 모발(hair), 손 · 발톱(nail), 피부샘(skin glands)으로 구성되어 있다.

피부는 신체의 외면을 덮고 있는 하나의 막으로 외부환경요소로부터 신체를 보호해주는 중요한 기관이며 다양한 생리적 기능을 수행하여 내부 장기와 체내 기관을 보호하고 조절하는 역할을 한다. 피부의 총 면적은 2m^{2}에 달하며 피부 두께는 다양하지만 평균적으로 1.5 mm 정도이다.

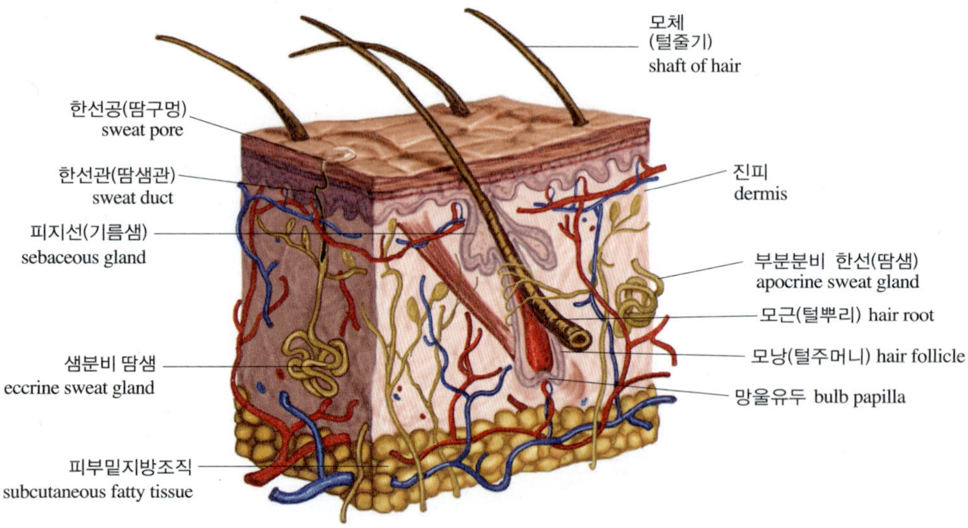

그림 6-1 피부의 구조

해부학적 용어 Anatomical Terms

피부는 무게가 약 4kg에 달하는 우리 몸에서 가장 큰 기관으로 신체보호, 체온조절, 자극전달 등의 기능을 하며, 수분전해질 소실을 막고 통증, 온도, 압력, 촉감 등을 감지할 수 있다.

Memory key

- 피부는 표피와 진피, 피하지방으로 이루어진다.

표피 Epidermis

피부의 가장 표층부에 있는 보호층이며 중층편평상피조직으로 혈관이 없다. 표피층은 밖으로부터 각질층, 투명층, 과립층, 가시층, 기저층으로 분류할 수 있다. 표피층의 세포는 각질형성세포(keratinocyte), 멜라닌세포(melanocyte), 랑게르한스세포(langerhans cell), 메르켈세포(merkel cell)로 구성되어 있다. 기저세포에서 세포분열이 일어나면 표면으로 올라가 각질화되는데, 이는 생체보호작용으로 끊임없이 되풀이된다.

Stratum corneum 각질층

피부 가장 바깥층으로 무핵의 세포층이며, 각질형성세포가 세포분열하여 죽은 세포로 변한 부분으로 지속적으로 벗겨지고 떨어진다.

Stratum lucidum 투명층

각질층 바로 밑에 있는 층으로 생명력이 없는 무핵의 작고 투명한 세포로 구성되어 있다. 투명층은 일반적인 피부 부위에서 식별이 쉽지 않고 손바닥과 발바닥에서 확실히 관찰된다.

Stratum granulosum 과립층

과립층은 눈에 보이는 작은 과립을 세포질에 포함하고 있고 케라틴의 전구물질이 된다.

Stratum spinosum 가시층

여러 층의 세포가 존재하는데 기저층에서 이주한 각질세포들이 중첩되어 있으며 유극층이라고도 한다.

Stratum basale 기저층

표피의 가장 아랫부분이며 어린세포층으로 구성되어 핵을 가진 세포들이 일렬로

밀접하게 정렬되어 있다. 상피세포를 싸고있는 막으로 상피와 사이질의 경계에 있다.

Melanocyte 멜라닌 세포

피부를 구성하는 세포층의 하나로 표피의 기저층에 존재하며 피부색을 결정하는 멜라닌을 생성한다.

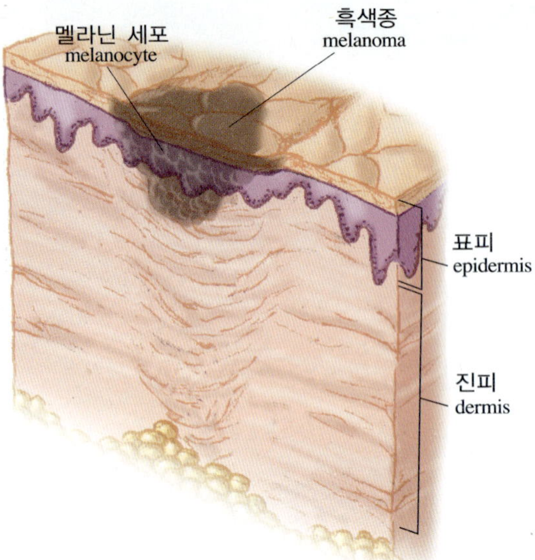

그림 6-2 멜라닌

진피 Dermis

진피는 교원질섬유(collagenous fibers), 탄력섬유(elastic fibers) 두 가지와 대식세포(macrophage), 지방세포(fat cell), 섬유아세포(fibroblast), 비만세포(mast cell) 등으로 구성되어 있다. 혈관, 신경, 땀샘, 피지선, 모낭, 모근, 림프관 등이 분포한다.

Stratum papillarosum 유두층

진피의 표층으로 표피와 접해 있고 전체 진피의 5분의 1에 해당한다. 특히 손과 발바닥에서는 유두가 일정한 배열을 이루고 피부표면에 따라 특수한 무늬를 나타나는데 이를 지문이라고 한다.

Stratum reticularosum 망상층

진피의 심층으로 결합섬유들이 더 치밀하고 규칙적으로 배열되어 있으며 비교적 굵은 망으로 이루어져 있는데 섬유의 주행방향이 피부 표면에 평행하므로 위치에 따라 각기 다른 주름이 생긴다. 이를, 랑거선(Langer' s line)이라고 한다.

Memory key

- 진피층은 모낭, 혈관, 신경, 샘 등을 포함한 결합조직으로 피부를 강화하고 보호하는 섬유모세포, 거대세포, 비만세포, 형질세포로 구성되어 있다.

피하조직 Subcutaneous Tissue

피하지방층은 진피와 근육 사이에 있으며 망상을 이루고 있는 층으로 진피와는 단단하게 결합하고 있다. 이 층에는 풍부한 지방조직이 있는데 신체 부위에 따라 차이가 많고 남성보다는 여성이 더 발달되어 있다. 일반적으로 남녀 모두 복부나 둔부에 잘 발달되어 있다.

피부 부속기관 Skin Appendage

피부 부속기관으로 털, 손톱, 발톱, 선(피지선, 땀샘)이 있다.

Hair 털

표피세포로 구성되어 있는 털은 모낭에서 자라기 시작하여 진피를 뚫고 표피에 나온다. 1차적으로 인체를 보호하는 작용을 하는 모발은 피부가 함몰된 모낭(hair follicle)에서 생성되며 피지선과 입모근(arrector pili muscle)이 연결되어 있다. 털은 모낭에서 자라기 시작하여 오래된 표피세포는 케라틴화 세포로 털줄기를 형성한다. 털은 피부 표면에 나와있는 모체(hair shaft), 피부 속에 박혀있는 모근(hair root), 모낭구(털망울, hair bulb)로 구성되어 있다.

모낭구는 모낭(hair follicle) 내에 있는 뿌리의 기저부분으로 진피(dermis)의 혈관에서 영양을 공급받는다.

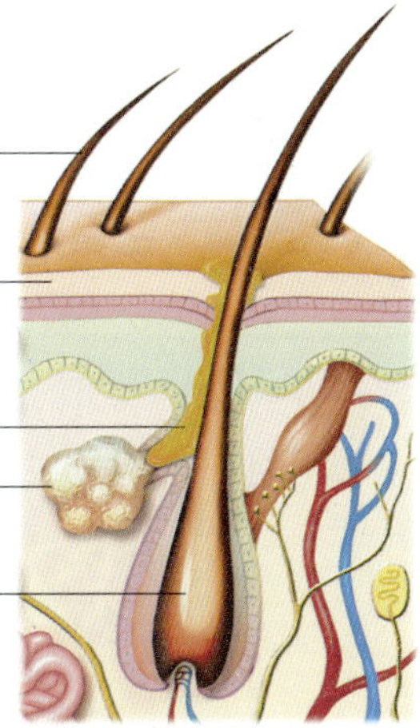

그림 6-3 털

Nails 손 · 발톱

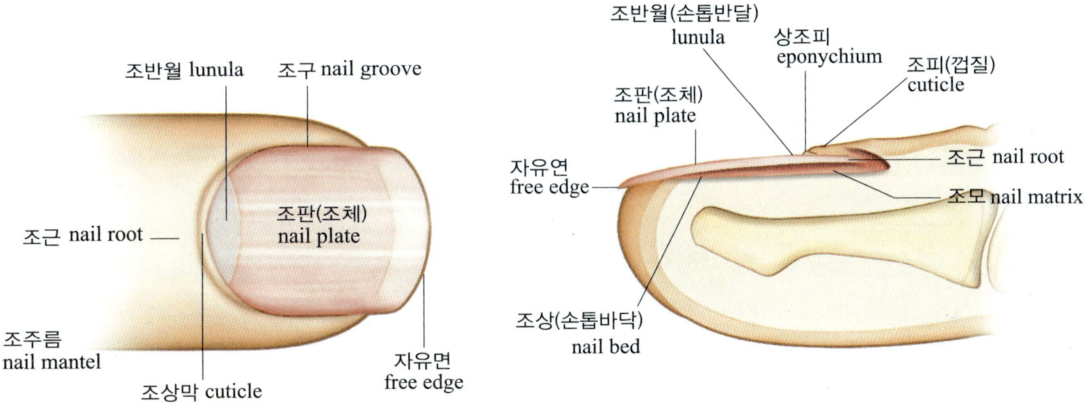

그림 6-4 손톱, 발톱의 구조

손 · 발톱(nails)은 표피가 각질화 되어 형성된 각질판이며 케라틴으로 구성되어 있다. 새 세포는 조반월(lunula)에서 형성되어 점차 손끝으로 자라나는 과정을 거치게 된다. 손톱 뿌리의 세포 분열에 의해 자라나며 대략 1주일에 1mm의 성장을 보인다.

Glands 선

피부에 존재하는 선은 피부의 건강이나 기능을 유지하는 데 중요한 역할을 담당한다. 피부의 선은 관을 통해서 직접 외부로 분비하며 피부를 유연하게 만들 뿐만 아니라 방수기능도 담당한다. 피지선(기름샘, sebaceous gland)과 한선(땀샘, sweat gland)이 있다.

Sebaceous glands 피지선

피지선은 모발의 줄기로 피지(sebum)를 분비하는 전분비선(holocrine gland)이다. 지질이 대부분인 피지는 모발 줄기로부터 피부 표면으로 퍼져 피부 각질층에 윤활작용과 방수작용을 하며 모발의 윤택을 도와준다.

> ***Memory key***
> - 피지선은 피지를 형성하여 피부와 머리털을 윤택하게 해 준다.

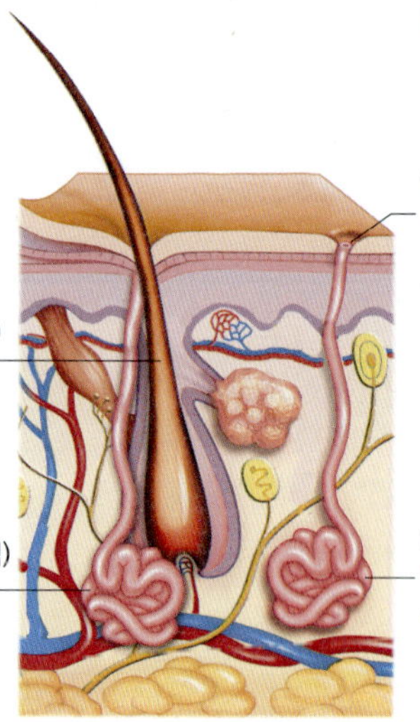

그림 6-5 한선(땀샘)

Sebum 피지

피지선에서 분비되는 반유동성 기름으로 피부와 털 표면에 지방막을 형성하여 피부와 머리털을 부드럽게 유지한다.

Sweat glands 한선

한선(땀샘)은 신피 혹은 피하조직에 분포하는데, 피부 표면으로 땀을 분비하여 증발시킴으로써 체온을 내려주는 역할 및 불순눌을 배출하는 역할을 하며, 신체 거의 모든 표면에 분포한 에크린선과 모낭 상부로 열린 아포크린선으로 나뉜다.

Sweat 땀

땀은 짠맛이 있고 pH는 4.5~7.5이며 알부민, 물, 염화나트륨 요소 및 그 외 화합물을 함유한다. 땀은 신체의 체온조절의 중요 요소로 교감신경의 지배를 받아 체온이 올라갈 때마다 분비된다.

> ***Memory key***
> - 한선(땀샘)은 진피 또는 피하지방에 분포하며, 신체 거의 모든 표면에 분포하는 에크린한선과 아포크린선으로 나뉜다.

Eccrine sweat glands 에크린한선

일반적으로 말하는 땀을 분비하는 샘으로 전신에 걸쳐 분포되어 있다. 특히 이마, 등, 손바닥, 발바닥, 겨드랑이, 서혜부, 코 부위에 많이 분포되어 있다.

Apocrine glands 아포크린선

에크린선에 비해 몇 배 크며 모낭의 윗부분과 연결되어 모낭으로 분비한다. 주로 겨드랑이, 음부, 유두, 외이로 등으로 분비되며 성, 인종, 개인을 결정하는 독특한 향을 내는 물질을 함유하여 체취선이라고 한다. 또한 pH 5.5~6.5로 단백질 함유량이 많아 주위 세균에 의해 악취를 발생한다.

Ceruminous glands 이도선

이도선(귀지샘)은 외이도에서만 볼 수 있는 특수한 선으로 귀 안이 감염되지 않도록 귀지(cerumen)를 분비한다.

증상과 질병 용어 Terms for Symptoms and Diseases

Papule 구진

피부 표면에 1cm 미만으로 약간 융기되어 주위 피부보다 밝으며 크기나 형태에 따라 두드러기, 알레르기 증상, 여드름 초기 증상으로 나타난다.

Erythema 홍반

표재성 모세혈관의 확장과 유혈의 결과로 피부나 점막에 생기는 여러 가지 모양의 적색반점으로 홍역, 성홍열에서 볼 수 있다.

Eruption 발진

피부 병변에 빠르게 형성되는 바이러스성 질환으로 약물작용에 의한 발진 시 특징적으로 발적이나 융기가 나타난다.

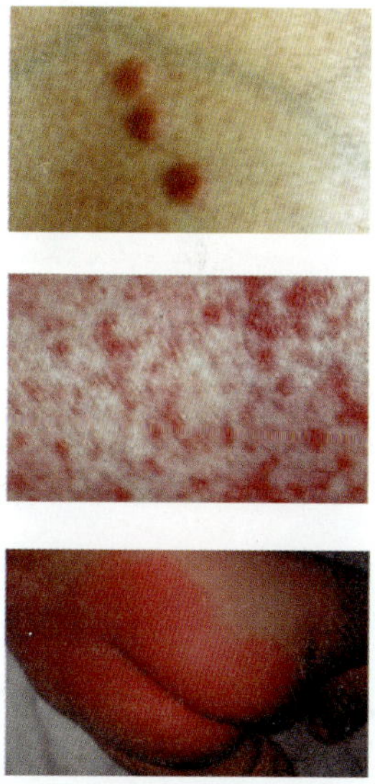

그림 6-6(a) 피부질병

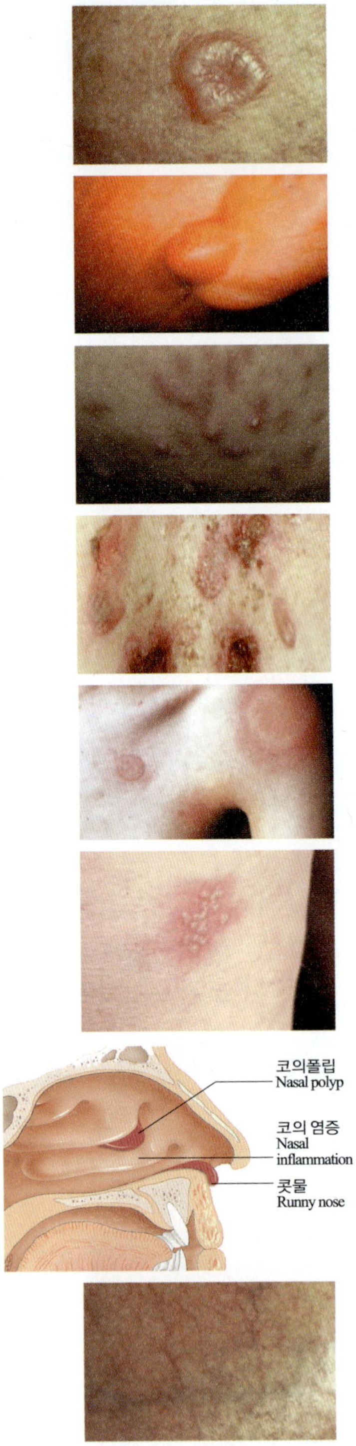

그림 6-6(b) 피부질병

Nodule 결절

구진과 같은 형태이나 더 크고 깊으며 구진과 종양 사이의 중간 형태로 작은 원형 덩어리로 단단하게 만져지는 융기이다. 구진과 달리 표피뿐 아니라 진피, 피하지방층까지 침범한다.

Cyst 낭종

정상 또는 비정상적 피복 상피로, 액체나 반고형물질을 포함한 주머니로 되어 있으며 표면에 융기되어 있고, 표피, 진피, 피하지방층까지 침범한다.

Pustule 농포

표피 내 백색, 황색, 녹황색의 출혈성 화농성 액체를 함유한 작고 원형의 융기된 피부상태로, 농포가 장기화 되고 화농현상이 피부 진피조직까지 침투하면 농양이 형성되며 완치 후에도 흔적이 남게 된다.

Erosion 미란(짓무름)

표면의 점진적 파괴와 함께 습윤한 선홍색을 띠는 피부손실 상태이다.

Wheal 두드러기

크기가 다양하며 편평한 융기로 부풀어 오른 부종성 발진으로 소양증이 함께 나타나는 발진이다.

Vesicle 소수포, 소낭

투명한 액체를 함유하는 작고 얇은 벽으로, 국한성의 융기된 직경 1 cm 미만을 소수포라 하고 직경 1 cm 이상은 대수포라고 하며 진피와 표피의 경계부에 존재한다.

Polyp 폴립

주변의 점막보다 돌출된 결절 혹은 종괴를 말하며 주로 점막상태에서 발생한 경우이다.

Atrophy 위축

진피의 퇴행성 변화에 의해 피부가 얇아지는 현상으로 피부가 탄력을 잃고 주름이 생겨 노화피부를 형성한다.

Crust 가피

혈청과 농, 혈액이 피부 표면에서 건조해져서 형성된 딱딱한 고형물 또는 건조된 덩어리이다.

Scleroderma 피부경화증

만성적으로 피부질환이 진행되어 피부가 두꺼워지고 딱딱해지는 증세이다.

Scale 인설(비늘)

눈에 보이게 체표면상의 각질 세포가 가루 모양으로 떨어져 나가거나 각질세포가 서로 엉겨붙어 비늘 모양의 덩어리가 되어 떨어져 나간다.

Abrasion 찰과상

기계적 외상, 지속적인 마찰, 긁힘 등으로 인해 피부 표면의 일부가 벗겨진 상태이다.

Fissure 열구(틈새)

질병이나 외상에 의해 피부의 탄력성이 없어져 표피가 선상으로 갈라진 상태로 건조 또는 습한 상태에서 잘 생긴다. 입술 가장자리에 생기는 구순염이나 무좀에서 나타난다.

Purpura 자반, 자색반

조직 내의 출혈이 특징적이며 피부 표피를 통해 자홍색 혹은 적갈색 반점이 나타난다. 피부나 점막의 출혈로 인해 적혈구가 유출되어 생기는 증상이다.

Petechia 점상출혈

피부 내 또는 점막하에 출혈로 인해 생기는 자적색의 작은 출혈로 크기는 매우 다양하며 표면이 발적되어 있다.

Ulcer 궤양

염증성 진행으로, 피부의 표면이 괴사되어 표피와 진피에 결손이 발생하여 피부나 점막이 둥글거나 불규칙적으로 분화구 비슷하게 패이며, 손실된 부위로 통증을 동반한다.

Keloid 켈로이드

상처가 치유되면서 피부의 결합조직인 진피의 교원질이 과다생성되어 단단하게 융기한 흉터덩어리이다. 발생 원인에는 환자가 가진 내적 요인이 중시되고 있다.

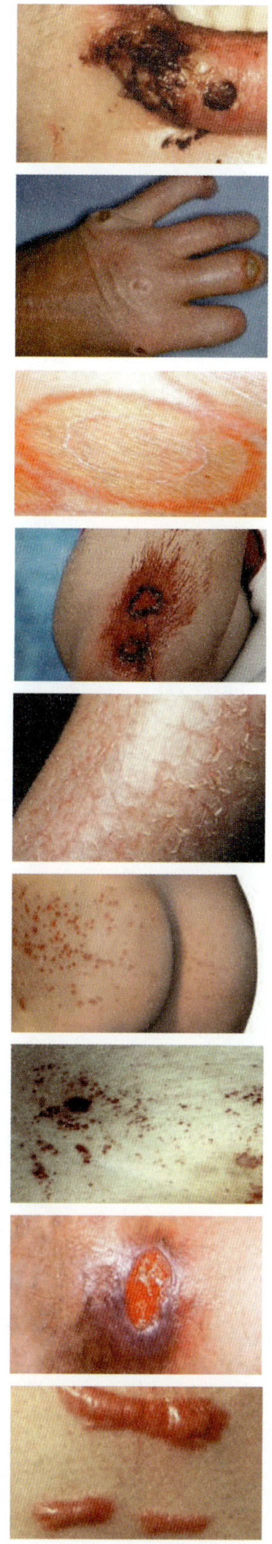

그림 6-6(c) 피부질병

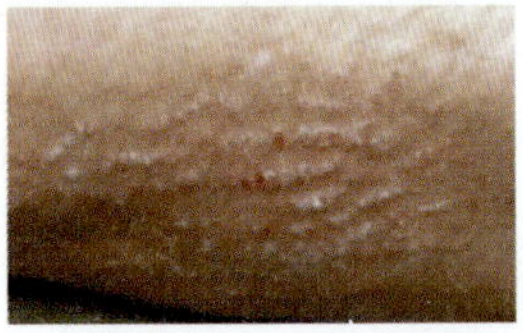

Lichenification 태선화

표피 전체와 진피의 일부가 건조화되어 가죽처럼 두꺼워지고 유연성이 없어짐으로써 딱딱해지며 피부 주름이 뚜렷해지는 상태이다. 만성 소양성 질환의 피부에 흔히 나타난다.

Hyperkeratosis 과다각화증

피부 각질층의 과잉증식으로, 비타민 A의 결핍이나 과다한 물리적 자극으로 각질층이 비대해지는 증상이다.

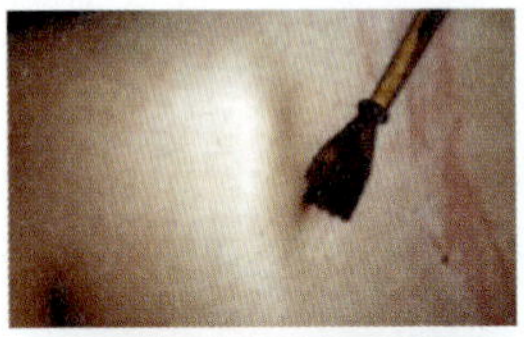

Itch 소양증(가려움증)

피부를 긁거나 문지르고 싶은 충동이 생기는 증상이다. 외부의 다양한 자극에 의해 피부신경에서 인지되는 감각이다.

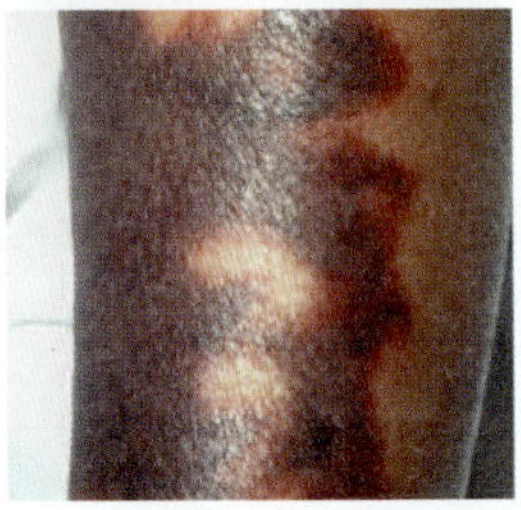

Ecchymosis 반상출혈

하부혈관에 의한 손상 또는 혈관벽이 약화되어 피하나 점막에 혈액이 스며나와 생기며, 둥글거나 일정한 형태없이 청색 혹은 자색으로 나타난다. 지름이 3 mm 이상으로 점상출혈보다 큰 반점으로 나타나는 출혈이다.

Pruritus 피부염증(소양감)

피부를 긁거나 문지르고 싶은 충동이 생기는 가려움증이 동반된다. 각종 피부염의 증상으로 나타난다.

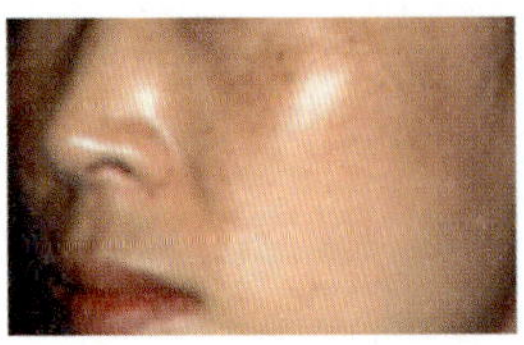

그림 6-6(d) 피부질병

Chloasma 기미

검은색 또는 갈색으로 앞이마, 뺨, 코에 착색되며, 임신 또는 경구피임제를 복용하는 사람에게서 흔히 볼 수 있다.

Melanoderma 흑피증

멜라닌세포의 활동 증가로 멜라닌의 양이 증가되어 색소반을 생성하는 증상이다.

Leukoderma 백피증

몇 가지 특수한(후천적) 원인에 의해 피부 색소가 손실되어 멜라닌색소가 국소적으로 소실되는 증상이다.

Hyperhidrosis 다한증

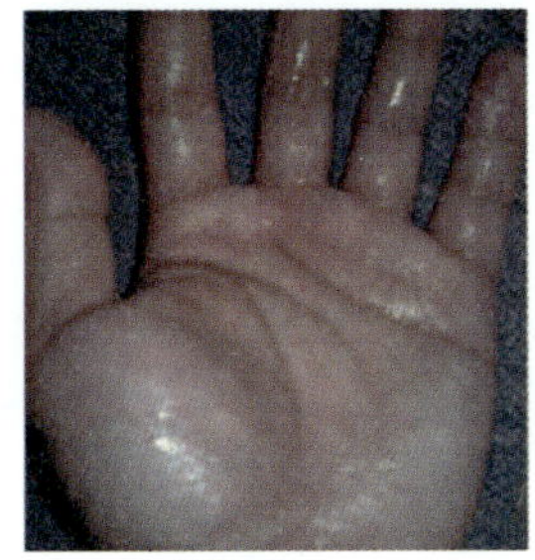

보통 이상으로 땀을 흘리는 증세로, 기온이 상승하면 갑상선 기능항진증, 당뇨병, 뇌하수체 기능항진 등의 내분비 장애로 인한 전신성 다한증과 교감신경의 기능장애로 인한 얼굴, 겨드랑이, 외음, 손바닥, 발바닥에 보통 이상으로 땀의 분비가 많은 국소성 다한증이 있다.

Anhidrosis 무한증

발한이 감소하거나 억제된 상태이다.

Bromhidrosis 액취증

아포크린선에서 분비하는 불쾌한 악취를 내는 땀샘의 비정상적 상태로, 피부에 있는 땀을 박테리아가 분해시켜 악취가 발생한다.

Alopecia 탈모증

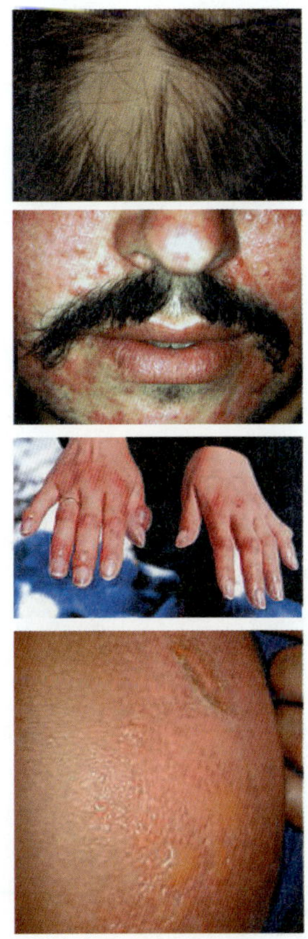

그림 6-6(e) 피부질병

전체적 또는 부분적으로 모발이 부족해지는 상태로, 정상적인 노화, 내분비질환, 약물 부작용, 항암제, 피부질환 등이 원인이 되어 발생한다.

Rosacea 장미증(빨간코)

코, 뺨, 이마의 모세혈관 확장으로 피부가 빨개지는 상태로 주사비라고도 한다.

Frostbite 동상

추위로 인하여 피부가 얼어 조직이 상하거나 괴사되어 궤양이 일어날 수 있는 상태를 말한다.

Burn 화상

열, 전기, 화학물질, 방사선, 가스 등에 의해 발생한 피부의 손상. 손상 정도는 상태 원인에 대한 세포의 노출 정도와 상해 원인의 성실에 의해 결정된다.

- 1도화상(First-degree burn) : 표피가 영향을 받고 물집 형성 없이 발적과 부종이 나타난 상태이다.
- 2도화상(Second-degree burn) : 진피상부까지 영향을 받고 발적, 부종, 통증이 심하며 물집이 형성된다.
- 3도화상(Third-degree burn) : 화상의 깊이가 진피까지 도달하여 조직이 손상된 상태이다.
- 4도화상(Fourth-degree burn) : 근육조직까지 손상, 괴사된 상태이다.

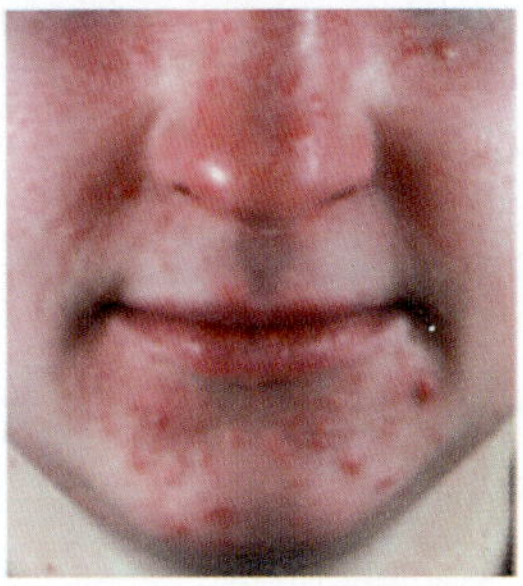

Acne 여드름

여드름은 모피지선에 대한 호르몬과 세균의 복합작용에 의해 발생한다. 주로 피지선이 많은 얼굴, 등 윗부분, 가슴 등에 생기며, 개방성, 폐쇄성 면포, 구진, 농포, 결절 등이 특징이다. 심한 경우 피부 깊숙이 염증성 터널을 형성하여 화농성 낭성을 형성하기도 한다.

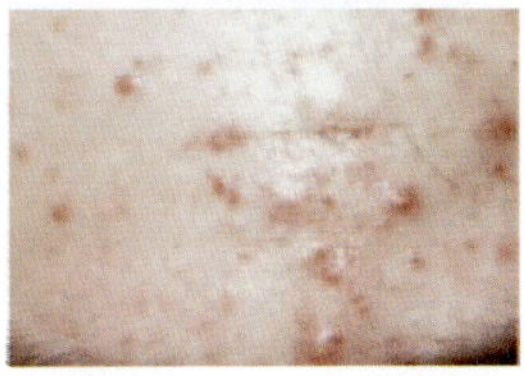

Comedo 면포

모낭의 개구부가 피지덩어리로 막혀 있는 병변으로 보통 여드름을 말한다. 개방면포와 폐쇄면포로 나뉘며 개방면포는 피지가 피부표면으로 올라와서 끝이 까맣게 변한 여드름이고, 폐쇄면포는 피지가 피부 표면으로 빠져 나오지 못한 흰색의 여드름을 말한다.

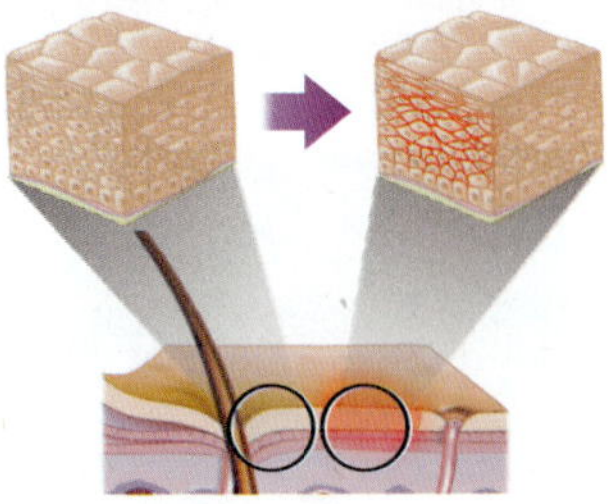

Eczema 습진

원인 불명의 표재성 피부염으로, 초기에 가려움증을 동반한 발적, 수포, 홍반, 부종, 진물이 흐를 수 있다. 만성기에는 가피, 비후, 태선화가 된다. 악화 요인은 갑작스런 온도변화, 습도, 심리적 스트레스, 섬유세척제와 향수 등이 있다.

Albinism 백색증

선천적인 색소 결핍으로 머리카락, 피부, 눈동자가 색깔이 없어 하얗게 보이는 병으로 전신적 또는 부분적으로 나타난다.

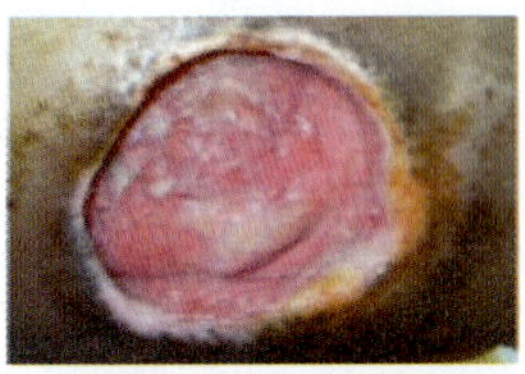

Decubitus, Bedsore 욕창

오랫동안 누워 있어서 국소피부가 장시간 압박을 받아 혈액순환이 감소됨으로써 피부조직이 괴사되어 생기는 질환이다. 호발 부위는 주로 뼈가 튀어나와 있어서 피부 주위가 압력을 받기 쉬운 무릎, 발뒤꿈치, 천골 부위, 견갑골 등에 잘 발생한다.

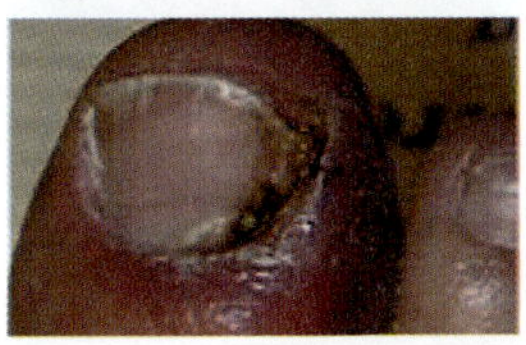

Onychia 손발톱주위염

손발톱주위염이란 손톱이나 발톱을 둘러싼 피부의 감염증으로, 급성 손발톱주위염과 만성 손발톱주위염으로 나뉜다.

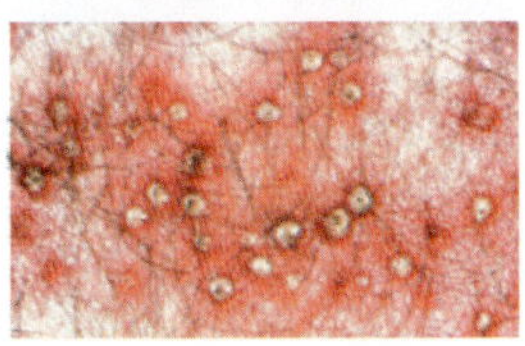

Folliculitis 모낭염

포도상구균이 피부의 모낭을 감염시켜 생기는 화농성 염증을 말한다.

그림 6-6(f) 피부질병

Dermatitis 피부염

보통 습진성 피부염으로 여러 층에 발진이 일어나며, 특정 알레르겐, 질병 또는 단독으로 일어날 수 있다. 급성 또는 만성으로 일어나며 치료는 원인에 따라 실시된다.

- actinic dermatitis [æktínik də́ːrmətáitis] 광선 피부염
- allergic dermatitis [ələ́ːrdʒik də́ːrmətáitis] 알레르기 피부염
- atopic dermatitis [ətάpik də́ːrmətáitis] 아토피 피부염
- contact dermatitis [kάntækt də́ːrmətáitis] 접촉성 피부염

Erysipelas 단독

연쇄상구균에 의한 접촉감염성의 피부 및 피하조직에 나타나는 질환으로, 환부의 발적과 종창이 특징이나.

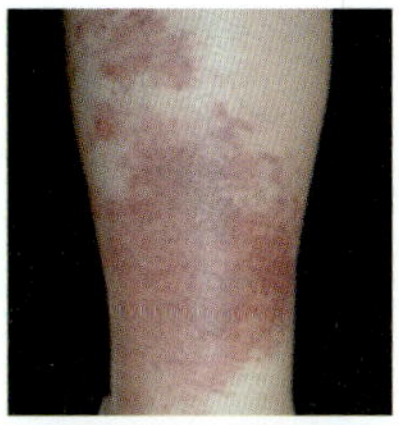

Gangrene 괴저

혈액 공급이 되지 않거나 세균 때문에 큰 덩어리 조직이 괴사되는 현상이다.

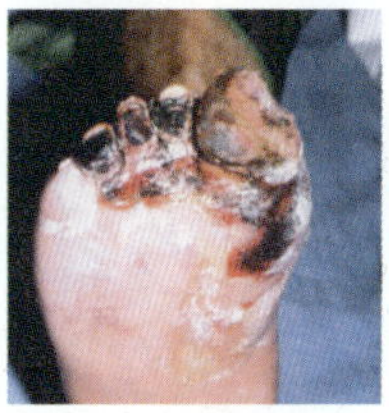

Impetigo 농가진

농가진은 전염성이 매우 강한 피부의 세균감염증상으로, 흔히 A군 연쇄상구균(*Streptococcus*) 또는 황색포도상구균(*Staphylococcus aureus*)에 의해 발생한다. 주로 아동에서 발생하나, 습진과 같은 가려움증을 동반한 피부질환이 있는 성인에서도 발생한다.

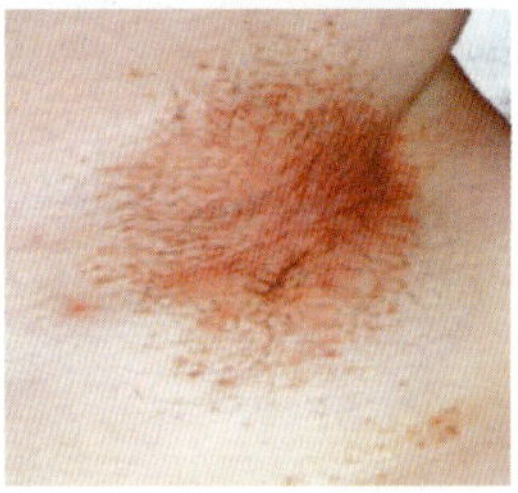

그림 6-6(g) 피부질병

Pemphigus 천포창

표피의 각질형성세포와 점막의 상피세포에 정상적으로 존재하는 교소체(desmosome) 성분에 대한 자가항체로 인하여 표피와 상피세포들 사이에서 접착성이 소실되고 표피 내에서 점액성의 막이나 피부에 수포가 생기는 자가면역 질환이다.

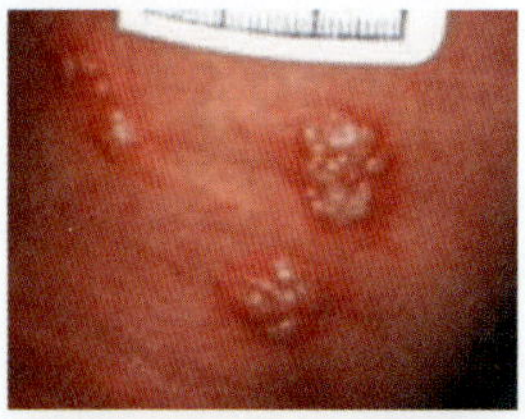

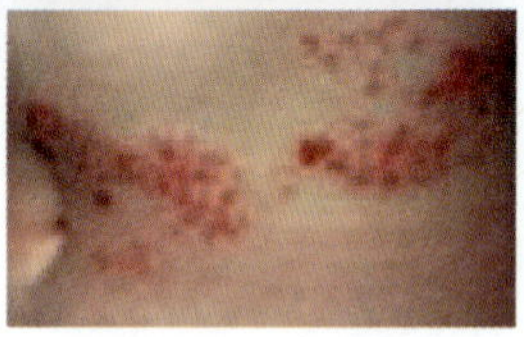

Herpes simplex 단순포진

단순포진 바이러스의 직접적인 접촉에 의한 감염으로, 피부와 신경계에 친화력을 갖고 피부와 점막에 통증을 수반하는 수포가 생긴다. 음부 헤르페스는 성적 접촉이나 출생 시 산도를 통해 감염된다.

Herpes zoster 대상포진

주로 성인에게 잠복한 수두대상포진바이러스(varicella zoster virus)의 재활성화로 인한 급성 감염으로, 바이러스에 의해 염증이 있는 뇌와 척수 신경 경로에 통증이 있는 소포성 피부 발진이 무리지어 생기며, 심한 통증을 동반하는 것이 특징이다.

Memory key

- 단순포진은 바이러스 질환으로 전염력이 크고, 대상포진도 바이러스 질환으로 통증과 소포발진은 편측으로 나타난다.

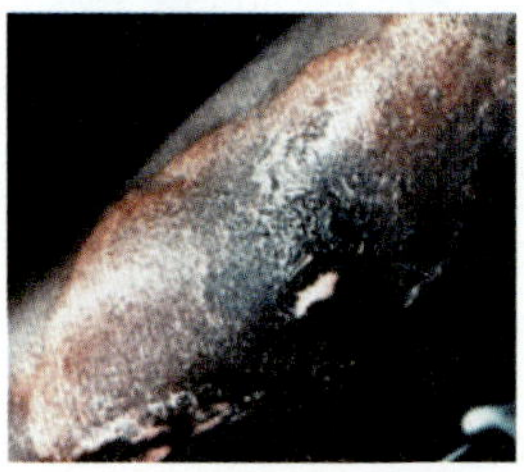

Leprosy 나병

나균에 의하여 감염되는 만성, 감염성 난치병으로 피부에 반점이 생기고 그 부분의 지각이 마비되며 눈썹이 빠지고 손, 발, 얼굴이 변형되며 눈이 잘 보이지 않게 된다. 나균은 호산성 막대균으로 피부와 말초신경을 침범하므로 나병은 체액이나 혈액에 직접 접한 경우에 나타난다.

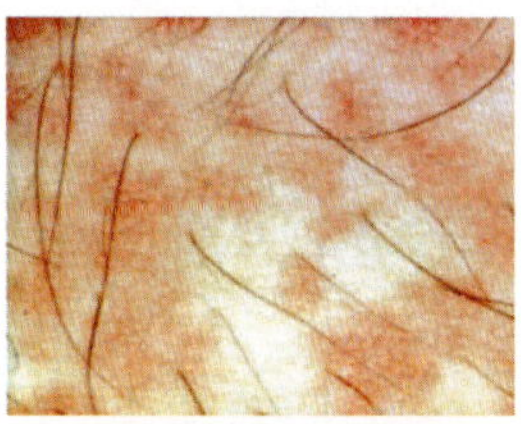

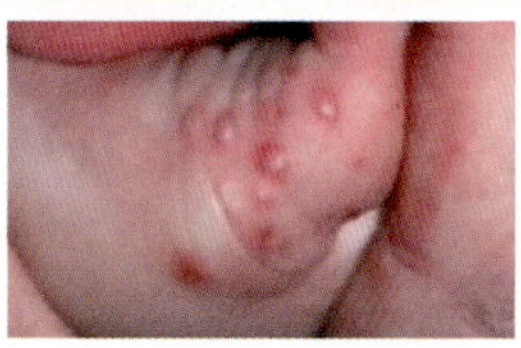

그림 6-6(h) 피부질병

Macule 반점

반점이란 편평하고 색이 변한 직경 1 cm 이내의 피부 병변을 일컫는다. 종류에는 푸른반점과 검은반점, 붉은반점이 있다. 색소의 증식으로 피부색이 갈색, 흑갈색 등으로 변하며 피부 속 색소를 포함한 세포가 밀집되어 발생한다.

Bleb 수포

물을 함유하고 있는 피부의 융기물로써 1 cm 이하의 구조물을 말한다. 화상, 알레르기, 피부염 등에 의해 발생하는데 1 cm 이상의 큰 것은 물집(blister)이라고 한다.

Bulla 대수포

대수포란 맑은 액체를 포함하는 1 cm 이상의 수포를 말한다. 보통 표피에 얕게 존재하여 벽이 얇고 가벼운 손상에도 쉽게 터진다. 주로 지연성 화상, 헤르페스바이러스 감염 등에 의해서 발생한다.

Scabies 옴

옴 진드기가 피부에 기생하여 전염력을 가진 피부병으로, 손가락, 발가락, 겨드랑이 등 연한 살에서 짓무르기 시작하여 온몸에 퍼진다. 몹시 가렵고 집단생활과 더러운 환경에 노출된 사람들에게 발병한다.

Lentigo 흑색점

일반적으로 중년 또는 노년층에서 발생하는 것으로 햇빛에 노출됨으로써 갈색의 색소반이 생긴다.

Vitiligo 백반증

피부의 한 부분에 멜라닌색소가 없어져서 흰색 반점이 생기는 병으로 다양한 크기의 반점이 나타난다.

Systemic lupus erythematosus 전신홍반 루프스

여성에게 많이 발생하는 전신 자가면역 질환이다. 신체의 여러 기관에 영향을 주는 만성 염증성 질환으로 피부, 관절, 신장 등에 침범한다.

Nevus 모반

선천성으로 나타나는 착색된 피부의 점으로 흔히 말하는 모반이란 색소성 모반을 말하며 이것은 일종의 피부 양성 종양으로 분류된다. 모반세포와 비슷하지만 조금 다른, 같은 계통의 변형세포에 의해 나타나면 일부는 악성 흑색종으로 변화할 수도 있다.

Wart 사마귀

사마귀란 피부의 가장 바깥층에 감염되는 사람 유두종 바이러스(*human papilloma virus*; HPV)로 인하여 피부가 조금 자라나는 증상을 의미한다. 직접적인 접촉 또는 바닥이나 책상의 표면을 사람들이 만졌을 때와 같이 간접적인 접촉에 의해서도 전염될 수 있으며 주로 아동에게서 많이 나타난다.

Kaposi's sarcoma 카포시 육종

여성보다 남성에게 발병이 많고 원시혈관형성조직의 다병소성 악성 종양이다. 임상적으로 붉은 자색의 반점 또는 결절이 특징이며 60세 이상 남성이나 에이즈 환자에게 많이 나타난다.

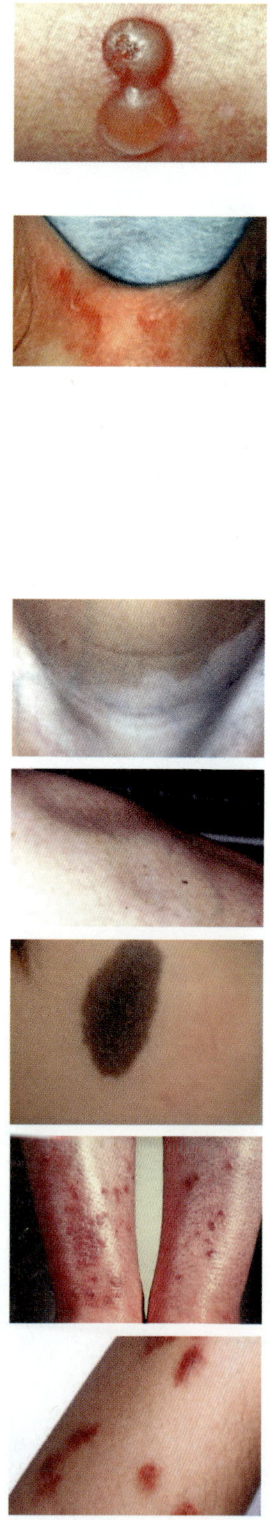

그림 6-6(i) 피부질병

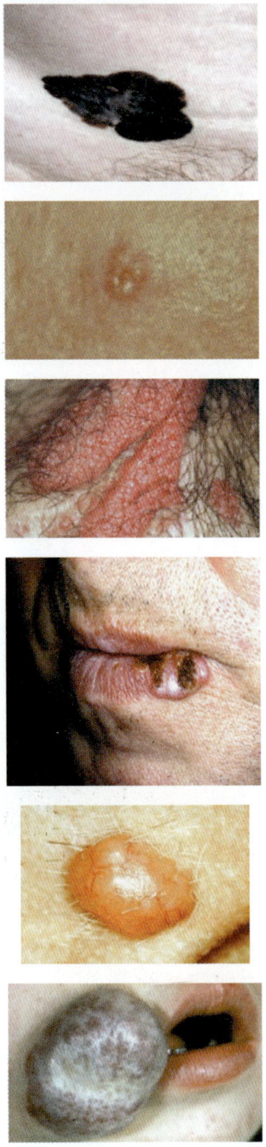

그림 6-6(j) 피부질병

Melanoma 흑색종

흑색종은 피부 색소를 만들어 내는 멜라닌세포의 악성화로 생긴 종양이며, 여가활동 시 일광에 대한 노출증가 또는 많은 해로운 태양광선을 흡수하는 가스인 오존의 고갈 등과 직접적 관계가 있다.

Papilloma 유두종

유두종이란 점막 표면에 돌출한 양성 종양 중 주로 상피세포에 발생하는 양성 종양을 의미한다.

Adenoma 선종

선종이란 분비샘의 세포에서 기원하는 전이가 되지 않는 종양, 또는 상피세포의 종양 중에서 분비샘의 모양을 이루는 양성 종양을 말한다.

Squamous cell carcinoma 편평세포암

편평세포암은 표피의 각질형성세포에서 생기는 악성 피부종양으로, 크기 및 깊이, 원인, 해부학적 위치 등의 생물학적 양상이 기저세포암종보다 복잡한 비흑색종 피부암이다. 주로 자외선에 장기간 노출되었을 때 발생하며 머리나 손 등과 같이 햇빛에 자주 노출되는 부위에 국한해서 발생한다.

Basal cell carcinoma 기저세포암

기저세포암은 표피 및 그 부속기 기저부의 비각질화세포에서 유래한 악성 종양이며 오랜 기간의 자외선 노출이 기저세포암의 발생에 관여하는 주요인으로 밝혀져 있다.

Hemangioma 혈관종

혈관종이란 신생혈관으로 이루어진 양성 종양으로 피부의 색소반점 중의 하나로 분류한다.

수술과 처치 용어 Terms for Surgery and Treatment

Cauterization 소작술

전기 메스 등을 이용해서 열에너지에 의해 조직을 파괴하는 수술로 주로 작은 출혈의 지혈이나 출혈하기 쉬운 장기의 절제, 내시경적인 폴립 절제 등에 사용된다. 레이저를 이용한 메스 등도 사용되고 있다.

Cryosurgery 냉동수술

냉동수술요법은 극저온에서 세포가 파괴되는 원리를 이용해 세포를 파괴하는 치료법이다. 온도가 갑자기 낮아져서 세포가 얼면 세포 주위 수분도 얼면서 단백물질과 세포 내의 효소구조가 파괴된다.

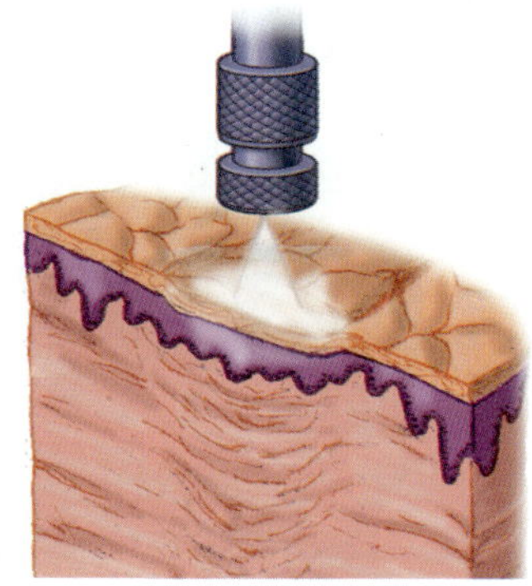

그림 6-7 냉동수술

Lumpectomy 소괴절제술

주위 조직을 많이 제거하지 않고 종양을 제거하는 외과적 절제술이다.

Xenograft 이종이식

일시적 이식으로서 사용되는 치료방법으로, 본인의 조직을 충분히 이용하지 못할 때 이종의 조직을 이식하는 치료이다.

Debridement 괴사조직 제거술

죽은 조직이나 이물질을 제거하는 방법이다. 창상이나 감염병소에서 이물이나 괴사조직을 제거하고 환부를 건강한 주위조직에 노출시키는 수술로 주로 개방성 골절 수술 시 이용된다.

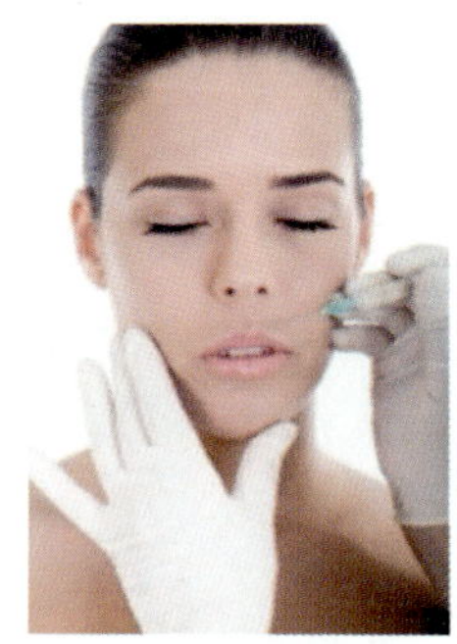

그림 6-8 피부질환 치료

Dermatoplasty 피부성형

피부성형이란 피부의 모반, 혈관종과 반흔(외상반흔, 열상반흔, 수술반흔 등), 외상과 수술에 동반하는 피부결원 등의 손상된 피부를 형태적 · 기능적으로 개선하도록 행하는 치료를 의미한다.

Dermabrasion 박피술

화학약품이나 레이저를 이용하여 피부의 일부를 박피술의 종류에 따라 다양한 정도로 벗겨냄으로써 새로운 표피의 생성을 유도하고, 진피에 있는 콜라겐 섬유의 생성을 자극하고자 하는 시술로, 주로 여드름, 흉터, 주름살, 색소성 병변, 넓어진 모공의 치료에 사용된다.

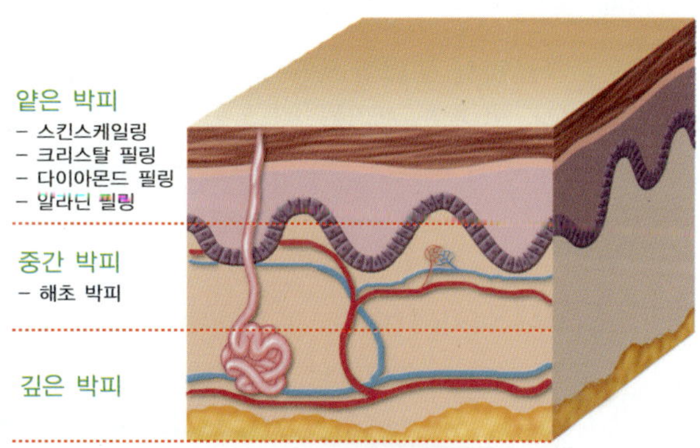

그림 6-9 박피술

Electrodesiccation 전기건조법

전기건조법은 바늘 모양의 전극에 흐르는 고주파 전류를 이용하여 아주 미세하고 정밀한 부위의 피부조직을 과열시켜 건조시키는 외래시술법이다.

Skin graft 피부 이식

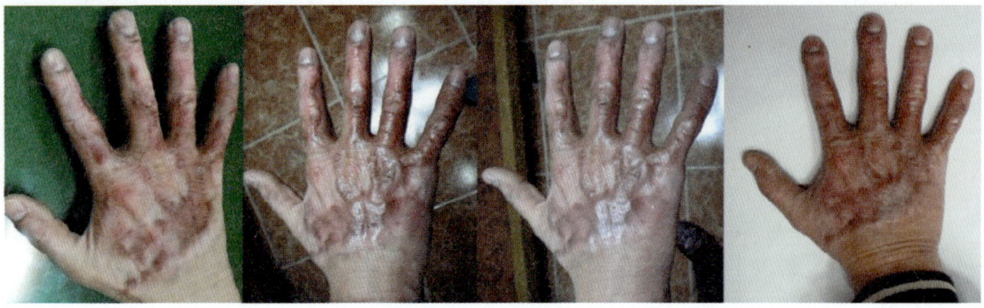

그림 6-10 피부이식 치료 전후

피부 및 연조직이 손상된 경우에 다른 부위의 피부 이식편을 떼어내어 손상 부위에 봉합하여 이식하는 수술법이다. 피부이식편을 떼어낼 때, 피부의 두께에 따라 부분층 피부이식과 전층 피부이식으로 나눌 수 있다.

검사와 중재 용어 Terms for Test and Intervention

Intradermal test 피내반응검사

피부 속에 일정량의 항원을 주입하여 일정시간 뒤에 그 반응을 보는 검사이다.

Mantoux test 결핵반응검사

결핵균에서 분리한 단백인 PPD(purified protein derivative)를 피내주사한 후 생기는 피부 병변의 크기를 기준으로 결핵균 감염 여부를 확인하는 검사법이다. 망토(Mantoux)에 의하여 고안된 투베르쿨린(tuberculin) 피내반응이다.

Patch test 피부접촉검사

피부에 미치는 자극성을 시험하기 위한 알레르기 반응 피부검사이다. 접촉성 피부염 등의 진단법의 하나로 알레르기의 원인을 피내반응을 통해 확인한다.

Scratch test 긁은 자극 검사

알레르기성 질환의 진단에 사용되는 검사법으로 피부를 긁어서 그곳에 알레르기 물질을 떨어뜨리거나 알레르기 물질을 피내에 주사하여 레아긴(reagin, 피부감작항체)과 반응시켜서 알레르기 질환의 원인을 발견하는 방법이다.

Skin test 피부반응검사

알레르기 질환의 원인 항원을 찾는 가장 기본적인 검사이다. 피부반응검사는 예민도가 높고 간편하며 짧은 시간에 결과를 판독할 수 있는 장점을 가지고 있어 널리 이용된다.

Sweat test 발한검사

한선에서 분비되는 나트륨과 염화물을 평가하기 위한 방법으로 낭포성 섬유증의 진단을 위해 수행된다.

Skin biopsy 피부생검

피부를 절개하지 않고 중공침을 생체 내 기관에 자입하여 병리조직학적 검사용으로 조직 일부를 채취하는 검사법이다.

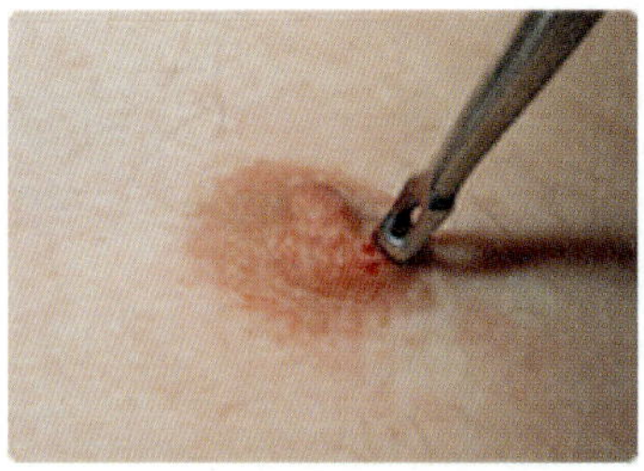

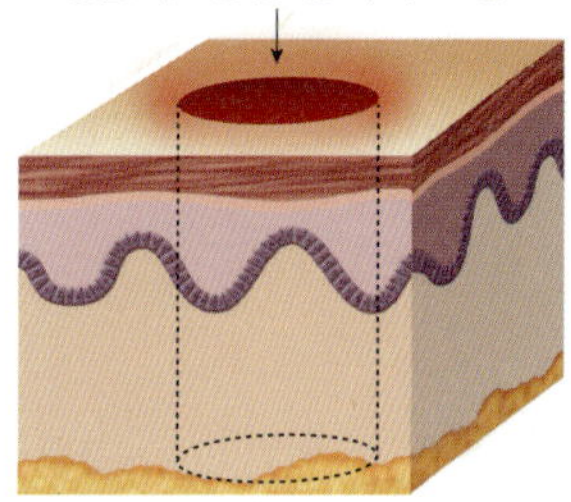

그림 6-11 피부생검

주요 용어 분석과 의미 Analysis and Meaning of Key Terms

용어(Term)	용어 분석(Term Analysis)	의미(Meaning)
	albin/o	white 흰, 하얀, 백색
albinism 백색증 [ǽlbənìzəm]	-ism = condition 상태	선천적인 색소결손으로, 전신적 혹은 부분적 증상이 나타남
	bi/o	life
biopsy 생검 [báiɑpsi]	-opsy = vision 눈으로 보는 검사	살아있는 조직을 떼어내 현미경으로 보는 검사
	cutane/o	skin 피부
subcutaneous 피하 [sʌ̀bkjutéinjəs]	sub- = under 아래 -ous ~의	under the skin 피부 아래

용어(Term)	용어 분석(Term Analysis)	의미(Meaning)
	cyan/o	blue 푸른
cyanosis 청색증 [sàiənóusis]	-sis = 병적상태	산소 부족으로 나타나는 푸른 피부
	cry/o	cold 추운
cryosurgery 냉동외과수술 [krὰiousə́:dʒəri]	surgery = 수술	조직을 파괴하기 위해 빙점 이하의 온도를 이용하는 냉동외과 수술
	dermat/o	skin 피부
dermatoplasty 피부성형 [də̀:rmətəplǽsti]	-plasty = surgical repair 형성술, 성형술	수술적인 방법으로 피부 재건
dermatitis 피부염 [də:rmətάitis]	-itis = inflammation 염증	피부의 염증
	dermis	skin 피부
epidermis 표피 [épidə˞:mis]	epi- = above 위	above the dermis 진피 위 피부
	-derma	skin 피부
erythroderma 홍색피부증 [irìθroudə́:rmə]	erythr/o = red 붉은	redness of the skin 피부가 비정상적으로 붉은 것
xeroderma 피부건조증 [zìroudə́˞rma]	xer/o = dry 건조	dry the skin 피부가 건조해지는 질환
	diaphor/e	sweating 땀
diaphoresis 발한 [dὰiəfərí:sis]	-sis = condition 상태	state of profuse sweating 땀이 많이 나는 상태
	epitheli/o	covering 덮고 있는
epithelium 상피 [èpiθí:ljəm]	-um = structure 조직	covering of the skin 표면을 덮고 있는 피부
	erythemat/o	red 붉은
erythematous 홍반의 [eriθí:mətəs]	-ous = ～의	redness of the skin 피부가 붉게 변한
	hidr/o	sweat 땀
hyperhidrosis 다한증 [hàipərhaidróusis]	hyper- = excessive 정상 이상	excessive secretion of sweat 정상 이상으로 땀이 많이 나는 증상

용어(Term)	용어 분석(Term Analysis)	의미(Meaning)
	keratin/o	hornlike **각질**
keratinocyte 각질형성세포 (각질세포) [kərǽtənəsait]	-cyte = cell 세포	cell that produces keratin 케라틴을 생성하는 세포
	mamm/o	breast **유방**
mammography 유방조영술 [mæmágrəfi]	-graphy = record 기록	유방 엑스선 촬영
	melan/o	black **검은**
melanoderma 멜라닌피부증 [mèlənoudə́:rmə]	-dorma = skin 피부	Increasing melanin cell 멜라닌 생성 증가, 흑피증
	myc/o	fungus **곰팡이**
dermatomycosis 피부진균증 [də̀rmætoumaikóusis]	-osis = 비정상적 상태 dermat/o = 피부	fungal infection of the skin 진균류에 의한 피부의 표재성 감염
	necr/o	death **죽은**
necrotic tissue 괴사조직 [nəkrátik tíʃu]	-tic = ~의	죽은 조직세포
	onych/o	nail **손톱, 발톱**
onychia 손발톱염 [aníkiə]	-ia/condition = 상태	손, 발톱 조상의 염증
	pil/o	hair **털**
pilocebaceous 모발피지샘의 [pàiləsibéiʃiəs]	-ous = ~의 seb/o = sebum 피지	모낭과 기름샘의
	ras/o	scrape **마찰**
dermabrasion 박피술 [də́:məbréiʒən]	derm/o = skin 피부	손상받은 피부의 표재층의 흉터나 흔적들을 깎아내어 피부가 벗겨진 상태
	rhytid/o	wrinkle **주름**
rhytidoplasty 주름제거술 [rítidəplæ̀sti]	-plasty = surgical reconstruction 수술적인 방법으로 복원	removal of wrinkles 주름살을 제거
	seb/o	sebum **피지**
sebaceous 피지의 [sibéiʃəs]	-ous = ~의	피지샘의 기름기 있는 분비물

용어(Term)	용어 분석(Term Analysis)	의미(Meaning)
	steat/o	fat 지방
steatoma 지방종 [stìːətə́mə]	-oma/mass = 종양	지방 종양
	ungu/o	nail 손톱
ungual 손, 발톱의 [ʌ́ŋgwəl]	-al = ~의	손, 발톱의
	strat/o	layer 층
stratification 층화 [strӕ̀təfikéiʃən]	-ification = process of doing 변화과정	(피부층 등) 층화과정
	-oma	tumor 종양
adenoma 선종양 [ӕ̀dinóumə]	aden/o = gland 선	선에 생기는 상피종양
carcinoma 암종 [kɑ̀ːsinóumə]	carcin/o = cancer 암	상피세포의 악성 종양
hemangiofibroma 혈관섬유종 [hiːmӕ̀ndʒioufai bróumə]	hem/o = blood 혈액 angi/o = vessel 혈관 fibr/o = fiber 섬유	혈관의 덩어리로 구성된 양성 섬유종
melanoma 흑색종 [mèlənóumə]	melan/o = black 검은	피부에 생기는 멜라닌세포의 악성 회로 종양
papilloma 유두종 [pӕ̀pəlóumə]	paill/o = nipple -like 유두모양	유두 모양 종양

약 어 Abbreviations

약 어	Full Term	의 미
Bx	biopsy	생검
SC	subcutaneous	피하
Uv	ultraviolet	자외선
derm	dermatology	피부학
I & D	incision and drainage	절개와 배농
DLE	discoid lupus erythematosus	원반성 홍반 루프스
SLE	systemic lupus erythematosus	전신성 홍반 루프스
ung	unguent	연고

연습문제 Exercises

1. 다음 접두사, 결합형, 접미사 부분을 분리하고 의미를 정의하시오.

① subcutaneous　sub-(아래) + cutane/o(피부) + -ous(의) 피하

② hypodermic　hypo-(아래) + derm/o(피부) + -ic(~의) (피하)의

③ albinism　albin/o(백색) + -ism(증상) 백피증

④ leukodermia　leuk/o(흰색) + -derma(피부) 백반증

⑤ hyperhidrosis　hyper-(과도한) + hidr/o(땀) + -sis(증상) 다한증

2. 접미사의 의미를 쓰시오.

① -oma　carsinoma 종양

② -derma　skin 피부

③ -cyte　cell 세포

3. 다음 약어의 full term 을 쓰시오.

① Bx　biopsy 생검

② Sc　subcutaneous 피하

③ Uv　ultraviolet 자외선

4. A항과 B항을 연결하시오.

A	B
① albin/o (d)	a. sweat
② cry/o (g)	b. dry
③ hidr/o (a)	c. fungus
④ melan/o (e)	d. white
⑤ myc/o (c)	e. black
⑥ onych/o (f)	f. nail
⑦ xer/o (b)	g. cold

5. 다음의 의미를 의학용어로 쓰시오.

lack of sweat ___anhidrosis___

fungal infection of the nail ___onychomycosis___

cell that produces melanium ___melanocyte___

dry skin of a chronic nature ___xeroderma___

6. 다음 그림의 알맞은 의학 용어를 쓰시오.

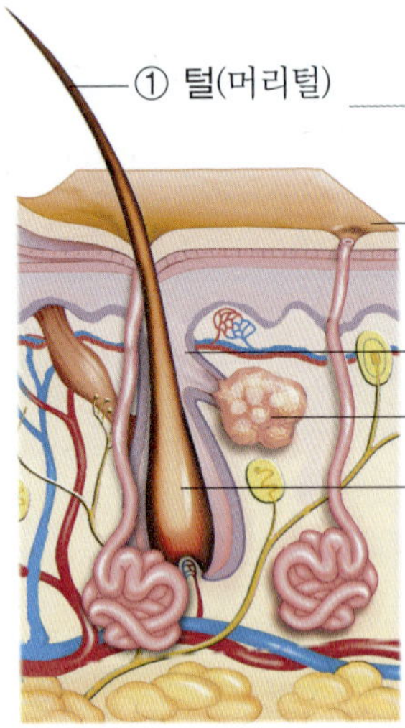

① 털(머리털) ___hair___

② 표피(겉껍질) ___epidermis___

③ 피지(기름) ___sebum___

⑤ 피지샘(기름샘) ___sebaceous gland___

④ 모낭(털주머니) ___hair follicle___

The Skeletal System

Chapter 7

골격계

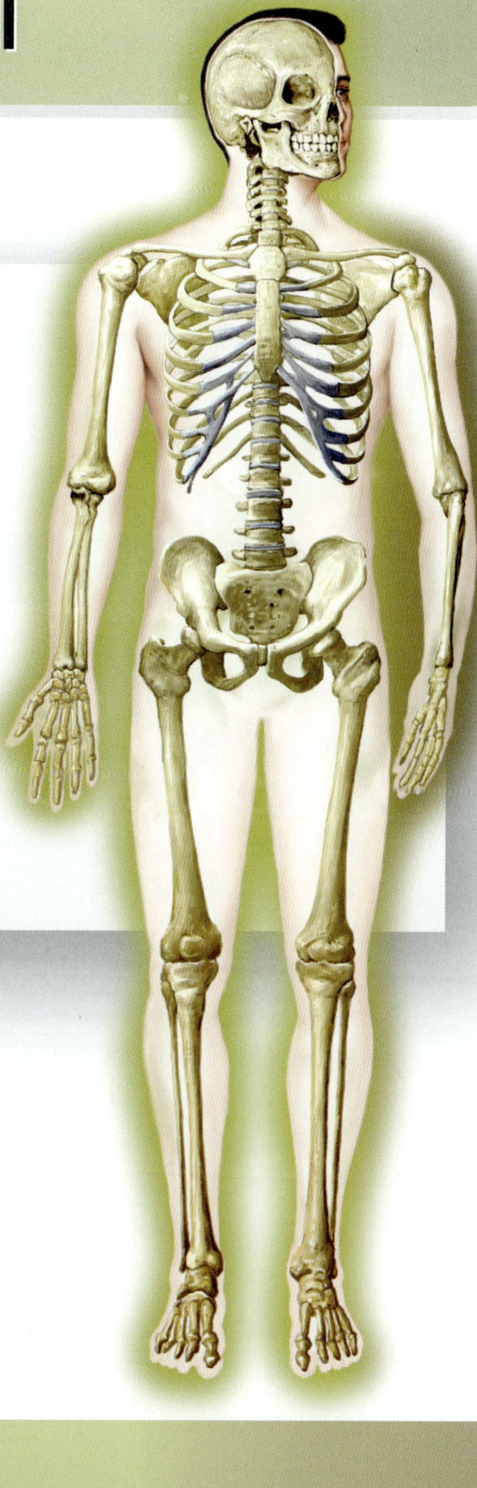

구성 Composition

- 들어가기
- 해부학적 용어
- 증상과 질병 용어
- 검사와 수술 용어
- 주요 용어 분석과 의미
- 약어
- 연습문제

학습목표

- 뼈의 명칭과 관련용어를 숙지한다.
- 뼈의 명칭과 위치를 파악한다.
- 뼈대 계통과 관련된 의학용어를 분석하고 그 뜻을 이해한다.
- 뼈대 계통과 관련된 질환의 의학용어를 숙지한다.
- 뼈대 계통을 표시하는 약어를 파악한다.

들어가기 Prolog

인체를 구성하는 뼈의 대표적인 기능은 지지, 보호, 근부착, 조혈, 무기질 저장 등 5가지이다.

지지(support)는 인체를 지지하는 것이며, 보호(protection)는 생명기관에 해당하는 내부장기들을 보호하는 역할이고 근부착의 기능은 골격근육(skeletal muscle)의 부착 장소가 되어 골격근육이 수축하면 지렛대의 역할을 하여 인체운동을 가능하게 도와주는 기능을 뜻한다. 뼛속의 골수는 혈액을 만드는 조혈작용(blood cell production)을 하며 뼈대는 칼슘, 인산, 나트륨, 그리고 마그네슘과 같은 무기질을 저장한다.

해부학적 용어 Anatomical Terms

뼈의 분류 Bone Types

Long bone 긴뼈

넙다리(thigh, 넙다리뼈), 아래다리(lower leg, 정강이뼈와 종아리뼈), 팔(upper and lower arm, 위팔뼈, 노뼈와 자뼈)을 구성하고 있다. 긴뼈는 척추동물의 골격에서 양쪽 모양이 원통이며 길고 굵은 뼈로, 속은 골수로 차 있다.

Short bone 짧은뼈

손목뼈(wrist bone)와 발목뼈(ankle bone)에서 볼 수 있으며, 작고 불규칙한 형태로 넓이와 길이가 비슷하고, 골수공간이 없다.

Flat bone 납작뼈

어깨뼈(shoulder bone), 갈비뼈(ribs), 엉덩이뼈(ilium) 등 신체의 부드러운 부분을 덮고 있으며, 얇고 평평하며 대부분 휘어져 있다.

Irregular bone 불규칙뼈

척추뼈(vertebrae), 볼기뼈(hip bone), 얼굴뼈(facial bone), 머리뼈 바닥(skull floor)이 불규칙뼈에 속하는데, 이 뼈는 모양이 일정하지 않다.

Pneumatic bone 공기뼈

주로 머리뼈에서 볼 수 있으며, 이마뼈(frontal bone), 위턱뼈(maxillary bone), 관자뼈(temporal bone), 나비뼈(sphenoid bone), 벌집뼈(ethmoid bone)가 여기에 속한다. 뼈 속에 공기가 들어 있는 작은 방의 형성이 특징이다.

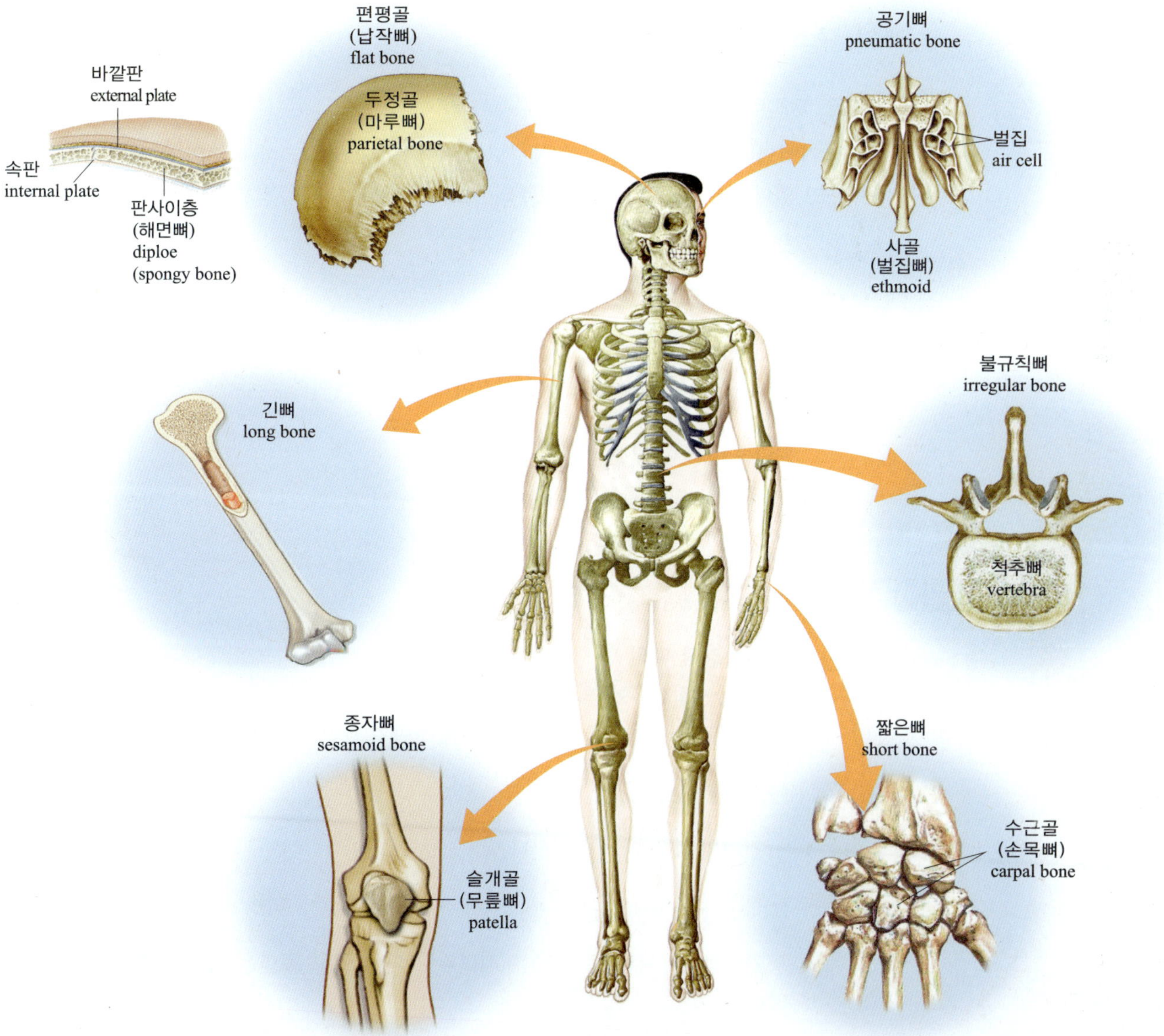

그림 7-1 뼈의 모양

뼈 세포 Osteocytes

Osteoblast 뼈모세포

뼈를 만드는 세포로, 뼈의 표면이 성장할 때 발견되는데, 뼈바탕질(bone matrix)이나 유기바탕질(osteoid)을 분비한다.

Osteoclast 뼈파괴세포

골수 안의 단핵세포가 융합하여 다핵거세포로 이루어진 뼈파괴세포는 뼈기질을 파괴하고 마그네슘 및 인산 등의 무기질을 혈액으로 방출한다.

뼈의 구조 Bone Structure

Spongy bone 해면뼈

주로 긴뼈의 뼈끝 부분의 안쪽에 해당되며 잔기둥(trabeculae)이 다수의 층판(lamellae)을 이루고 있다. 골수의 모세혈관으로부터 산소와 영양분을 공급받으므로 혈관이 없는 것이 특징이다.

Compact bone 치밀골

긴뼈의 표면부분에 해당하는 단단한 부분을 말하며, 하버스계(haversian system)라고 하는 뼈단위로 구성되어 있으며 혈관과 신경이 분포하는 뼈이다.

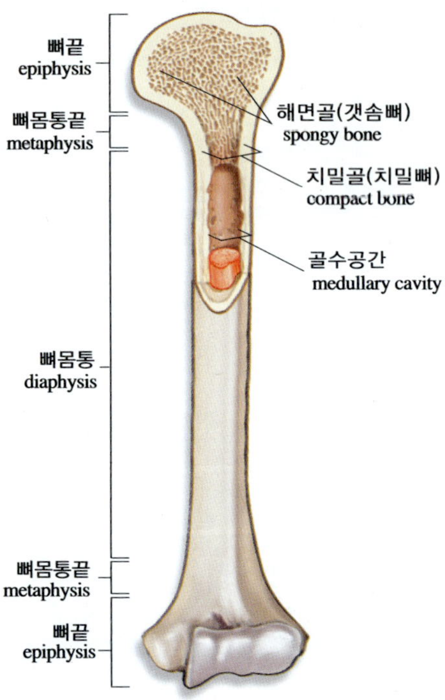

그림 7-2 뼈몸통

Bone membrane 뼈막

뼈속막(endosteum)과 뼈막(periosteum)의 두 막으로 구싱되어 있으며, 결합조직막이 뼈와 연결되어 있다.

Bone marrow 골수

골수강과 뼈의 빈 공간에서 발견되는 특수결합조직으로 구성된다. 조혈세포와 그물지질섬유에 의해 지지되는 지방세포로 이루어지며, 적골수는 적혈구, 백혈구, 혈소판을 생산하고 황골수는 소아기 동안 지방세포로 구성된다.

Epiphysis 뼈끝

긴뼈의 양쪽 끝을 의미한다.

Metaphysis 뼈몸통끝

긴뼈의 끝부분으로 안쪽은 해면뼈로 되어 있고 표면은 얇은 겉질뼈로 덮여 있다.

Diaphysis 뼈몸통

긴뼈의 중간부분에 해당한다.

뼈대의 구성 – 인체관련 기관 Construction of the Skeleton

성인의 몸은 206개의 뼈로 이루어졌으며, 중심축 뼈대(axial skeleton)와 팔다리 뼈대(appendicular skeleton)로 나뉘어져 있다.

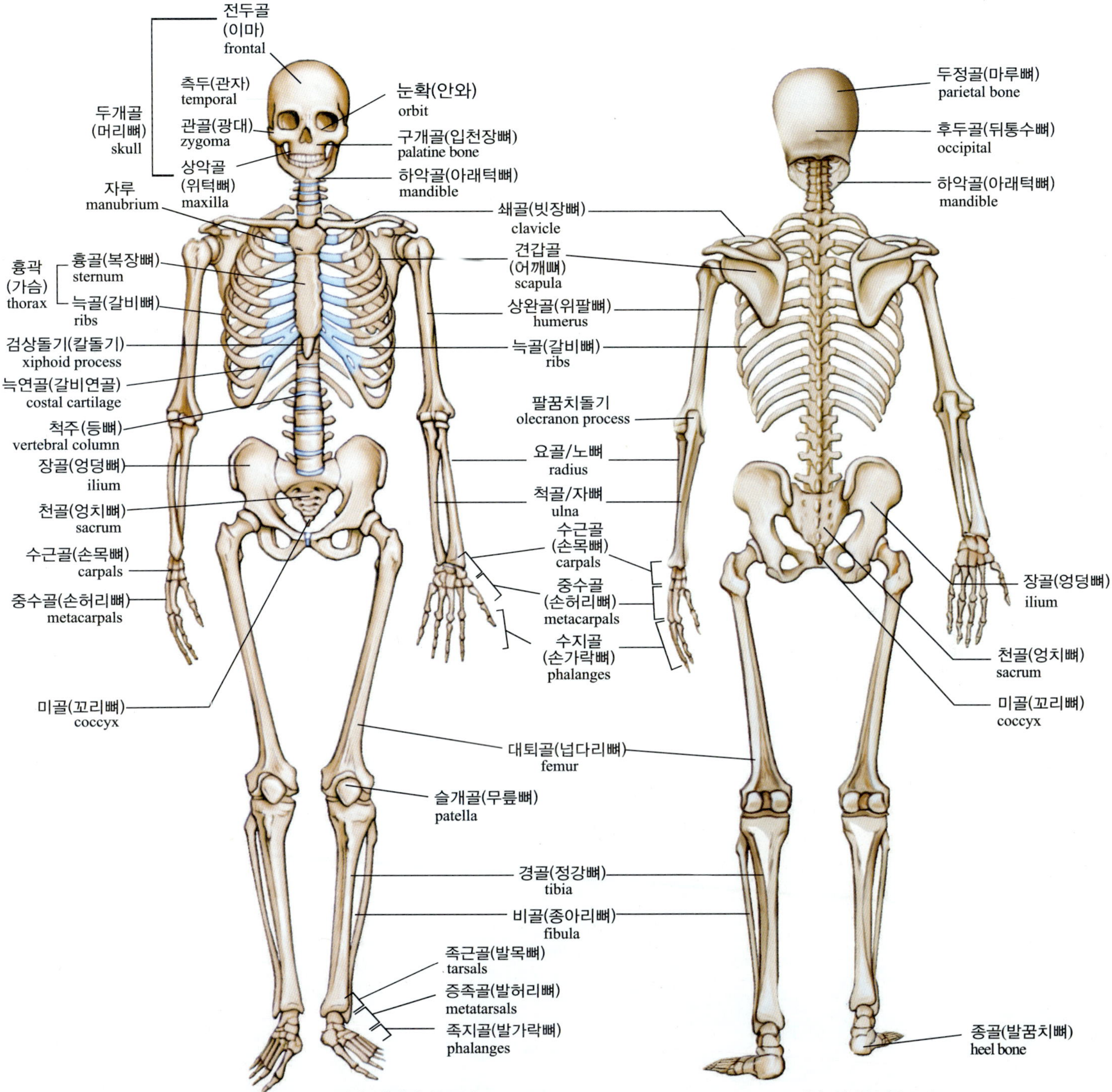

그림 7-3 뼈대의 구성

Axial skeleton 중심축 뼈대

중심축 뼈대는 머리뼈(skull), 척주(vertebral column), 갈비뼈(ribs), 그리고 복장뼈(sternum)로 구성된다.

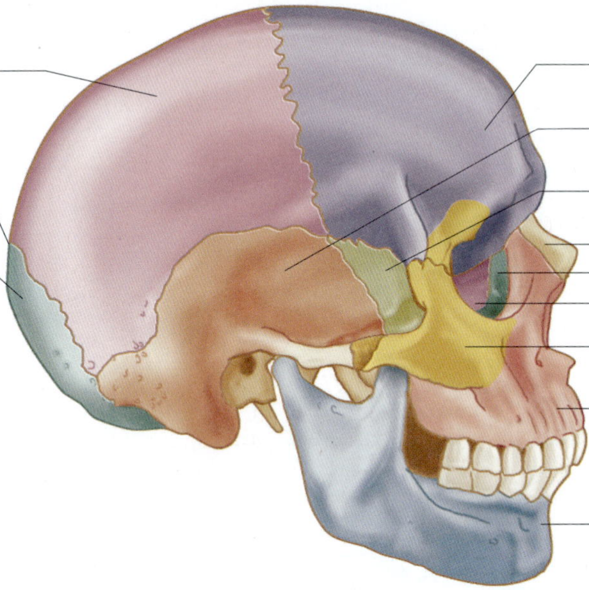

그림 7-4 옆에서 본 머리뼈와 얼굴뼈

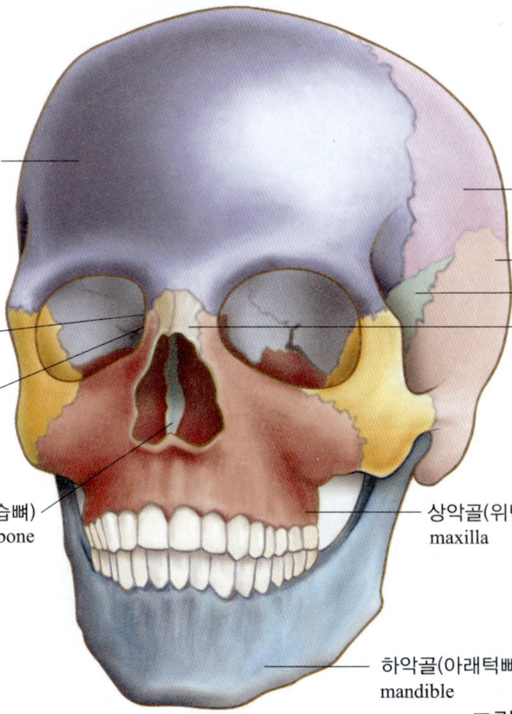

그림 7-5 앞에서 본 머리뼈와 얼굴뼈

• 머리뼈 (Skull, Cranial bone)

머리뼈는 이마를 구성하는 이마뼈(frontal bone), 정수리를 형성하는 두 개의 마루뼈(parietal bone), 옆면을 구성하고 있는 두 개의 관자뼈(temporal bone), 뒤통수를 형성하는 뒤통수뼈(occipital bone)와 나비뼈(sphenoid bone), 벌집뼈(ethmoid bone)로 구성되어 있다.

• 얼굴뼈 (Facial bone)

얼굴을 구성하는 뼈는 코뼈(nasal bone), 광대뼈(zygomatic bone), 보습뼈(vomer), 위턱뼈(maxilla), 아래턱뼈(mandible), 코뼈선반(nasal concha), 눈물뼈(lacrimal bone)가 있다.

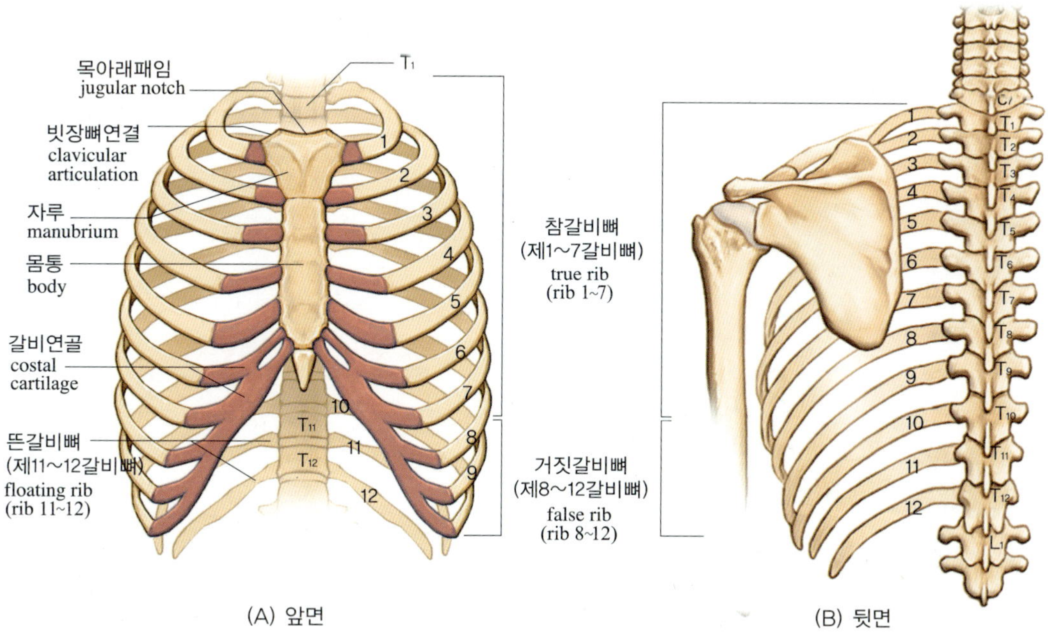

그림 7-6 가슴우리뼈대의 구성

• 척주 (Vertebral Column)

척주는 33개의 척추뼈(vertebrae)로 구성되며 기둥모양처럼 생겼다고 해서 척주라고 불린다. 척추뼈는 놓여 있는 위치에 따라 명칭이 달라지는데, 두개골을 받치고 있는 7개의 뼈를 목척추뼈라 하며, 가슴부위에 있는 12개의 뼈를 등척추뼈, 허리부분에 있는 5개의 뼈를 허리척추뼈라고 한다.

허리척추뼈 아래에 있는 뼈를 엉치뼈라 하는데, 5개의 척추뼈로 구성되어 있으며, 그 아래 꼬리뼈(coccyx)는 4개의 척추뼈로 이루어져 있다.

척추뼈는 꼬리뼈를 제외하고 번호를 붙여서 구분하는데, 목척추뼈는 C_1~ C_7, 등척추뼈는 T_1~ T_{12}, 허리척추뼈는 L_1~ L_5, 엉치뼈는 S_1~ S_5로 구분한다.

척추 사이에는 원반 모양의 충격흡수장치가 있는데, 이를 척추사이원반(intervertebral discs)이라고 부른다.

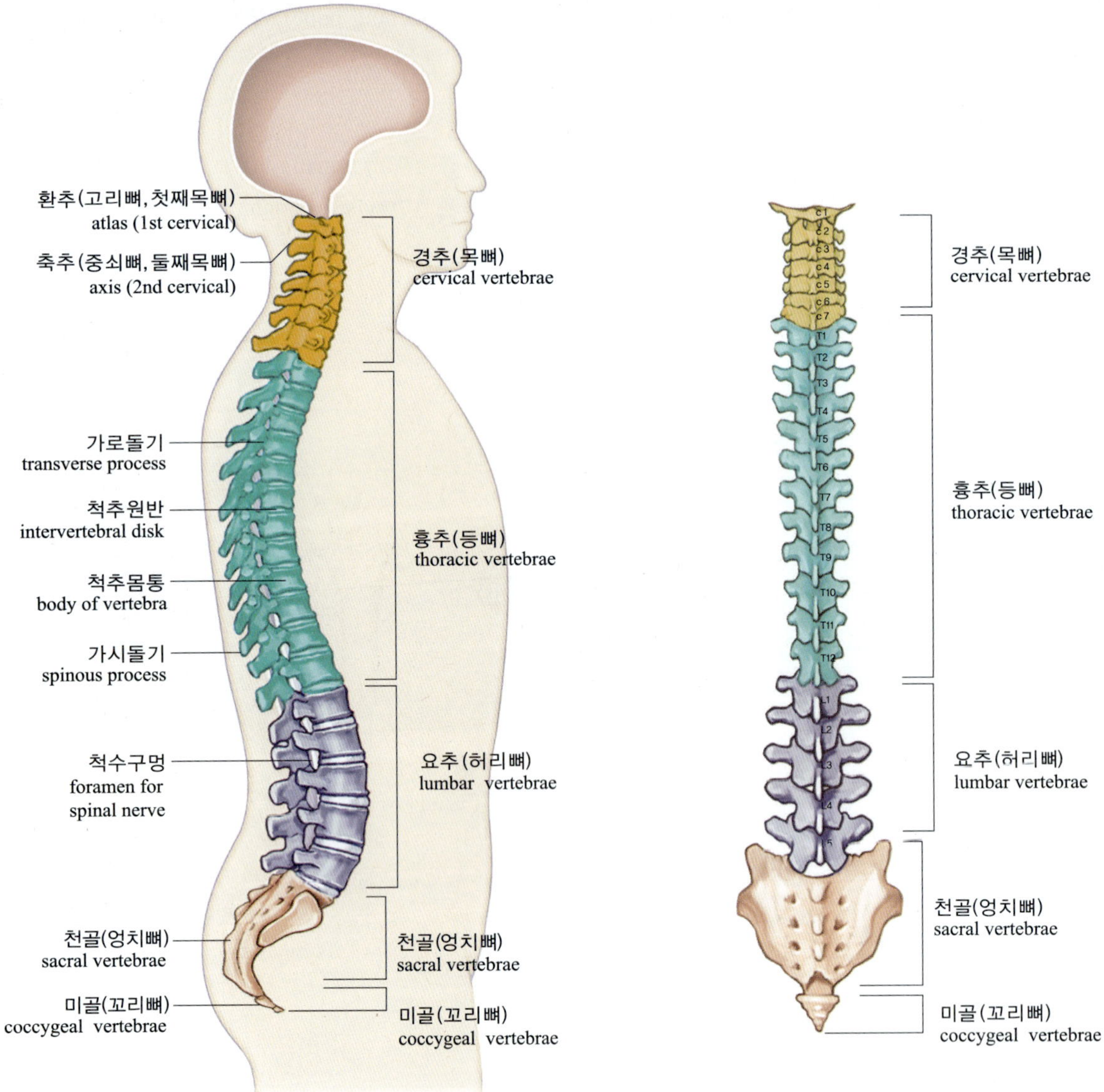

그림 7-7 척주뼈의 구성

• 가슴우리 (thoracic cage)

가슴우리는 가슴뼈(breast bone) 또는 복장뼈(sternum), 12쌍의 갈비뼈(ribs), 갈비연골(costal cartilage)과 등뼈(thoracic vertebrae)로 구성되어 있다. 뒷쪽에서 보면 12쌍의 갈비뼈가 12개의 등허리뼈에 붙어 있는 형태로 되어 있으며, 앞쪽에서 보면 10쌍의 갈비뼈가 복장뼈에 붙어 있는 형태로 구성되어 있다.

갈비벼는 복장뼈에 갈비연골(costal cartilage)로 이어져 있으며, 갈비뼈의 맨 아래 2쌍은 복장뼈에 붙지 않은 형태로 되어 있는데, 이를 부유늑골(뜬갈비뼈, **floating** ribs)이라고 부른다.

Appendicular Skeleton 팔다리 뼈대

• 팔이음뼈 (shoulder girdle)

팔이음뼈는 몸통 뒷편 2개의 어깨뼈(scapula)와 앞면 2개의 빗장뼈(clavicle)로 구성되어 있으며, 팔뼈를 몸통골격에 연결시킨다.

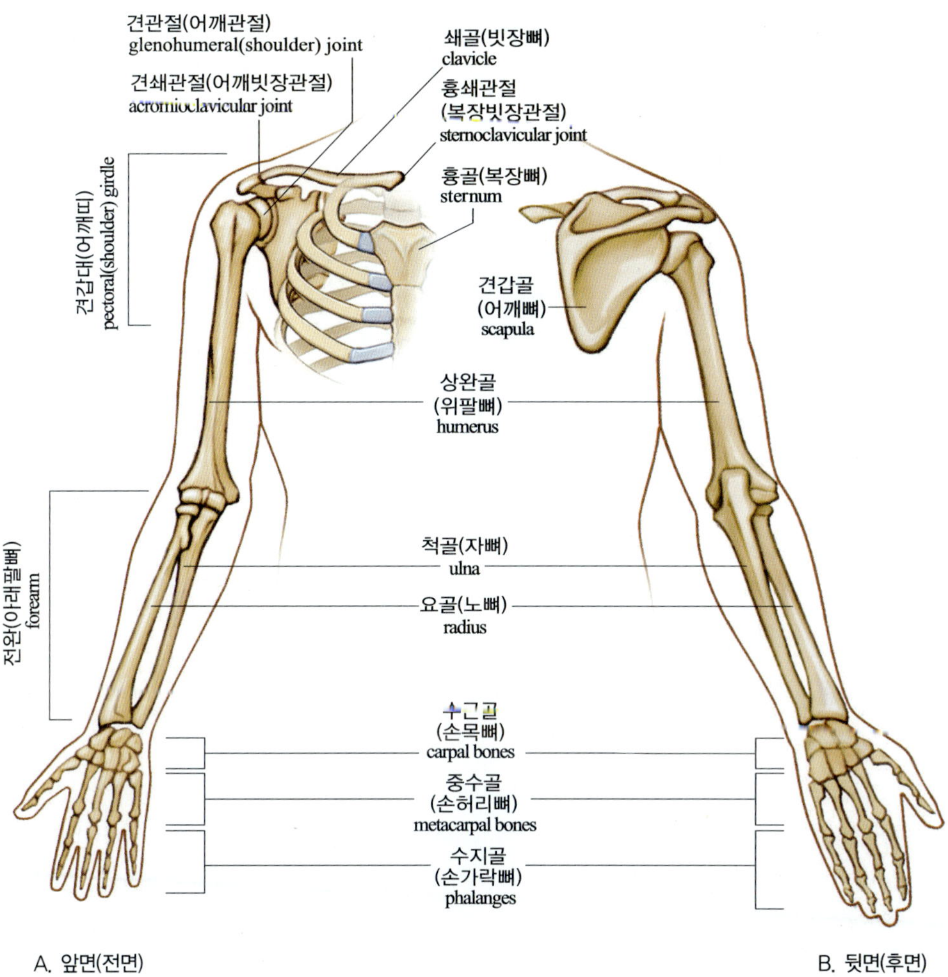

그림 7-8 팔뼈의 구성

• 팔뼈 (arm bone)

팔은 위팔(arm), 아래팔(forearm), 손목(wrist), 손(hand), 손가락(finger) 부분으로 나뉘어지며, 팔이음뼈부터 아래로 위팔뼈(humerus), 노뼈(radius) 및 자뼈(ulna), 손목뼈(carpals), 손허리뼈(metacarpals)와 손가락뼈(phalanges)로 이루어진다.

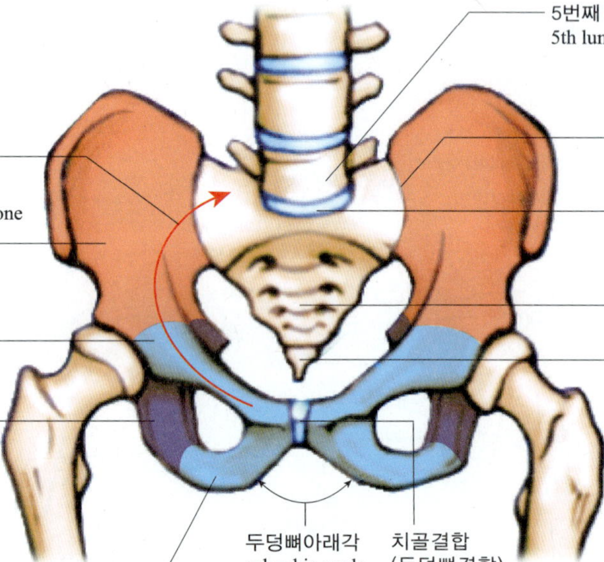

그림 7-9 다리이음뼈의 구성

• 다리이음뼈 (pelvic girdle)

2개의 볼기뼈(hip bones)로 구성된 다리이음뼈는 골반 안에 있는 장기를 보호하는 역할을 한다. 볼기뼈에는 엉덩뼈(ilium), 궁둥뼈(ischium), 두덩뼈(pubis)가 붙어 있으며, 2개의 볼기뼈 앞쪽은 두덩뼈결합(symphysis pubis)에서 만나고 뒷쪽은 엉치뼈(sacrum)와 관절을 이루고 있다.

• 다리뼈 (bones of lower limb)

다리부분은 넙다리(thigh), 하퇴(leg), 발목(ankle), 발(foot), 그리고 발가락(toe)으로 나누어지며, 다리뼈는 골반대(pelvic girdle) 아래부터 넙다리뼈(femur), 정강뼈(tibia)와 종아리뼈(fibula), 발목 아래로는 목말뼈(talus), 발목뼈(tarsal), 그리고 발가락뼈(phalange)로 이루어져 있다.

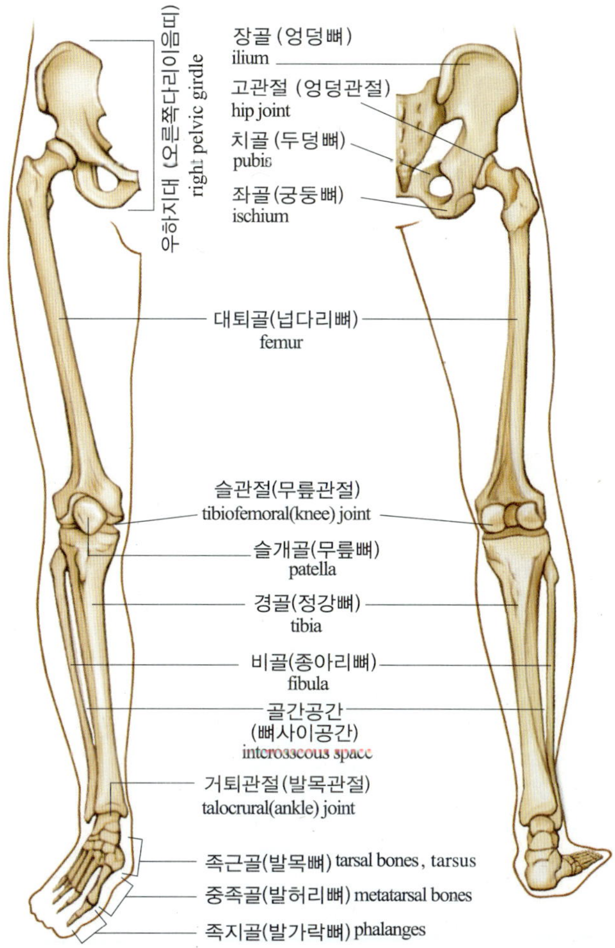

그림 7-10 다리뼈의 구성

Joint 관절

뼈와 뼈가 만나서 이루어진 부위로 특정한 범위의 움직임이 가능하며, 여러 가지 뼈의 표면, 연골, 인대, 힘줄과 근육들이 함께 작용하여 정상범위의 움직임을 유지하게 한다.

Fibrous joint 섬유관절

못움직 관절(immobile joint)이라고도 한다. 봉합(suture), 인대결합(syndesmosis), 못박이관절(gomphosis) 등으로 인하여 관절강이 없으며 운동성도 거의 없다.

Synchondrosis 연골결합

궁둥뼈(ischium)와 두덩뼈(pubis)의 연결부위인 연골결합은 유리연골에 의해 연결되어 있으며 뼈끝판은 움직일 수 없으나 강하게 밀면 약간 움직인다.

Synovial joint 윤활관절

윤활액, 윤활막, 관절주머니, 관절연골로 이루어지며 모든 운동이 가능한 가동관절로 뼈끝은 관절연골로 덮여 있다.

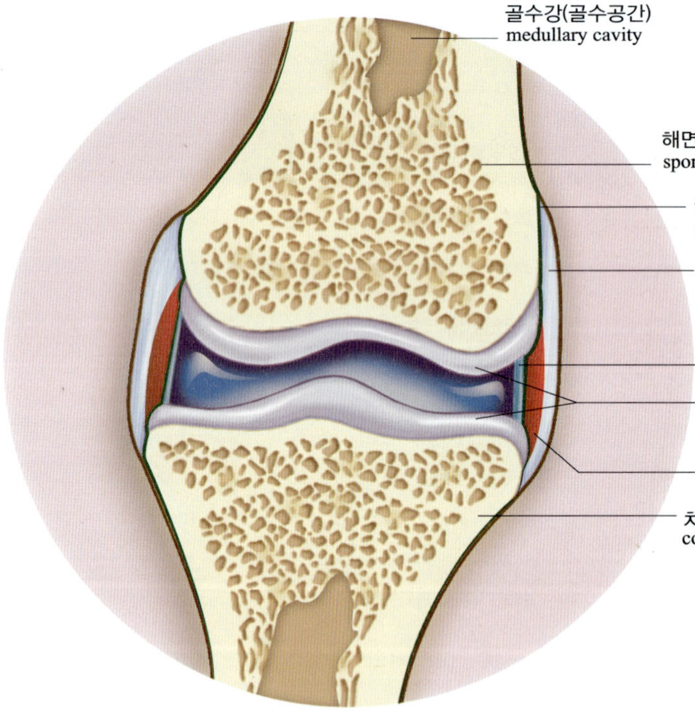

그림 7-11 관절뼈의 구조

증상과 질병 용어 Terms for Symptoms and Diseases

Fracture 골절

외상으로 인해 뼈가 부러진 상태로 통증, 압통, 부종, 종창, 점상 출혈, 변형, 동반 손상, 쇼크 등의 증상이 나타난다.

Congenital hip dislocation 선천성 엉덩관절 탈구

엉덩관절 발육 부진에 의해 발생하는데, 남아보다 여아에서 빈발하며 통증, 발육장애, 보행장애 등을 동반한다.

Osteomalacia 골연화증

칼슘이나 인 같은 골무기질, 비타민 D의 결함으로 인한 뼈의 연화가 원인이며, 척추측만, 골반기형, 만곡된 다리 등의 증상을 유발한다.

Osteoporosis 골다공증(뼈엉성증)

장기간의 운동 부족, 영양실조, 난포호르몬 결핍, 장기간의 부신호르몬 치료 등으로 인해 치밀뼈가 얇아지고 해면골의 손실로 골수강의 확대가 일어나게 됨으로써 골절이 빈번하게 나타나는 증상을 동반한다.

Osteomyelitis 골수염(뼈속질염)

화농성 병원균에 의해서 생기는 뼈와 골수의 염증성 질환을 일컬으며, 감염에 의한 골괴사 및 농양의 형성이 나타난다.

Arthritis 관절염

여러 가지 원인에 의해 관절에 염증이 생긴 것으로 관절의 통증, 관절 부종, 발적, 기형을 유발한다.

Dislocation 탈구

외력에 의해 뼈가 정상 위치로부터 전위된 상태로 환부가 붓고 열이 나며 통증이 발생하는 것이지만 심할 경우 신경 손상이나 혈관, 내부장기 손상을 동반한다.

Subluxation 부분탈구

부분적 탈구로서 뼈의 관절면이 연결은 되어 있지만 서로 정확하게 제 위치에 있지는 않은 상태로 관절 움직임이 제한되며, 통증과 부종이 나타난다.

Osteosarcoma 골육종

악성 종양에 의해 종양세포가 골을 형성한 것으로 운동 시 통증, 부종과 발적, 골절 등의 증상을 동반한다.

Osteoma 양성뼈 종양

골조직에 일어나는 양성 종양이다.

Polyarthritis 다발성 관절염

복수의 관절에 동시적으로 나타나는 관절염이다. 자가면역질환이며, 어느 연령대에나 발병할 수 있다.

Osteoarthropathy 골관절증

뼈와 관절에 영향을 주는 장애이다.

Tendinitis 건염(힘줄염)

운동선수에게 잘 생기는 힘줄의 염증질환이다.

Tenosynovitis 건활막염(힘줄윤활막염)

건을 싸고 있는 활액막에 생기는 염증질환이다.

Bursitis 활액낭염

관절 사이의 윤활액을 싸고 있는 활액낭에 염증이 생기는 질병이다.

Osteochondritis 골연골염

관절 내의 연골하조직의 괴사로 일어나며 팔꿈치와 무릎관절이 다발부위이다.

Spondylitis 척추염

척추를 침범하는 감염성, 비감염성의 염증을 총괄한 명칭이다.

Dactylitis 지염(손가락염)

손가락 또는 발가락의 염증을 의미한다.

Dactylospasm 수지경련(손가락경련)

손가락 또는 발가락에 경련 혹은 연축이 나타난다.

Podalgia 족통(발통증)

통풍이나 류머티즘에 의하여 생기는 통증이다.

검사와 수술 용어 Terms for Test and Surgery

Rheumatoid factor test 류머티스 인자 검사

류머티스 인자의 유무로 류머티스성 관절염을 진단하는 검사이다.

Reduction 정복

골절된 뼈를 정상적인 원래의 위치로 복원한다.

Internal fixation 속고정

개방성 정복 후 금속판, 나사, 막대를 사용하여 뼈를 고정한다.

Arthroscopy 관절경

관절 내를 관찰할 수 있는 현미경 장치를 통해 관절 내의 문제를 진단하고 불필요한 조직을 제거한다.

Antinuclear antibody test 항핵항체검사

류머티스성 관절염과 같은 자가면역 질환에 대한 자가항체유무 검사이다.

Arthroplasty 관절성형술

수술방법은 유착된 관절단을 끊어내고 관절구와 관절두를 조형하고 골면의 재유착을 막기 위하여 삽입막으로 골면을 덮어 싸서 운동성을 부여한다.

Tenotomy 힘줄(건) 절개술

단축된 건을 잘라서 구축하여 변형을 교정하는 수술이다.

Condylectomy 과절제술

관절융기절제술이다.

Chiroplasty 수형성술

손성형술을 의미한다.

주요 용어 분석과 의미 Analysis and Meaning of Key Terms

어근 Roots

용어(Term)	용어 분석(Term Analysis)	의미(Meaning)
	skelet/o	skeleton **고등척추동물의 뼈대**
skeletology 뼈학(골격학) [skelitɔ́lɔːgi]	-ology : 학문	몸의 뼈대에 관한 학문
skeletogeny 골형성 [skelitodʒeni]	-geny: 발생	골격을 형성하는 영양소로 Ca, P, 비타민 D가 있다.
	orth/o	straight **곧은**
orthopedics 정형외과학 [ɔ̀ːrθoupíːdiks]	-pedics = medical field: 의학분야	뼈나 관절의 형태 이상, 기능장애를 취급하는 임상의학의 한 분야
	myel/o	bone marrow **골수**
myeloblast 골수아세포 [máiələblæ̀st]	-blast: 아세포	혈액 속에 있는 과립구의 가장 어린 세포
myelocyte 골수세포 [máiələsàit]	-cyte: 세포	전골수구와 후골수구 사이의 중간 세포로 골수아구, 전골수구를 거쳐 골수구가 되고, 다시 후골수구, 간상핵구, 분엽핵구로 성숙한다.
	articul/o	joint **관절**
articulation 관절, 관절형성 [àːrtìkjəléiʃən]	-ation = process, condition: 과정, 상태	뼈 상호간의 가동결합
	condyl/o	condyle **과, 관절구**
epicondyle 상과 [epikɑ́ndail]	epi- : 위	상완골과 대퇴골 밑 끝의 융기
	vertebr/a	vertebra **척추**
vertebral column 척주 [vɚ́ːrtəːbrəl kɑ́ləm]	column: 기둥	

용어(Term)	용어 분석(Term Analysis)	의미(Meaning)
	spondyl/o	spine **척추**
spondylolysis 척추분리 [spɑ̀ndəlólisis]	-lysis 분해, 파괴	상관절 돌기와 하관절 돌기 사이에 있는 관절 간에 좁아진 부위에 결손이 발생한 상태로 4~5번 요추에 가장 흔하다.
	rachi/o	spine **척추**
rachiometer 척추만곡계 [rækiómi:tə(r)]	-meter : 측정기	척추의 굽은 정도를 측정
	digit/, dactyl/o	digitus **손가락, 발가락**
dactylogram 지문 [dæktílo*u*græ̀m]	-gram: 기록, 그림	손가락의 끝마디에 있는 곡선이 만드는 무늬
	pelv/i, pelv/o	pelvis **골반**
pelvimetry 골반계측법 [pelvímətri]	-metry: 측정법	분만의 3요소의 하나인 산도 가운데 골산도에 대해서 그 상태를 알기 위해 행하는 방법
pelviscopy 골반경법 [pelviskopi]	-scopy: 관찰, 검사	주로 여성생식기
	pub/o	maturity, adult **성인**
pubic bone 치골 [pjú:bik boun]	-ic = pertaining to ~의	골반의 앞면을 구성하는 골조직
suprapubic 치골상부의 [sù:prəpjú:bik]	supra- 위에	치골상부 또는 전면부의
	cost/o	ribs **갈비뼈**
costovertebral 늑골척추의 [kɔ:stovə́:rbrəl]	-vertebral 척추의	
	crani/o	skull **머리뼈**
cranioplasty 두개골형성술 [kréinioplæ̀sti]	-plasty 형성	금속판이나 플라스틱 조각을 이용, 두개골의 결손부위를 재건해 준다.
	mandibul/o	mandible **아래턱뼈**
mandible 하악골 [mǽndəbəl]		저작기능을 하는 뼈

용어(Term)	용어 분석(Term Analysis)	의미(Meaning)
	scapul/o	shoulder blade **어깨뼈**
scapular 견갑골의 [skǽpjələr]	scapulo = shoulder blades	등쪽에 형성하는 커다랗고 평평한 삼각형 뼈
	clavicul/o	collar bone **빗장뼈**
clavicular 쇄골의 [klævíkjələr]	clavicle = little key	첫번째 늑골위로 길고 굴곡진 수평골로 어깨 지지대 역할을 한다.
	acromi/o	**어깨봉우리**
acromioclavicular 견봉쇄골의 [ǽkroumioklævíkular]	-clavicular 쇄골의	견봉쇄골관절(Acromioclavicular joint; AC joint) 손상은 젊은 성인에서 운동 중에 가장 많이 일어난다.
	humer/o	upper arm **위팔뼈**
humeroulnar 상완척골의 [hjù:mərəʌ́lnər]	-ulnar 척골의	상완골과 척골
	olecran/o	elbow **팔꿈치머리**
olecranarthritis 주관절염 [oulècrenɑ:rθráitis]	arthritis 관절염	팔꿉치 관절에 생긴 관절염
	uln/o	ulna **자뼈**
ulnar 척골의 [ʌlnər]	-ar : pertaining to ~에 관계된	아래팔의 안쪽에 위치하며 삼각기둥 형태로 생긴 긴 뼈
	radi/o	radius **노뼈**
radlal 요의 [réidiəl]	-al = pertaining to ~에 관계된	아래팔뼈를 이루는 2개의 뼈 중 요측, 즉 바깥쪽에 있는 뼈
	carp/o	wrist bone **손목뼈**
carpocarpal 수근골간골 [kɑ:rpoká:rpl]	carpal 수근	
	metacarp/o	metacarpal bone **손허리뼈**
carpometacarpal 수근중수골 [kà:rpometaká:rpl]	carp/o = wrist bone 손목뼈	원위 수근골과 중수골이 형성한다.

용어(Term)	용어 분석(Term Analysis)	의미(Meaning)
	phalang/o	finger bone **손가락뼈**
phalange 지골 [fǽləndʒ]		손(발)가락의 마디
phalangectomy 지골절제술 [fæ̀ləndʒéktəmi]	-ectomy 절제	
	acetabul/o	acetabulum **절구**
acetabular 고관절비구의 [æ̀sətǽbjulər]	-ar = pertairing to ~의	고관절비구 이형성증은 비구부의 형성부족으로 작게 만들어져 대퇴골두를 충분히 감싸지 못해 발생한다.
	ili/o	hip bone **엉덩뼈**
iliac 장골의 [íliæ̀k]	-ac = pertaining to ~에 관계된	장골의
iliopsoas 장요근 [íliosɔ́ɑs]	-psoas 요근	요추를 안정시키는 근육
	isch/o	hip joint **궁둥뼈**
ischium 좌골 [ískiəm]	-ium = structure, tissue	골반의 양쪽 아랫부분을 구성하며 앉을 때 체중이 전달되는 곳
ischiadynia 좌골통 [ískiǽdinia]	-dynia 통증	
ischialgia 좌골신경통 [ískiǽldʒiə]	-algia 통증	좌골신경의 이상으로 인해 허리, 대퇴부뒤쪽, 종아리, 발에 통증을 느낀다.
	femor/o	thigh bone **넙다리뼈**
femoral 대퇴부의 [fémərəl]	-al = pertaining to ~에 관계된	양쪽 골반과 무릎관절 사이에 위치

용어(Term)	용어 분석(Term Analysis)	의미(Meaning)
	patell/o	**knee 무릎뼈**
patellofemoral 슬개대퇴 [pətelәfémәrәl]	-femoral 대퇴부	흔한 무릎질환 중 하나인 슬개대퇴통증증후군이 발생한다.
patellapexy 슬개골고정술 [pәtelәpexi]	-pexy 고정	개방성 정복 및 나사 철사 고정으로 수술한다.
	tibi/o	**shinbone 경골**
tibiofibula 경비골 [tíbiәfibjәlә]	-fibular 종아리뼈, 비골	
	tars/o	**tarsal 발목뼈**
tarsal 발목뼈의 [tɑ́:rsәl]	-al = pertaining to ~의	거골 · 중골 · 주상골 · 입방골 · 제1설상골 · 제2설상골 · 제3설상골의 일곱 뼈의 총칭
tarsus 족근골 [tɑ́:rsәs]		
	metatars/o	**metatarsal 발바닥뼈**
metatarsalgia 중족골통 [mètәtɑ:rsǽldʒiә]	-algia 통증	전족부의 족저부분에 높은 압력이 가해져서 생기는 경우가 많다. [참고] 하이힐
metatarsus 중족골 [mètәtɑ́:rsәs]		발목마디와 발가락 사이의 부분

접미사 Suffixes

용어(Term)	용어 분석(Term Analysis)	의미(Meaning)
	–blast	**immature 미성숙한**
osteoblast 조골세포(뼈모세포) [ástiəblæ̀st]	oste/o 뼈	뼈 만드는 일을 하는 주사위처럼 생긴 큰 세포
	–clasis	**refracture 분쇄, 재골절**
osteoclasis 쇄골술(골분쇄술) [àstiákləsis]	oste/o 뼈	뼈의 기형을 치료하기 위해 의식적으로 골절시키는 방법
	–clast	**breaking 파괴**
osteoclast 파골세포 [ástiəkæ̀st]	oste/o 뼈	파골세포가 활성화되면 골기질의 흡수가 촉진되고, 혈액 속의 칼슘과 인의 양이 증가한다.
	–genesis	**formation 형성**
osteogenesis 뼈발생 [àstiədʒénəsis]	oste/o 뼈	골조직의 바탕에 석회염이 침착하여 골조직을 이루는 일로서, 골화라고도 한다.
	–malacia	**softening 연화**
chondromalacia 연골연화증 [kɑndróuməléisia]	chondr/o 연골	관절표면의 연화 또는 균열로 슬개골에 흔하다.
	–osis	**abnormal state 비정상적인 상태**
scoliosis 척추측만증 [skòulióusis]	scoli/o 비틀린	척주가 회전변형과 동반하여 옆으로 휘는 질환
kyphosis 척추후만증 [kaifóusis]	kyph/o 등을 구부린	척추 흉부의 후만곡이 증가되어 있거나 경부와 요부에서 후만 변형이 된 상태
lordosis 척추전만증 [lɔːrdóusis]	lord/o 구부러진	척추의 경추, 요추부위가 정상적인 만곡 이상으로 전방으로 휘는 질환
	–porosis	**small hole 작은 구멍이 있는**
osteoporosis 골다공증(뼈엉성증) [àstioupəróusis]	oste/o 뼈	뼈를 형성하는 무기질과 기질의 양이 동일한 비율로 과도하게 감소된 상태
	–sarcoma	**결합조직에 악성종양이 발생한 것 malignant tumor**
chondrosarcoma 연골육종 [kɑndróusɑːrkoumə]	chondr/o 연골	악성의 연골성 종양으로 연골조직을 함유하는 육종, 또는 연골의 이상성장이 원인이다.

약 어 Abbreviations

약 어	Full Term	의 미
AE	Above the elbow	팔꿈치 위쪽
AK	Above the knee	무릎 위쪽
BE	Below the elbow	팔꿈치 아래
BK	Below the knee	무릎 아래
C	Cervical vertebra	목뼈
C_1	Number 1 of Cervical vertebra	제1번 목뼈
Co	Coccyx	꼬리뼈
DIP	Distal interphalangeal joint	먼쪽 손(발)가락뼈사이관절
DJD	Degenerative joint disease	퇴행성 관절질환
Fx	Fracture	골절
HNP	Herniated nucleus pulposus	속질핵탈출증
L	Lumbar vertebra	허리뼈
L_1	Number 1 of Lumbar vertebra	제1번 허리뼈
MCP	Metacarpophalangeal joint	손바닥손가락관절
OA	Osteoarthritis	뼈관절염
ortho.	Orthopedics	정형외과학
PIP	Proximal interphalangeal joint	몸쪽 손가락뼈사이관절
RA	Rheumatoid arthritis	류머티즘성 관절염
S	Sacrum	엉치뼈
T	Thoracic vertebra	등뼈
T_1	Number 1 of Thoracic vertebra	제1번 등뼈
THA	Total hip arthroplasty	엉덩관절성형술
TKA	Total knee arthroplasty	무릎관절성형술
TMJ	Temporomandibular joint	관자아래턱관절
Tx	Traction	견인

연습문제 Exercises

1. 다음 뼈의 이름을 쓰시오.

① femur	대퇴골(넙다리뼈)
② humerus	상완골(위팔뼈)
③ ilium	장골(엉덩뼈)
④ patella	슬개골(무릎뼈)
⑤ tibia	경골(정강뼈)
⑥ forearm	전완(아래팔)
⑦ olecranon	주두(팔꿈치머리)
⑧ calcaneus	종골
⑨ carpals	수근골(손목뼈)
⑩ thorax	흉곽

2. 다음 용어의 형용사형을 쓰시오.

① ischium	ischial
② radius	radial
③ sacrum	sacral
④ face	facial
⑤ femur	femoral
⑥ ilium	iliac
⑦ maxilla	maxillary
⑧ clavicle	clavicular
⑨ zygoma	zygomatic
⑩ coccyx	coccygeal

3. 다음 틀린 단어를 바르게 고치시오.

① olecrenal	olecranal
② ileosacral	iliosacral
③ myloma	myoma
④ maleolus	malleolus

⑤ tibula fibula

⑥ thorex thorax

⑦ calcanious calcaneus

⑧ acetatbolum acetabulum

⑨ vetebra vertebra

⑩ brechial brachial

4. **다음 병리학용어의 의미를 쓰시오.**

① osteoarthritis 골관절염

② chondroma 연골종

③ scoliosis 척추측만증

④ osteoma 골종

⑤ bursitis 활액낭염

⑥ kyphosis 척추후만증

⑦ lordosis 척추전만증

⑧ osteomyelitis 골수염

⑨ polyarthritis 다발성관절염

⑩ tendinitis 건염

5. **다음 수술관련 용어의 의미를 쓰시오.**

① arthrotomy 관절절개술

② bursectomy 활액낭절제술

③ osteotomy 골절술

④ chondrectomy 연골절제술

⑤ tenoplasty 건성형술

⑥ tenonectomy 건절제술

⑦ cranioplasty 두개성형술

⑧ patellapexy 슬개골고정술

⑨ arthrodesis 관절고정술

⑩ chiroplasty 수지성형술

6. **다음의 의학용어를 완성하시오.**

• myel/o를 이용하여 다음 의미를 가진 의학용어를 완성하시오.

① inflammation of the bone marrow osteomyelitis

② immature cell found in the marrow myeloblast

- oste/o를 이용하여 다음 의미를 가진 의학용어를 완성하시오.

① benign tumor of the bones osteoma

② bone formation osteogenesis

③ malignant tumor of the bones osteosarcoma

④ condition softening of the bones osteomalacia

- arthr/o를 이용하여 다음 의미를 가진 의학용어를 완성하시오.

① inflammation of the multiple joints polyarthritis

② incision of the joint arthrotomy

③ any morbid condition of the joint osteoarthropathy

④ surgical repair of the joint arthroplasty

- chondr/o를 이용하여 다음 의미를 가진 의학용어를 완성하시오.

① pain of the cartilage chondrodynia

② inflammation of the cartilage and the bones osteochondritis

- ten/o를 이용하여 다음 의미를 가진 의학용어를 완성하시오.

① pain in the tendon tenodynia

② inflammation of the tendon tendinitis

③ incision of the tendon tenotomy

7. 다음의 뼈구조와 관련된 용어의 의미를 쓰시오.

① sacroiliac 천장관절의

② costovertebral 늑골척추의

③ occipitoparietal 두정후두엽의

④ sternoclavicular 흉쇄관절의

⑤ humeroradial 상완요골관절의

⑥ carpocarpal 수근골각골의

⑦ symphysis pubis 치골결합

⑧ iliac spine 장골능

⑨ fibulocalcaneal 비골종골의

⑩ craniofacial 두개안면의

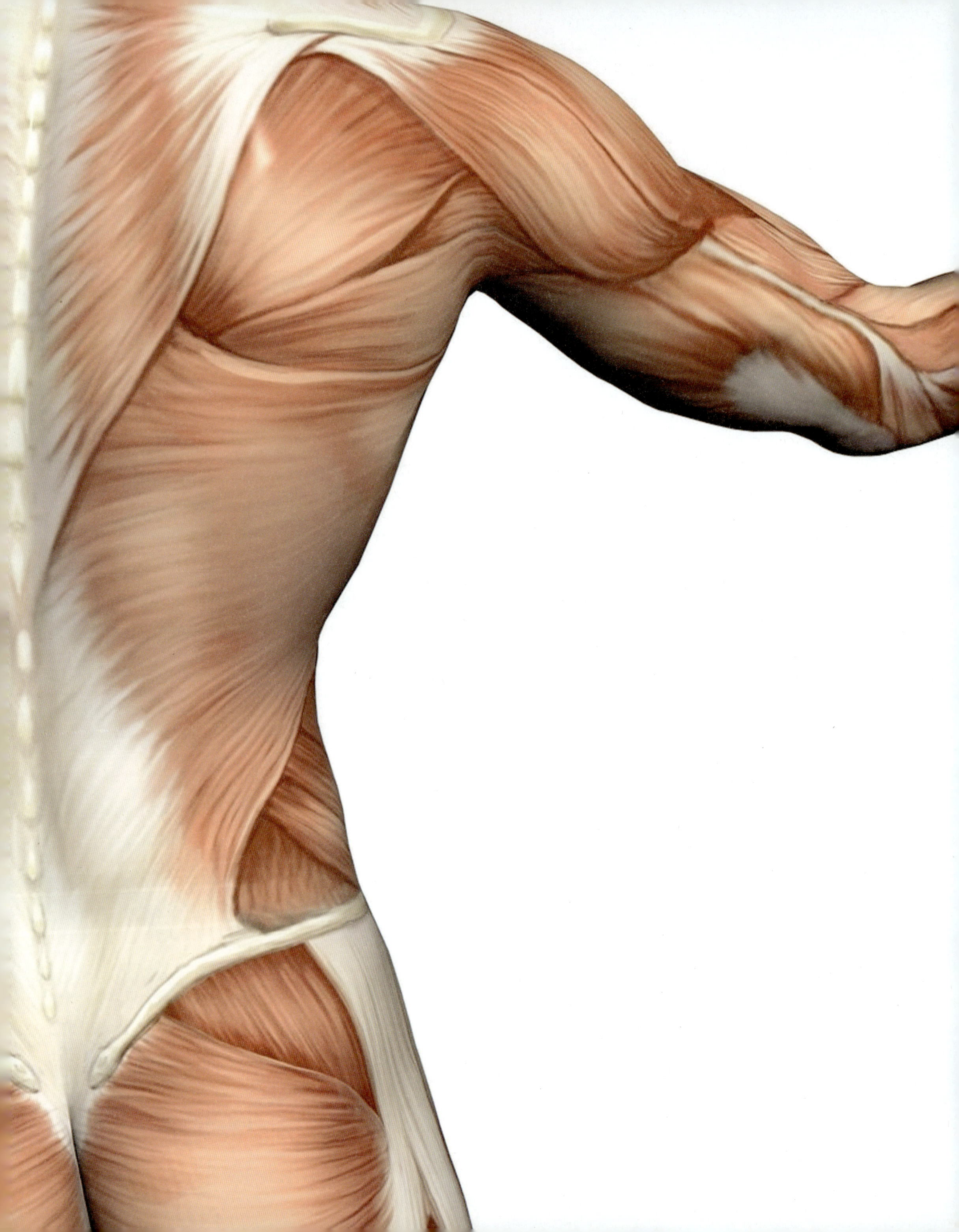

Muscular System

Chapter 8 근육계

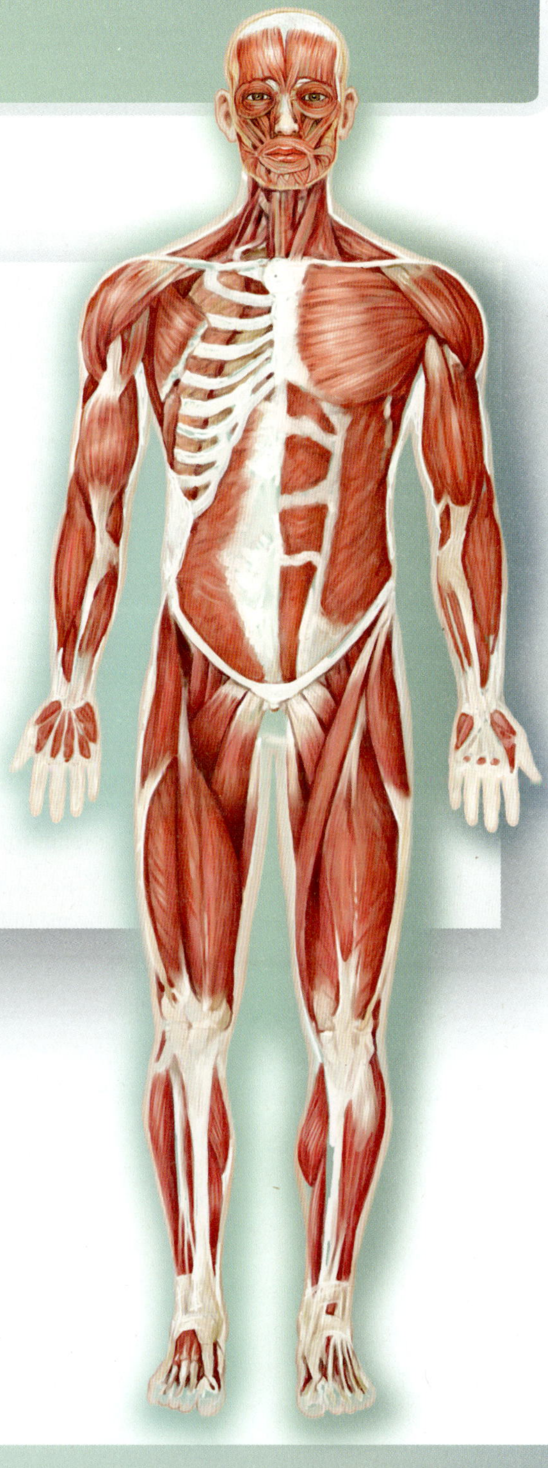

구성 Composition

- 들어가기
- 해부학적 용어
- 증상과 질병 용어
- 검사와 수술 용어
- 주요 용어 분석과 의미
- 약어
- 연습문제

학습목표

- 근육의 유형(내장근, 골격근, 심장근)과 특징을 인지한다.
- 골격근의 부착점과 근육의 수축으로 일어나는 인체 운동에 대한 용어를 숙지한다.
- 골격근의 명칭과 발음을 파악하고 철자를 익힌다.
- 근육계와 관련된 의학용어를 분석하고 그 뜻을 숙지한다.
- 근육계 관련 질환의 의학용어를 숙지한다.
- 근육계와 관련된 약어를 파악하고 익힌다.

들어가기 Prolog

인체의 근육은 600여 개의 골격근으로 이루어져 있고 근 필라멘트로 구성되어 특별한 기능을 갖고 있으며 에너지를 소모하여 힘을 만든다. 이러한 근육은 세포의 크기를 변화시켜 수축하며 인체의 움직임(운동)을 만들어 내는 역할을 수행하고, 열 발생과 몸의 지지 및 자세유지의 기능을 수행한다. 근육은 인체를 구성하는 골격근육, 내부장기를 구성하는 내장근육, 심장을 구성하는 심장근육으로 분류된다.

이 장에서는 인체를 구성하는 근육의 구조와 기능을 이해하고 관련된 의학용어를 학습하고자 한다.

해부학적 용어 Anatomical Terms

근육의 부착점 Attachment of Muscle

근육은 힘줄(tendon)과 널힘줄(aponeurosis)에 의해 뼈로 부착되며 어떤 근육은 낱개의 근섬유가 짧은 결합성 섬유조직에 의하여 직접 뼈에 부착된다.

근육의 부착부위는 이는곳(origin)과 닿는 곳(insertion)으로 구분되는데 이는곳은 기시점이라고도 하며 근육의 수축 시 고정된 부위이고 대부분 몸통과 가까운 쪽이나 고정된 부위이다. 닿는곳은 정지점이라고도 하는데 주로 움직이는 부위를 말한다.

- **결체조직**(connective tissue) : 근육을 힘을 발휘할 수 있는 지점에 고정하고 형태를 유지하는 등의 기능을 하는 조직으로 근막(fascia)과 힘줄(tendon) 등이 여기에 포함된다.

근육의 유형 Types of Muscle

Visceral muscle 내장근

평활근(민무늬근, smooth muscle)이라고도 하며 위, 장, 혈관, 난관, 자궁, 방광, 요관과 같은 기관의 벽에서 볼 수 있다. 내 마음대로 수축하지 못하는 불수의근(제대로근, involuntary muscle)이며 내장섬유는 긴 방추상의 세포로 구성되어 있다.

Cardiac muscle 심장근

심장벽을 구성하고 있는 근육으로 골격근과 같은 횡문근(가로무늬근, striated muscle)이며 자율신경계의 지배를 받아 마음대로 조절할 수 없는 불수의근이다.

Skeletal muscle 골격근

뼈대 부분에 부착되어 있기 때문에 골격근이라고 하며 인체의 여러 가지 운동, 즉 관절운동과 저작운동 및 표정 등의 기능을 한다. 골격근의 형태는 가로무늬근의 형태로 밝고 어두운 띠가 교대로 나타나며 운동신경의 지배를 받아 내 마음대로 움직일 수 있는 수의근(맘대로근, voluntary muscle)이다.

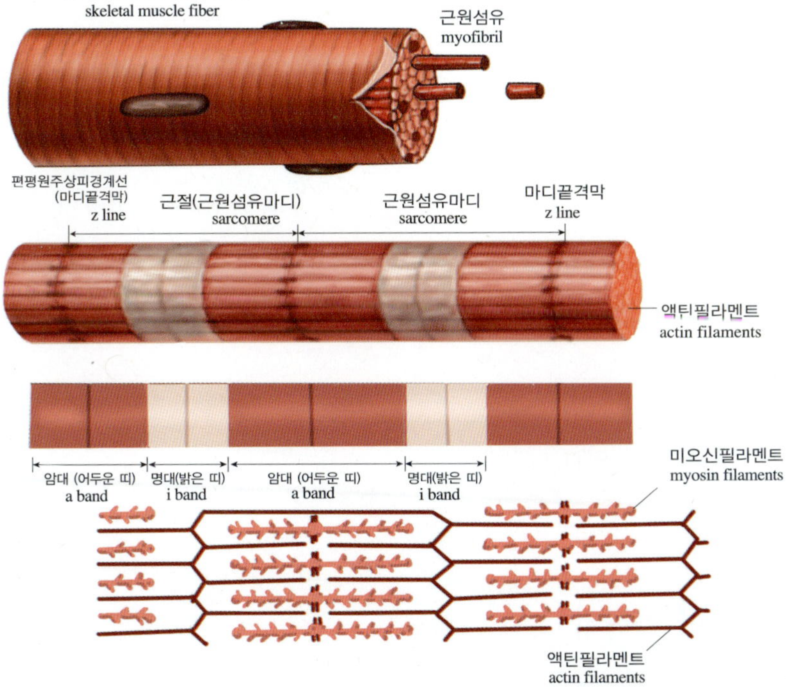

그림 8-1 근육의 구조

근육의 구조 Structure of Muscle

보통 살과 근육이라고 말할 때 근육이 지칭하는 것은 골격근육이다. 골격근육을 구성하는 가로무늬근은 다핵세포로 구성되어 있는데 이는 발생상에서 여러 개의 세포가 융합하거나 세포질 분열을 하지 않고 핵분열만 하면서 생성된다. 섬유가 매우 길고 수축 속도가 빠르며 큰 힘을 낼 수 있으나 쉽게 피로해지는 수의근이다.

민무늬근육은 광학현미경으로 관찰했을 때 가로무늬가 보이지 않는 근육이다. 심장근육을 제외한 모든 내장근육이 이에 속한다. 수축 속도는 느리나 쉽게 피로해지지 않는 특징을 가진 불수의근으로 보통 자율신경계를 통해 이중지배를 받고 있다.

작지만 가늘고 긴 방추형의 근육섬유로 이루어지며 타원형의 핵이 중앙부에 위치한다. 보통 한 개의 핵이 존재하나 드물게 여러 개의 핵이 있기도 하다.

심장근육은 의식적으로 조절할 수 없는 불수의근으로 수축단백질이 나란히 배열되어 있어서 가로무늬근과 같은 형태를 보이면서 동시에 민무늬근과 같이 하나의 핵을 가진다. 그러나 다른 두 근육과 다르게 짧은 근육섬유들이 여러 갈래로 갈라진 상태로 연결되어 수축과 이완 시에 그 움직임이 심장박동으로 나타난다. 그리고 어떠한 자극이 없이도 자동으로 수축을 반복하는 특징을 가지고 있어 다른 근육들이 쉬고 있는 중에도 심장은 지속적으로 일하여(혈액을 순환시키는 등) 생명을 유지시킨다.

골격 근육에 의하여 일어나는 움직임 유형

Types of Motions by Skeletal Muscles

움직임		발음	정의	그림
flexion	굴곡 (굽힘)	*FLEK-shun*	관절의 각 좁히기	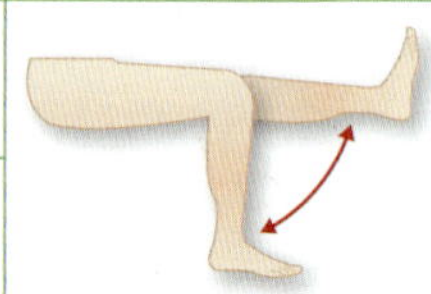
extension	신전 (폄)	*eks-TEN-shun*	관절의 각 넓히기	
abduction	외전 (벌림)	*ab-DUC-shun*	몸통에서 멀리 움직이기	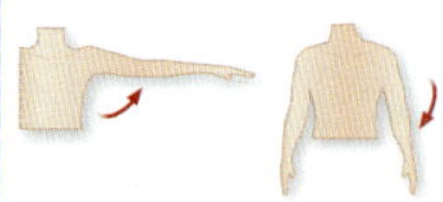
adduction	내전 (모음)	*a-DUC-shun*	몸통으로 가까이 움직이기	
rotation	회전 (돌림)	*roo-TA-shun*	몸의 축에서 일부 회전	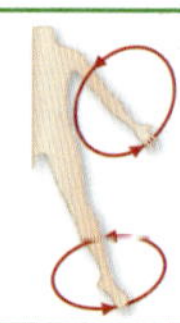
circumduc-tion	회선 (휘돌림)	*ser-kum-DUK-shun*	중심점에서 둥글게 움식임	
pronation	회내 (엎침)	*pro-NA-shun*	팔을 위로 돌리기	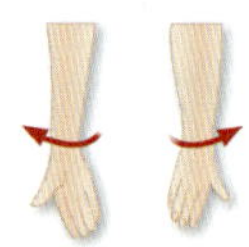
supination	회외 (뒤침)	*su-pin-A-shun*	팔을 아래로 돌리기	
eversion	외번 (가쪽번짐)	*e-VER-zhun*	바깥으로 돌리기	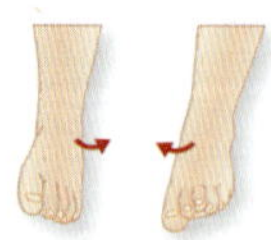
inversion	내번 (안쪽번짐)	*in-VER-zhun*	안으로 돌리기	
dorsiflexion	배측굴곡 (발등굽힘)	*dor-si-FLEX-shun*	뒤로 구부리기	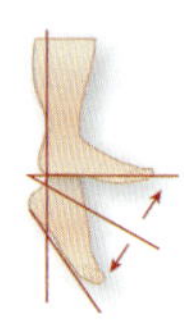
plantar flexion	족측굴곡 (발바닥 굽힘)	*plan-ta-FLEX-shun*	발바닥 구부리기	

주요 골격근의 명칭

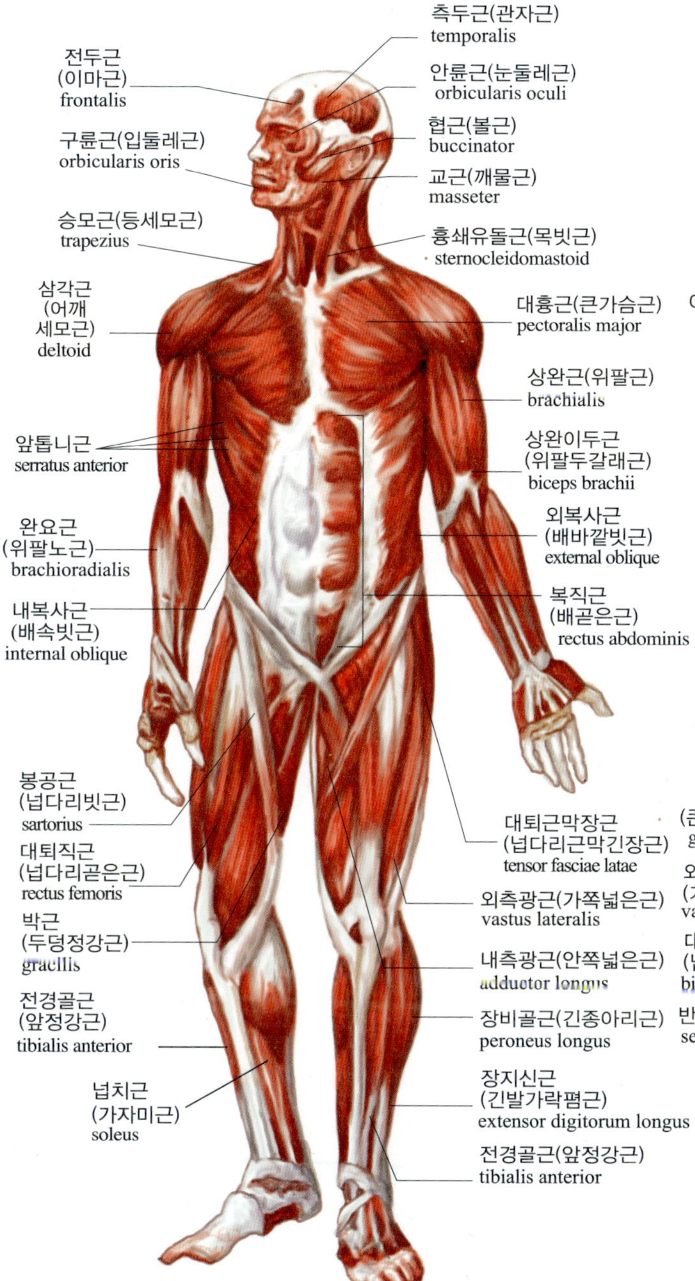

그림 8-2 주요 골격근의 명칭 - 전면부

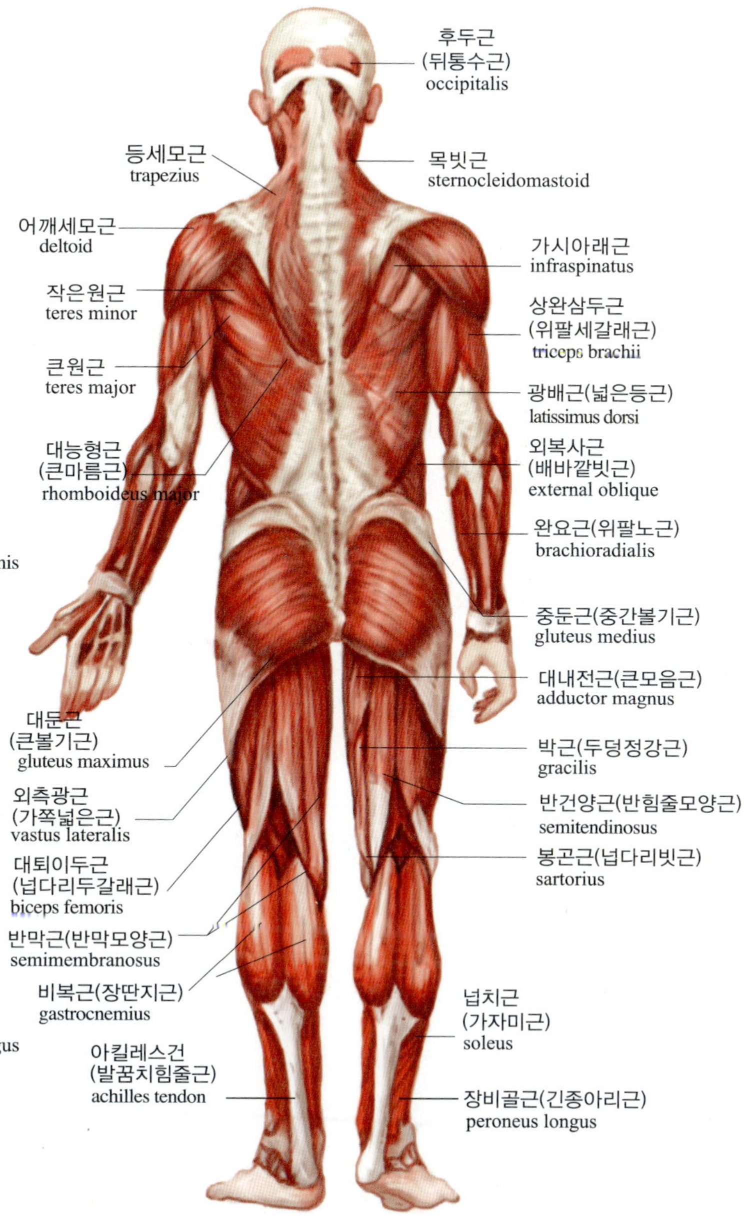

그림 8-3 주요 골격근의 명칭 - 후면부

증상과 질병 용어 Terms for Symptoms and Diseases

Myalgia 근육통

해당 근육의 과도한 사용으로 나타나며 전신근육에 통증이 느껴진다.

Myofibrosis 근섬유증

섬유세포가 비정상적으로 형성되어 나타나는 섬유종으로 근조직이 섬유조직으로 대체된다.

Myopathy 근병증

점진적인 근력감소로 인해 보행능력의 상실과 호흡근육 및 심장기능의 약화를 초래하는 질병이다.

Myoma (자궁)근종

에스트로겐의 증가가 원인이 되어 자궁의 대부분을 이루는 민무늬근(smooth muscle)에 생기는 종양이며 양성 질환이다.

Dermatitis 피부염

호르몬 불균형, 화학물질이나 다른 이물질과의 피부접촉으로 말미암아 종창, 변색, 발진 등의 염증이 발생한다.

Fasciitis 근막염

과도한 운동이나 급격한 체중증가로 인하여 피부의 경화(hard) 및 운동장애를 유발하는 것이다.

Tendinitis 건염

과도한 운동으로 인한 긴장과 견인이 원인이 되어 통증과 미세한 부종, 움직임의 제한이 나타난다.

Myotonia 근육강직증, 근긴장

상염색체 우성의 유전성 질환으로 근육이 수축한 뒤 바로 이완하지 못한다.

Dystonia 근육긴장 이상

지속적인 근육수축에 의해 발생하며 신체의 일부가 꼬이거나 반복적인 운동 또는 비정상적인 자세를 보인다.

Muscular dystrophy 근육위축(근이영양증)

유전적 요인으로 근세포막 구성 단백질이 결핍되어 나타나는 증세로 근육섬유의 괴사와 퇴행을 거쳐 근력저하 및 위축이 발생한다.

Bradykinesia 근육완서증(운동 완서, 운동 완만)

파킨슨병이나 다른 추체외로의 장애가 원인이며 움직임이 현저히 느려지는 증상을 보인다.

Strain 염좌(좌상)

근육과 힘줄(tendon)이 찢기거나(tearing) 꼬이거나(twisting) 지나치게 혹은 과다 젖힘/과다 폄이 된 상태로 손상부위의 부종, 통증 및 관절가동범위의 제한이 나타난다.

Sprain 염좌(인대 손상)

관절가동범위 이상의 움직임으로 인해 인대(ligament)가 찢기거나 늘어나는 손상으로 손상부위의 통증, 부종이 나타나며 관절가동범위가 제한된다.

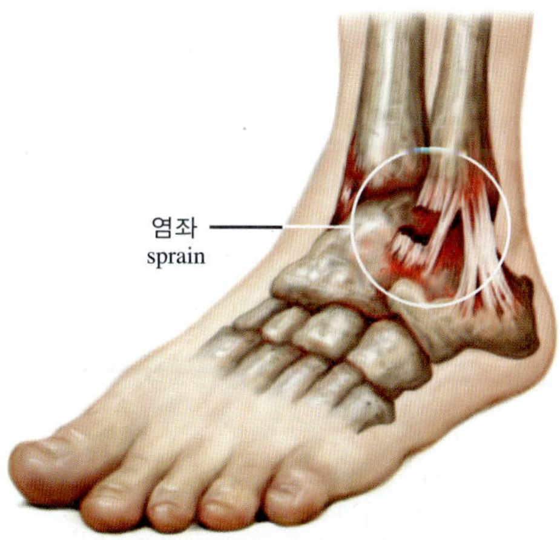

그림 8-4 염좌

검사와 수술 용어 Terms for Test and Surgery

Fasciectomy 근막절제술

근막을 제거하는 수술이다.

Tenodesis 힘줄고정술

힘줄을 고정하는 수술이다.

Tenotomy 힘줄절단술

힘줄을 잘라내는 수술이다.

Fasciorrhaphy 근막봉합술

근막을 봉합하는 수술이다.

Myorrhaphy 근육봉합술

근육을 봉합하는 수술이다.

Electromyography 근전도 검사(법)

말초신경과 근육에서 발생하는 전기적 활동성을 측정하는 검사방법이다.

주요 용어 분석과 의미 Analysis and Meaning of Key Terms

용어(Term)	용어 분석(Term Analysis)	의미(Meaning)
	rhabdomy/o	striated muscle **횡문근**(가로무늬)**근**
rhabdomyosar-coma 가로무늬육종 [ræbdəmàiousaːr kóumə]	-sarcoma : 육종(肉腫). 악성 종양	연부조직에 생기는 종양의 일종으로 신체 어느 곳에나 생길 수 있다.

용어(Term)	용어 분석(Term Analysis)	의미(Meaning)
rhabdomyoma 가로무늬근종 [ræbdəmaióumə]	-oma : tumor 종양	양성 종양으로 심장에서 종종 생긴다.
	lei/o	smooth muscle 민무늬, 평활
leiomyosarcoma 민무늬근육종 [laioumaiousa:rkóuma]	-my/o : 근육 -sarcoma : 육종	악성 종양으로 괴사나 출혈이 생기기 쉬우며 간이나 폐로 전이한다.
leiomyoma 민무늬근종 [làioumaióumə]	-oma : tumor 종양	양성 종양으로 자궁에 많이 생긴다.
	cut/i	skin 피부
subcutaneous 피하의 [sʌ̀bkju:téiniəs]	sub : …의 아래에(under) -eous '…와 같은, …비슷한'	피부의 진피 아래
	derm/o	skin 피부
epidermis 표피 [èpədə́:rmis]	epi : 위(上)	피부의 제일 바깥층
	fibro/o	fiber 섬유
fibrous 섬유성의 [fáibrəs]	-ous : '…의, 특징이 있는' 형용사형	
fibrous connective tissue 섬유성결합조직 [fáibrəs kənéktiv tíʃu:]	connective 결합성 tissue 조직	결합조직의 대부분을 차지하고, 체내에 널리 분포한다.
	fasci/o	fascia 근막
fascia 근막 [fǽʃiə] fasciectomy 근막절제	-ectomy : 절단, 절개	근육의 겉면을 싸고 있는 막
	ton/o	tension 긴장상태
atonic 무긴장의 [ətɑ́nik]	a~: 없는 ~ic : ~의	(근육) 이완증의

용어(Term)	용어 분석(Term Analysis)	의미(Meaning)
	ab–	from ~로부터
abduction 외전(벌림) [æbdʌ́kʃən]	duct/o: 끌어당기는	몸의 중심축으로부터 멀리 하는 것
	ad–	to ~쪽으로, ~을 향해
adduction 내전(모음) [ədʌ́kʃən]	duct/o: 끌어당기는	사지를 몸통으로 가깝게 끌어 모으는 것
	dorsi–	back 등
dorsiflexion 배측굴곡 [dɔ́:rsiflekʃn]	flexion : 굽힘	바빈스키 징후(Babinski sign)에 이용된다.
	poly–	~lot of 많다
polymyalgia 다발성근육통 [pɑ:limaiǽldʒə]	my : 근육 -algia = pain, 통증	대표적인 질환이 류머티스 다발성 근육통으로 전신에 근육통증(muscle ache)과 근육경직(muscle stiffness)이 일어난다.

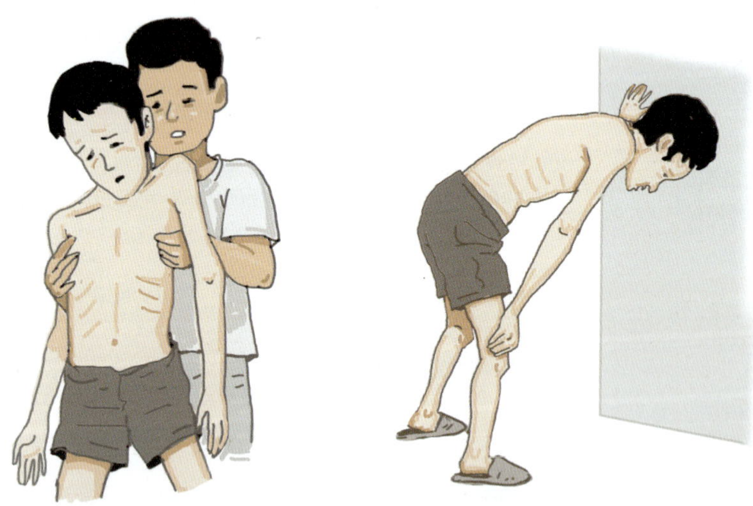

바빈스키 증후군(babinski's syndrome)

용어(Term)	용어 분석(Term Analysis)	의미(Meaning)
	–asthenia	feeble 근육에 힘이 없는
myasthenia 근무력증 [màiəsθí:niə]	my: 근육	신경학적으로 근력약화를 제외하고는 정상이고 근위축은 일어나지 않고 건반사도 정상이다.
	–kinesia	exercise 운동
bradykinesia 운동완서 [brædikinésiə]	brady- : 느린(완서)	파킨슨병이나 다른 추체외로의 장애 또는 정신안정제 등에 의해 유발된다.
dyskinesia 운동이상증 [dìskəní:ʒiə, -kai-]	dys-. 나쁜	수의적인 움직임이 감소되고 불수의적인 움직임[틱(tic)이나 무도증(chorea) 등]이 나타나는 현상으로 파킨슨병에서 특징적으로 나타난다.
	–trophy	growth 발육, 영양
atrophy 위축 [ǽtrəfi]	a-: 없는	대사장애나 혈관이 막힘으로 인해 크기와 기능이 줄어드는 현상이다.
hypertrophy 비대 [haipə́:rtrəfi]	hyper-: 과도한	비대에는 생리적인 것과 병적인 것이 있다. 전자는 근육노동자의 골격근이나 임부자궁에서 확인되고 후자에는 전립선 비대, 갑상선종, 심장비대 등이 있다

약 어 Abbreviations

약 어	Full Term	의 미
EMG	electromyography	근전도검사법
IM	intramuscular	근육 안의
ROM	range of motion	관절가동범위
MD	muscular dystrophy	근육약증
MG	myasthenia gravis	중증근육무력증
RICE	rest, ice, compression, elevation	휴식, 얼음, 압박, 거상
SLR	straight leg raising	수직하지거상

연습문제 Exercises

1. 다음 용어의 이름을 쓰시오.

① myalgia 근육통

② myosclerosis 근육경화증

③ myoma 근종

④ dermatitis 피부염

⑤ keratosis 각화증

⑥ onychitis 조염

⑦ anhidrosis 무한증

2. 다음 의미를 지닌 의학용어를 완성하시오.

① an immature muscle cell myoblast

② destruction of muscle tissue necrosis

③ replacement of muscle by fibrous tissue myofibrosis

④ a tumor containing both muscle and fibrous tissue rhabdomyosarcoma

⑤ hardening of muscle tissue myosclerosis

3. 각 근육의 위치를 보기를 이용해 쓰시오.

a. head **b.** shoulder **c.** upper extremities
d. lower extremities **e.** back **f.** abdomen **g.** chest

① deltoid b

② external oblique f

③ gastrocnemius d

④ pectoralis major g

⑤ triceps c

⑥ masseter a

⑦ sartorius d

⑧ latissimus dorsi e

⑨ trapezius e

⑩ rectus femoris d

⑪ frontalis a

⑫ gluteus maximus d

⑬ gracilis d

⑭ soleus d

⑮ infraspinatus e

4. 다음 틀린 단어를 바르게 고치시오.

① gastrocmemius gastrocnemius

② external abdominal obliique external abdominal oblique

③ infraspinates infraspinatus

④ tensor faciae latae tender fasciae latae

⑤ sternosleidomestoid sternocleidomastoid

⑥ vastos medials vastus medialis

⑦ solius soleus

⑧ seratus anterior serratus anterior

⑨ terres major teres major

⑩ abbuctor magnus adductor

5. 다음은 근육에 의해 형성되는 동작이다. 의미에 맞는 의학용어를 쓰시오.

① closing the angle at a joint flexion

② movement away from the midline of the body abduction

③ turning of a body part on its own axis rotation

④ turning the palm backward supination

⑤ bending backward dorsiflexion

⑥ turning the palm forward pronation

⑦ bending the sole of the foot plantarflexion

⑧ turning outward eversion

⑨ conical movement from a central point circumduction

⑩ opening the angle at a joint extension

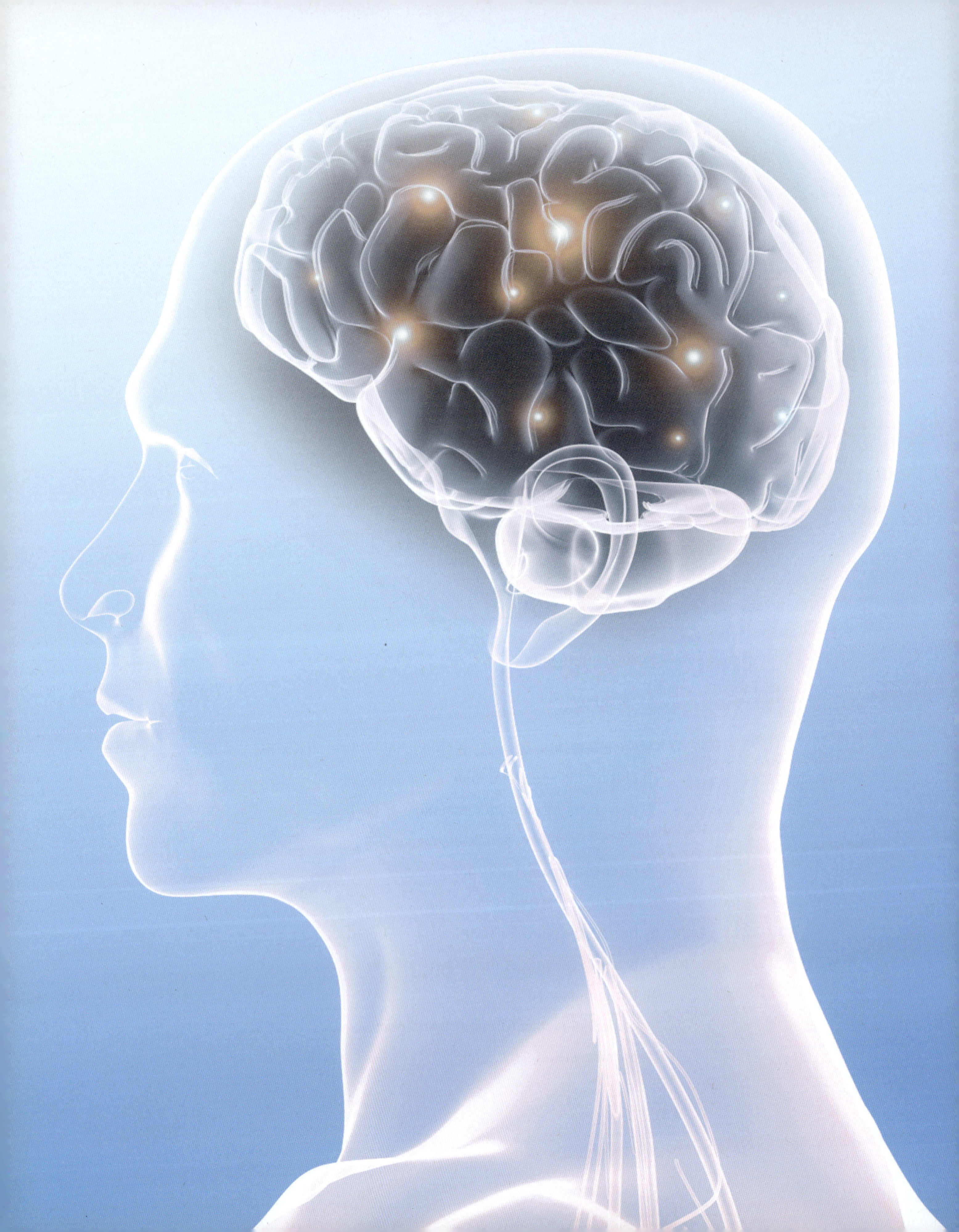

Nervous System

Chapter 9

신경계

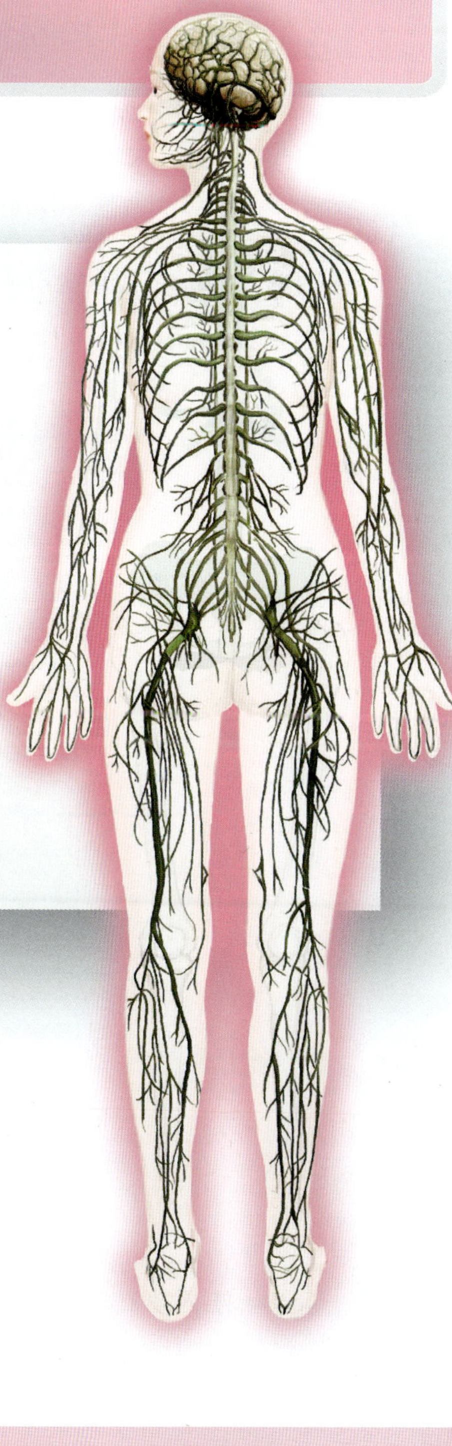

구성 composition

- 들어가기
- 해부학적 용어
- 증상과 질병 용어
- 수술과 처치 용어
- 검사와 중재 용어
- 주요 용어 분석과 의미
- 약어
- 연습문제

학습목표

- 신경계의 구조와 분류를 이해한다.
- 중추신경계와 말초신경계에 해당되는 구조의 명칭과 위치를 파악하고 숙지한다.
- 뇌신경과 척수신경의 구조와 명칭을 이해한다.
- 신경계와 관련된 의학용어를 분석하고 그 뜻을 숙지한다.
- 신경계 질환과 관련된 의학용어와 약어를 파악한다.

들어가기 Prolog

우리 몸에서 일어나는 자극신호를 전달하며 외부의 자극을 감지하고 반응하는 기능을 갖고 있는 신경계는 신체의 내부와 외부에서 일어나는 여러 가지 정보를 받아들이고 이를 종합 · 분석하여 기능이 다른 수많은 세포의 활동을 조절함으로써 신체활동을 조절 · 통제하는 고도로 발달된 특수 조직계통이다.

우리가 일상생활을 하는 데 필요한 말하기, 듣기, 생각하기, 운동하기, 우리 몸속에서 무의식중에 조절되는 호르몬의 분비, 위험을 감지하는 통증 시스템 등을 담당하고 있는 뇌와 척수, 그리고 말초신경계와 연결되는 뇌신경, 척수신경, 자율신경과 관련된 의학용어를 이 장에서 이해하고 학습하고자 한다.

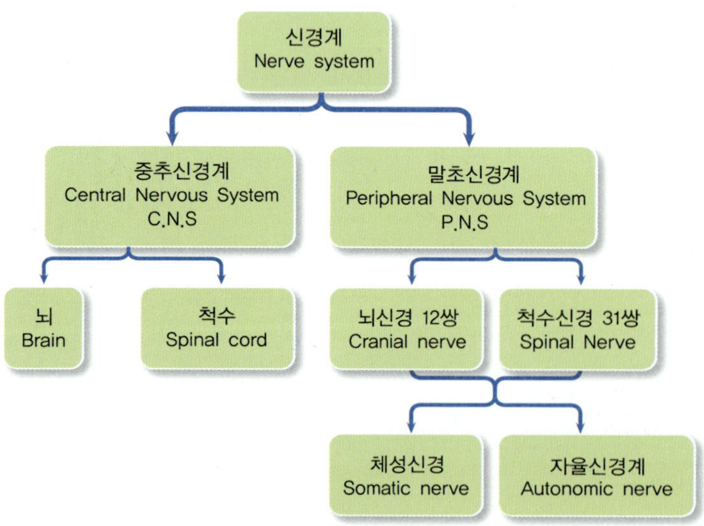

그림 9-1 신경계(nerve system)의 분류

신경계는 해부학적으로 크게 중추신경계(central nervous system)와 말초신경계(peripheral nervous system)로 나누어진다. 중추신경계는 뇌(brain)와 척수(spinal cord)가 해당되며, 뇌와 척수의 말단 부분인 말초신경계는 뇌에서 머리와 목부분으로 연결되는 뇌신경(cranial nerve)과 복부, 사지와 가슴부분으로 연결되는 척수신경(spinal nerve)이 포함된다. 말초신경계는 의식적 조절없이 자율적으로 기능하는 자율신경(autonomic nerve)을 포함하는데 호르몬샘, 심장, 혈관 및 장, 위, 방광과 같은 장기의 내벽에 있는 불수의근에 흥분을 전달한다.

해부학적 용어 Anatomical Terms

중추신경계 Central Nervous System (CNS)

뇌와 척수로 이루어진 중추신경계는 인체의 여러 감각기관에서 받아들인 신경정보들을 모아 통합 · 조정하는 중앙처리장치에 해당되며 수많은 신경세포로 구성된다.

Brain 뇌

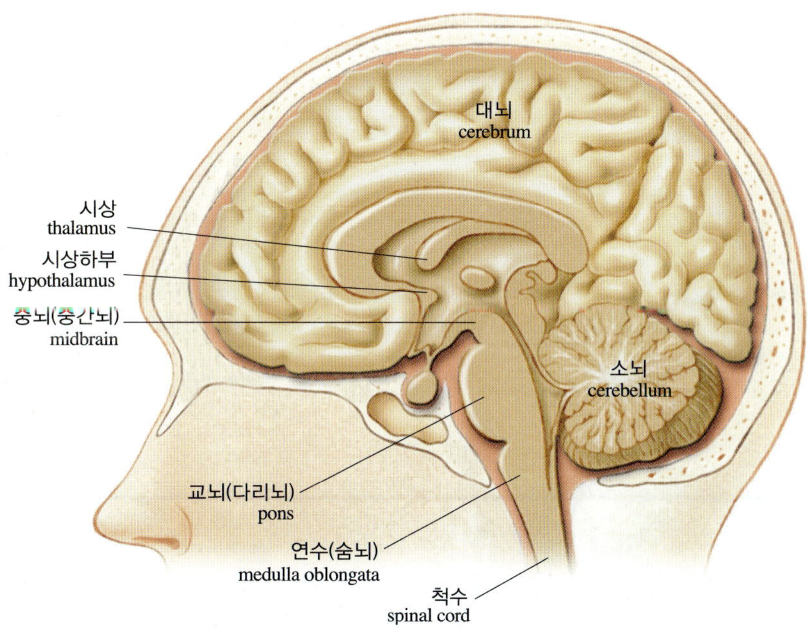

그림 9-2 뇌의 속 구조

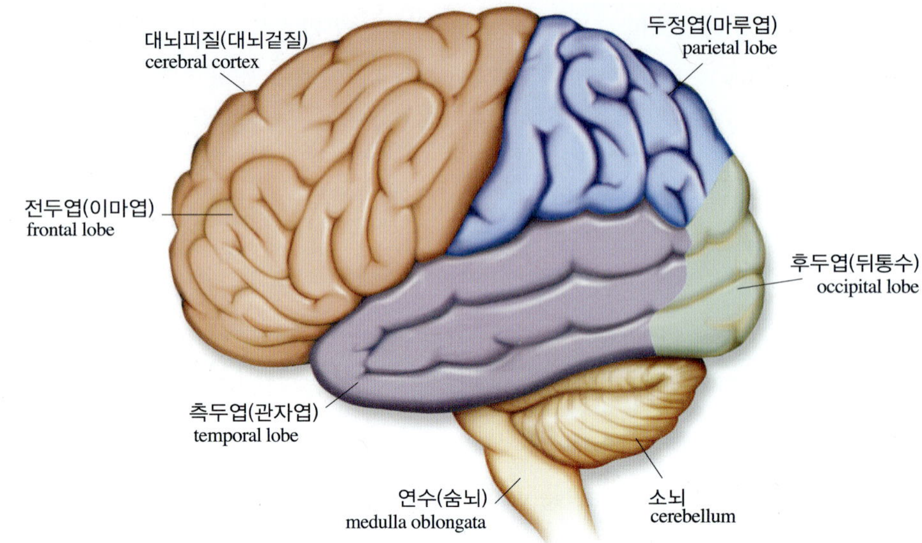

그림 9-3 뇌의 바깥 구조

Spinal cord 척수

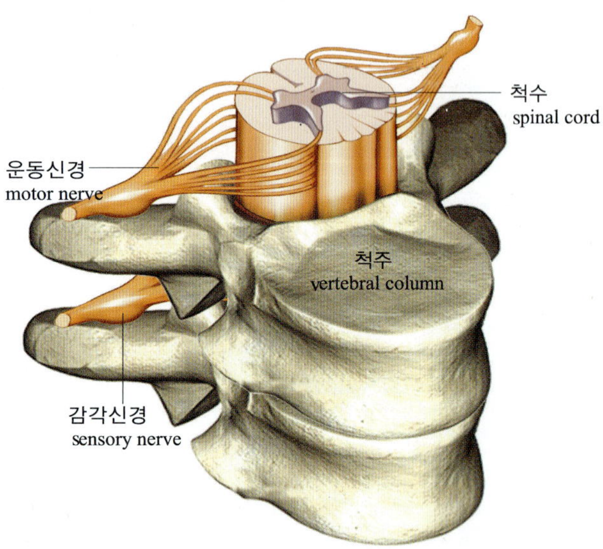

그림 9-4 척수의 위치

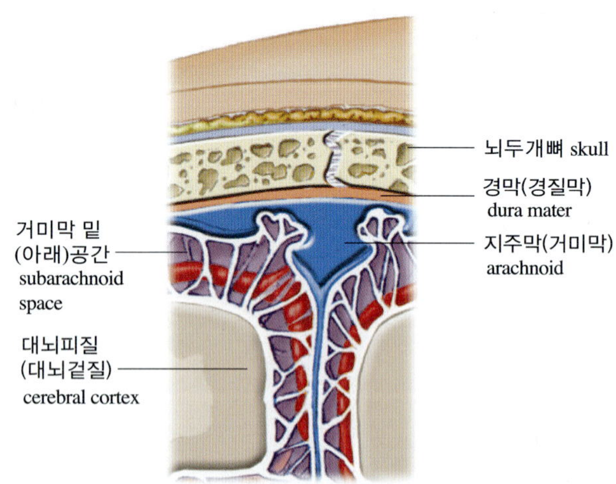

그림 9-5 척주와 두골 단면

말초신경계 Peripheral Nervous System (PNS)

뇌신경(12쌍)과 척수신경(31쌍)으로 구성되며, 감각과 운동자극을 중추신경으로 연결하는 통로가 되는 기관이다.

Somatic Nervous System 체성신경계

운동신경과 감각신경으로 구성되는데 운동신경은 원심성(遠心性)이며, 흥분을 중추에서 말단(골격근)으로 전달하여 근육운동을 일으킨다. 감각신경은 구심성(求心性)이며 흥분을 말단(감각기)에서 중추로 전달한다.

Autonomic Nervous System 자율신경계

자율신경계는 교감신경과 부교감신경으로 구성된다. 교감신경은 신체가 갑작스럽고 심한 운동이나 공포, 분노와 같은 위급한 상황에 대비하고 반응하게 하며 부교감신경은 위장관의 분비와 연동운동(꿈틀운동) 촉진 및 에너지 저장과 작용을 담당한다.

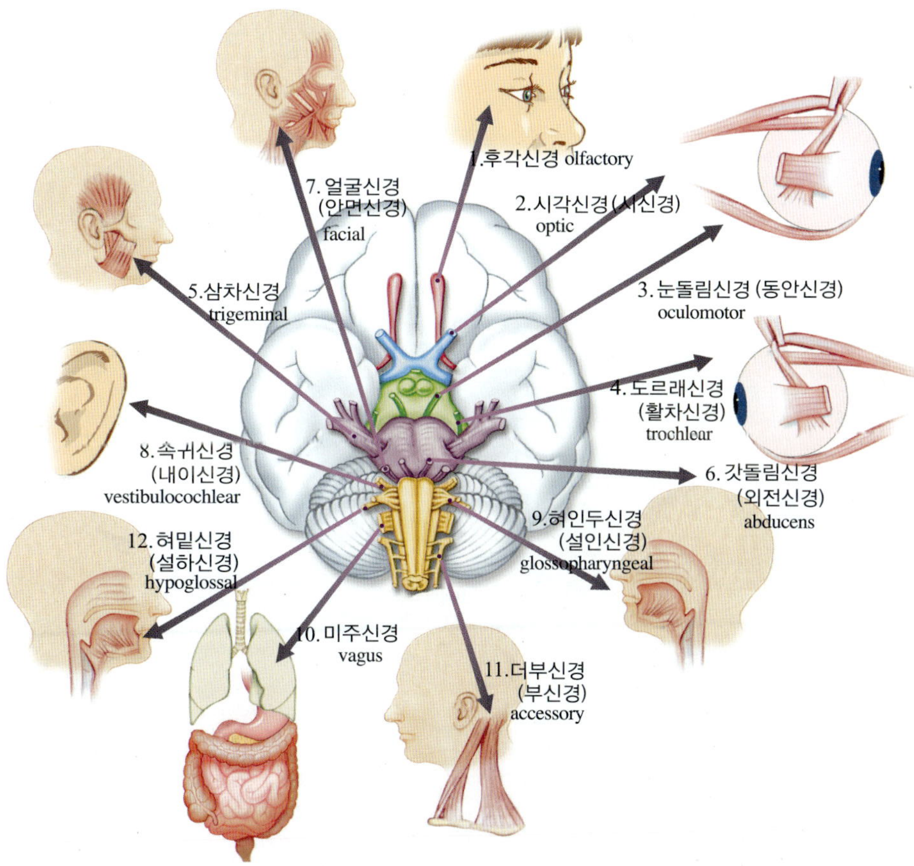

그림 9-6 뇌신경(12쌍)

Cranial nerve 뇌신경

뇌에서 시작되어 얼굴에 분포하는 12쌍의 신경으로 뇌의 윗부분부터 번호를 붙여 부르며 명칭이 정해져 있다. 제 1, 2, 8 뇌신경은 감각신경이고, 제 3, 4, 6, 11, 12 뇌신경은 운동신경이며, 제 5, 7, 9, 10 뇌신경은 감각과 운동의 혼합신경이다. 제 3, 7, 9, 10 뇌신경은 자율신경인 부교감신경의 원심성 신경을 포함한다.

Spinal nerve 척수신경

척수(spinal cord)에서 분지해서 나온 척수신경(spinal nerve)은 신체에 분포되어 각 부분의 운동을 지배하는 31쌍의 신경으로 구성되며 신경이 빠져 나가는 부위에 따라 경신경(목신경, cervical nerves), 흉신경(가슴신경, thoracic nerves), 요신경(허리신경, lumbar nerves), 천신경(엉치신경, sacral nerves), 미신경(꼬리신경, coccygeal nerves)으로 나뉜다.

얼굴 부위를 제외한 모든 팔 · 다리 근육의 운동기능 및 얼굴 부위를 제외한 피부의 모든 감각신경과 자율신경 기능을 담당하고 있다.

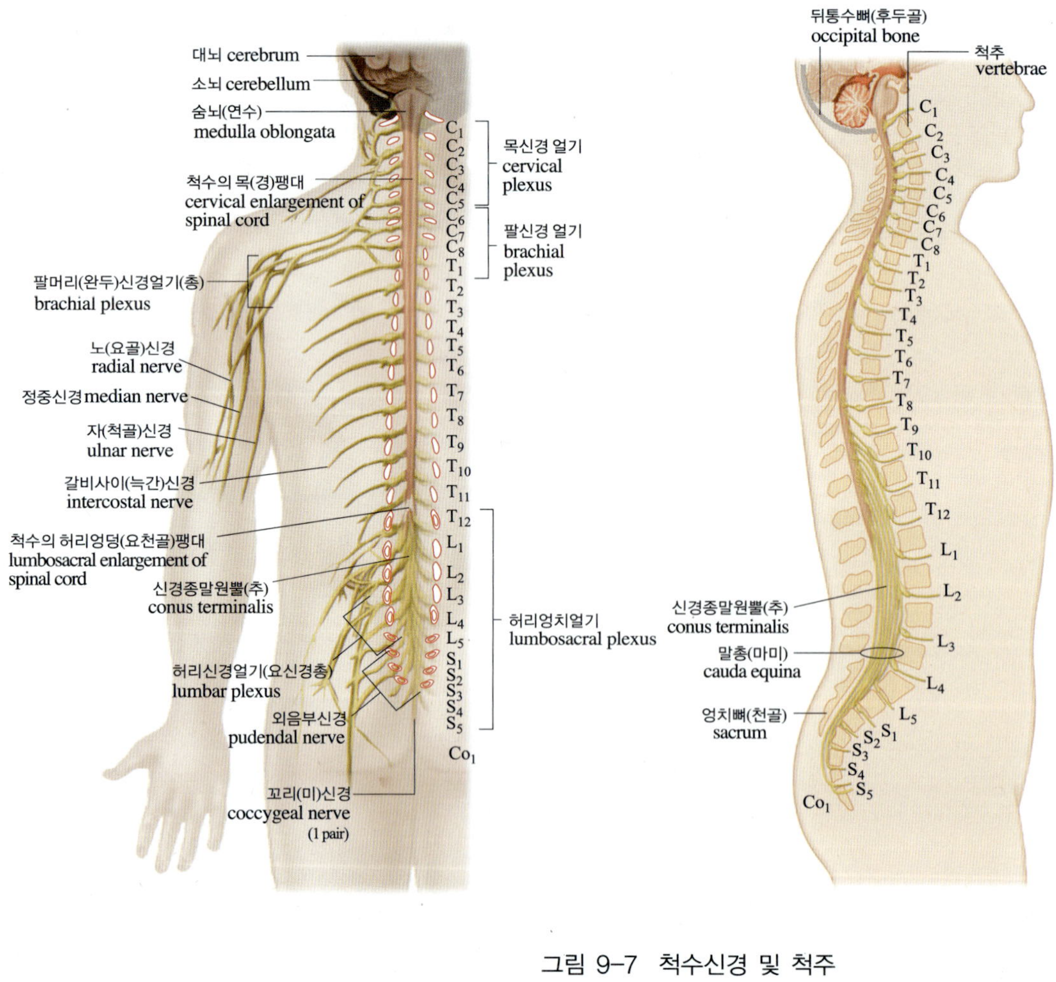

그림 9-7 척수신경 및 척주

증상과 질병 용어 Terms for Symptoms and Diseases

Alzheimer's disease 알츠하이머병

뇌 단백질의 이상으로 야기되는 질병이며 기억력 감퇴, 언어능력 저하, 시공간 파악능력 저하, 판단력 및 일상생활 수행능력의 저하, 성격 및 행동변화 등을 유발하는 것으로 알려져 있다.

Analgesia 통각상실증, 무통증

감각신경의 이상을 초래하는 약물, 사고 및 당뇨 같은 만성 질환에 의해서도 발생하며 통각의 상실뿐만 아니라 촉각 · 온도감각의 상실 등의 증상을 보인다.

Aphasia 실어증

뇌의 병적인 변화로 인해 발생하는 실어증은 크게 두 가지로 분류된다. 브로카 실어증은 아래이마엽의 후방에 있는 영역, 즉 말을 구사하는 브로카 영역이 손상되어 다른 사람의 말을 이해하는 데 지장은 없지만 말을 유창하게 하지 못하는 것이고, 베르니케 실어증은 위관자이랑의 후방에 있는 영역, 즉 말을 이해하는 베르니케 영역이 손상되어 말은 유창하게 할 수 있지만 말에 조리가 없으며 다른 사람의 말을 이해하지 못한다.

Brain tumor 뇌종양

뇌, 뇌막, 뇌혈관 또는 신경 등에 일어나는 모든 종양을 총칭하여 뇌종양이라 한다. 두통, 구토, 시력 감퇴, 난청, 이명, 눈이 보이지 않는 증상이 나타난다.

Cerebral infarction 뇌경색

뇌혈관이 막혀 뇌에 공급되는 혈액량이 감소하여 발생한 뇌조직의 괴사가 야기하는 기능장애로 편측마비, 안면마비, 구음장애, 감각이상, 실인증, 실어증, 시야장애, 의식소실 등이 나타난다.

Cerebral hemorrhage 뇌출혈

혈압 상승과 외상으로 인한 뇌혈관의 출혈을 뜻한다. 두통, 구토, 시력 감퇴, 편측마비, 안면마비, 구음장애, 감각이상 등 다양한 증상을 보인다.

Spinal cord injury 척수손상

척추의 골절, 탈구 등의 외상에 의하여 발생하는 척수의 손상으로 이완성마비, 지각장애, 방광직장장애, 욕창 등이 발생한다.

수술과 처치 용어 Terms for Surgery and Treatment

Anesthesia 마취, 무감각

약물을 이용하여 일시적으로 무감각 또는 통증에 대한 인지능력 상실을 유도하는 처치법이다.

Myelography 척수조영술

척추의 지주막하 부위와 척추관을 보여줌으로써 이상을 진단할 수 있는 검사이다.

Epidural block 경막외차단마취

통증 차단을 목적으로 척추골극과 황색인대 사이의 경막외강에 마취제를 주입한다.

Spinal block 척수마취

국소마취제를 척수 주변의 지주막하강에 주입하여 일으키는 마취법이다.

Regional anesthesia 국소마취

국소마취제를 마비시킬 부분에 직접 적용하여 일으키는 마취법이다.

검사와 중재 용어 Terms for Test and Intervention

Lumbar puncture 요추천자

바늘을 가지고 뇌척수액(cerebrospinal fluid/CSF)을 직접 뽑아내는 방법이다.

ANS function test 자율신경기능검사

당뇨병 합병증으로 인한 심호흡, 발살바 검사(valsalva test)를 통한 자율신경계(autonomic nervous system)의 기능을 검사하는 방법이다.

Electroencephalography, EEG 뇌파검사

뇌세포가 활동할 때 생기는 전류에 의한 전위(電位)의 차이를 유도하여 증폭하고 그것을 곡선으로 기록하는 검사이다.

Electronystagmography, ENG 전기안진도 검사

전기눈떨림검사라고도 한다.

Caloric test 온도 안진 검사

전정기관(vestibular system) 기능 테스트로, 외이도(外耳道)에 체온보다 따뜻하거나 또는 차가운 물을 주입하여 온도 안진에 대한 전정(前庭)의 기능을 검사하는 것이다.

Deep tendon reflex, DTR 심부건반사검사

척수나 말초신경 이상 시에 실시하는 검사로 외부 자극에 대한 척수반사의 이상 유무에 대한 검사이다.

Babinski's reflex 바빈스키 반사

발꿈치에서 발가락쪽 방향으로 문지르면 엄지발가락이 등쪽으로 굽고 다른 발가락은 부챗살처럼 펼쳐지는 현상(fanning sign)으로 뇌병변에 의한 대뇌피질의 운동신경 이상을 검사한다.

Magnetic resonance imaging, MRI 자기공명영상

자장을 발생하는 커다란 자석통 속에 인체를 들어가게 한 후 고주파를 발생시켜 인체의 각 조직에서 나오는 신호의 차이를 측정하여 컴퓨터를 통해 재구성하여 영상화하는 기술이다.

Computed tomography, CT 컴퓨터 단층촬영

X선 발생장치가 있는 원형의 큰 기계에 들어가서 촬영하며 단순 X선 촬영과 달리 인체를 가로로 자른 횡단면상을 볼 수 있다.

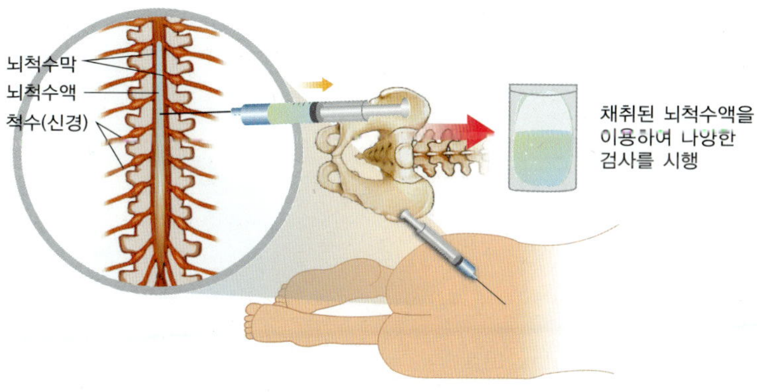

그림 9-8 요추천자를 통한 뇌척수액 채취

주요용어 분석과 의미 Analysis and Meaning of key Terms

용어(Term)	용어 분석(Term Analysis)	의미(Meaning)
	neur/o	nerve 신경
neuron 신경원 [nurɑːn]	-on = unit 단위	신경계의 단위로 자극과 흥분을 전달한다.
neuroglia 신경(아)교 [njuərάgliə]	-glia 아교세포	중추신경계의 조직을 지지하는 세포로 뇌와 척수의 내부에서 신경세포에 필요한 물질을 공급하고 신경세포의 활동에 적합한 화학적 환경을 조성하는 기능을 하는 세포를 일컫는 용어이다.
neurotransmitter 신경전달물질 [núroutrænzmitə(r)]	transmitter 전달자	뉴런의 축삭말단에서 방출되어 제2의 세포를 흥분(흥분성 시냅스 후전위 발생) 또는 억제(억제성 시냅스 후전위 발생)시키는 물질이다.
	gli/o	glial cell 신경아교
glia 아교세포 [gláiə, glíːə]		죽은 뉴런을 없애거나 중추신경계에 있는 뉴런에 지방물질을 제공한다.
glioma 아교종 [glaióumə]	-oma 종양	뇌와 척수의 내부에 있으면서 신경조직의 결합 · 지지 · 영양 등의 작용을 하는 신경교의 종양
	gangli/o	ganglion 신경절
ganglion 신경절 [gǽŋgliən]		말초신경계의 구성요소로서 신경세포체의 집합을 말한다.
	cerebr/o	cerebrum 대뇌
cerebrovascular 대뇌혈관의 [səribrouvǽskjulər]	-vascular 혈관의	
cerebral cortex 대뇌피질 [səribrəl kɔrteks]	cortex 피질	대뇌 반구 표면의 회백질로 되어 있는 세포층
cerebrum 대뇌 [sə́ribrəm]		뇌의 대부분을 차지하는 중추신경계의 중추로 운동, 감각, 언어, 기억 및 고등 정신 기능을 수행하는 기관

용어(Term)	용어 분석(Term Analysis)	의미(Meaning)
	cerebell/o	cerebellum **소뇌**
cerebellum 소뇌 [serəbéləm]		대뇌 아래, 중뇌 뒤쪽에 위치하는 작은 뇌로 주로 운동기능과 평형감각을 조절한다.
cerebellar 소뇌의 [sèrəbélər]	-ar ~에 관한	
	cortic/o	cerebral cortex **피질, 겉질**
corticospinal 피질척수의 [kɔ́:rtikouspáinl]	spinal 척수	피질척수로(Corticospinal tracts)는 대뇌에서 척수까지의 운동 전달을 관장하는 통로이고 추체로(pyramidal tract)라고도 한다.
cortical 겉질의 [kɔ́:rtikəl]	-al ~의, ~에 관한	
	thalam/o	thalamus **시상**
thalamocortical 시상피질의 [θǽləmokɔ́:rtikəl]	cortic/o 피질 -al 의, 에 관한	시상은 간뇌(diencephalon)의 대부분을 차지하는 회백질부로 후각 이외의 여러 수용기에서 대뇌피질로 전도되는 감각의 임펄스를 중계하는 중계핵으로서 작용한다.
	ventricul/o	ventricle of the brain **뇌실**
ventriculostomy 뇌실조루술 (뇌실창냄술) [véntrikjulástɔmi]	-stomy 절개수술	내시경을 통하여 제3뇌실에 들어가 제3뇌실의 바닥을 뚫어서 뇌실과 지주막하 공간 사이에 소통을 만드는 방법이다.
	medull/o	medulla oblongata **숨뇌, 연수**
medulla oblongata 숨뇌(연수) [mədʌ́ləàblɔ:ŋgátə]	medulla 수질, oblongata 연수	뇌간에서는 가장 아래이며 전체 뇌의 구조에 있어서도 가장 아래에 있다. 척수와 곧바로 연결되어 있으며 호흡이나 혈액순환을 조절한다.
	pont/o	bridge **교(다리)**
pons 교뇌 [pánz]		중뇌와 연수 사이의 중추신경조직으로 좌우의 소뇌반구를 다리처럼 연결하고 있다.
	dur/o	dural **경막**
subdural 경막하의 [sʌbdjúrəl]	sub, below 밑, 아래	뇌와 척수를 둘러싸고 있는 3겹의 뇌막 중 가장 바깥에서 둘러싸는 막이다.
epidural 경막 외 [epidúrəl]	epi- ~ 외의	

접미사 Suffixes

용어(Term)	용어 분석(Term Analysis)	의미(Meaning)
	-asthenia	**strength 힘**
myasthenia 근무력증 [màiəsθíːniə]	my- 근육	신경근접합의 화학전달물질인 아세틸콜린의 대사장애로 일어나는 자기면역질환의 하나로, 20~40세 여성에 많다. 아침보다는 오후에 심하지만 근운동을 쉬면 회복된다.
	-trophy	**growth 발육, 영양**
atrophy 위축 [ætrəfi]	a- 없는	조직세포가 생리적 형태를 유지하면서 그 용적을 감소하고 개개의 세포가 그 수를 줄이는 병적 변화를 말한다.
	-esthesia	**sense 감각**
anesthesia 무감각, 마취 [ǽnəsθíːʒə]	an- 아닌, 없는	피부에 어느 정도 이상의 자극(역치 이상의 자극)이 왔음에도 불구하고 감각을 느낄 수 없는 상태로 신경이나 혈관 질환 등에 의해 일어난다.
hypoesthesia 감각저하 [haipouesθíːʒə]	hypo- 정상 이하	말초신경의 손상을 받은 부위는 감각의 저하와 항진이 있기 때문에 경촉각검사(light touch test)나 예리함–무딤 식별검사(sharp/dull discrimination test)를 한다.
hyperesthesia 감각항진 [haipə(r)esθíːʒə]	hyper- 과도한	
paresthesia 이상감각 [pæ̀rəsθíːʒə, -ʒiə]	par- ~와 다른, 비정상의	신경계통 또는 정신작용에 장애가 일어나, 시각 · 청각 · 미각 · 후각 · 촉각 등을 정상적으로 느끼지 못하거나 과민반응을 나타내는 등의 감각 이상 상태를 말한다.
	-plegia	**paralysis 마비, 장애**
diplegia 양측마비 [daiplíːdʒə]	di- 숫자 2	상지의 신경학적 침범이 경미한 편으로 심각한 지능장애가 없으면 독립적 생활이 가능하다.
hemiplegia 편마비, 반쪽마비 [hèmiplíːdʒiə]	hemi- 반	편측 마비는 편측(한쪽)의 상하지 또는 얼굴부분의 근력 저하가 나타난 상태로 이때 근력 저하는 좌측이나 우측 중 한쪽에서만 일어나야 한다.

용어(Term)	용어 분석(Term Analysis)	의미(Meaning)
monoplegia 한쪽 사지마비 [mɑːnouplíːdʒiə]	mono- 하나	사지 중 한곳에만 운동장애가 나타나며, 경증에 속한다.
paraplegia 양쪽 하지마비 [pærəplíːdʒə]	para- 짝	척수가 손상을 받아 손상 받은 부위 아래의 몸통과 양 다리의 근육 운동 기능과 감각 기능, 자율 신경 기능 등이 이상을 일으킨 상태이다.
tetraplegia 사지마비 [tétrəplíːdʒiə]	tetra- 숫자 4	Quadriplegia는 사지 모두에 경직성 마비를 나타내며 tetraplegia는 quadriplegia에 비해 상,하지 부분에 기능적인 움직임이 나타난다.

약 어 Abbreviations

약 어	Full Term	의 미
ALS	amyotrophic lateral sclerosis	근위축성 측삭경화증
TBI	traumatic brain injury	외상성 뇌손상
CVA	cerebrovascular accident	뇌졸중, 뇌혈관 사고
MS	multiple sclerosis	다발성경화증
CNS	central nervous system	중추신경계
PNS	peripheral nervous system	말초신경계
CSF	cerebrospinal fluid	뇌척수액
CT	computed tomography	컴퓨터단층촬영술
MRI	magnetic resonance imaging	자기공명영상
PD	Parkinson' s disease	파킨슨병
PET	positron emission tomography	양전자 방출 단층촬영술

연습문제 Exercises

1. 다음 신경계 기관의 명칭을 의학용어로 쓰시오

① 대뇌 cerebrum

② 소뇌 cerebellum

③ 척수 spinal cord

④ 교뇌 pons

⑤ 해마 hippocampus

⑥ 뇌척수액 cerebrospinal fluid

⑦ 경막 dura mater

⑧ 거미막 arachnoid mater

⑨ 시상 thalamus

⑩ 숨뇌 medulla oblongata

2. 나열된 의학용어의 의미를 쓰시오

① analgesia 무통증

② neuralgia 신경통

③ anesthesia 무감각증

④ hyperesthesia 지각과민증

⑤ paresthesia 지각이상증

⑥ hemiplegia 편마비

⑦ paraplegia 양하지마비

⑧ epilepsy 뇌전증, 간질

⑨ multiple sclerosis 다발성경화증

⑩ stroke 뇌졸중

3. 다음 약어의 full term을 쓰시오

① PET positron emission tomography

② PD Parkinson' s disease

③ MRI magnetic resonance imaging

④ CT computed tomography

⑤ CSF cerebrospinal fluid

⑥ PNS peripheral nervous system

⑦ CNS central nervous system

⑧ CVA cerebrovascular accident

⑨ TBI traumatic brain injury

⑩ ALS amyotrophic lateral sclerosis

4. 설명하고 있는 신경계 질환에 대하여 의학용어로 쓰시오.

① 뇌에 뇌척수액이 비정상적으로 축적됨 hydrocephalus

② 중년이후 뇌의 이상으로 치매(dementia)가 특징인 질환 Alzheimer s disease

③ 뇌안의 전기활동이 비정상적이고 갑작스럽게 과잉되는 상태, 발작 epilepsy

④ 중추신경계의 신경원의 수초가 파괴되고 신경계의 무능력을 초래하는 질환 multiple sclerosis

⑤ 수막의 염증 meningitis

⑥ 뇌조직과 수막의 비정상적 성장 brain tumors

⑦ 손상 후 일시적인 뇌기능부전. 24시간 이내에 기능 회복 cerebral concussion

⑧ 뇌 혈관의 경색(infarction)이나 출혈로 인하여 발생하는 장애 stroke

5. 다음 의학용어의 틀린 철자를 바르게 고치시오.

① neren neuron

② meniingitis meningitis

③ ancephalitis encephalitis

④ cerebelum cerebellum

⑤ cerebral coltex cerebral cortex

⑥ cortikospinal corticospinal

⑦ fons pons

⑧ encephalemalacia encephalomalacia

⑨ genglion ganglion

⑩ vantricle ventricle

6. 다음 기관의 명칭을 의학용어로 쓰시오

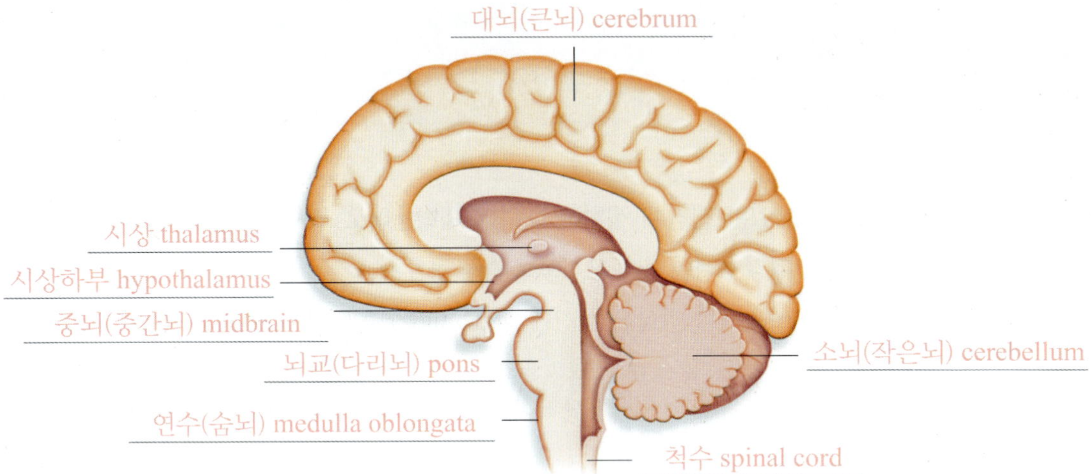

ESSENCE MEDICAL TERMINOLOGY

Eyes and Ears

Chapter 10

눈과 귀

구성 Compostion

· 눈의 이해
· 해부학적 용어
· 증상과 질병 용어
· 수술과 처치 용어
· 검사와 중재 용어
· 주요 용어 분석과 의미

· 귀의 이해
· 해부학적 용어
· 증상과 질병 용어
· 수술과 처치 용어
· 검사와 중재 용어
· 주요 용어 분석과 의미
· 약어
· 연습문제

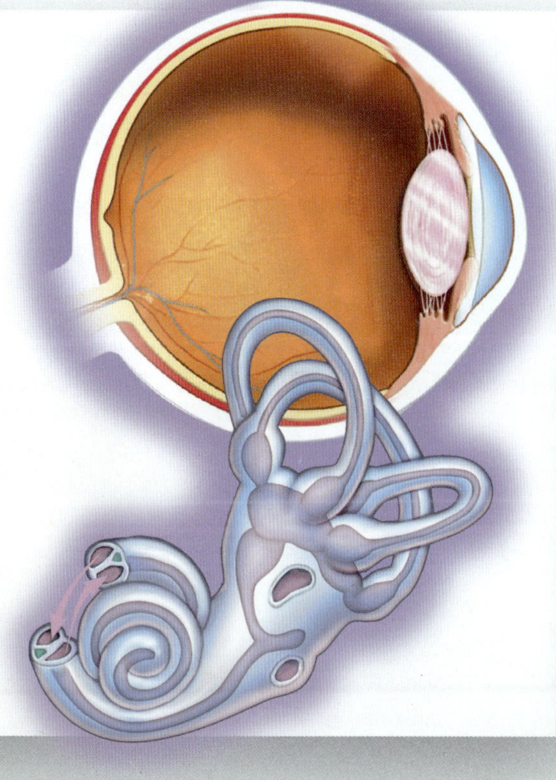

학습목표

- 눈과 관련된 안과 밖의 구조, 기능, 위치를 설명한다.
- 눈과 관련된 의학용어를 발음하고 분석, 정의한다.
- 눈의 진단 및 수술용어를 설명한다.
- 귀와 관련된 외이, 중이, 내이의 구조, 기능, 위치를 설명한다.
- 귀와 관련된 의학용어를 발음하고 분석, 정의한다.
- 귀와 관련된 진단 및 수술용어를 설명한다.
- 눈과 귀와 관련된 약어를 알아본다.

눈의 이해 Understanding the Eye

눈은 빛을 받아들인 후 초점을 맞추고, 시신경(optic nerve)과 시삭(optic tract)을 통해 신경자극을 대뇌 후두엽 피질에 전달하며 이곳에서 시각이 해석된다. 즉, 눈은 광선을 굴절시켜 민감한 광수용기 위로 빛을 모으는 기관으로 자극을 받은 광수용체에 의한 신호로 뇌의 시각 경로를 통해 대뇌 후두엽에서 시각자극이 수용된다.

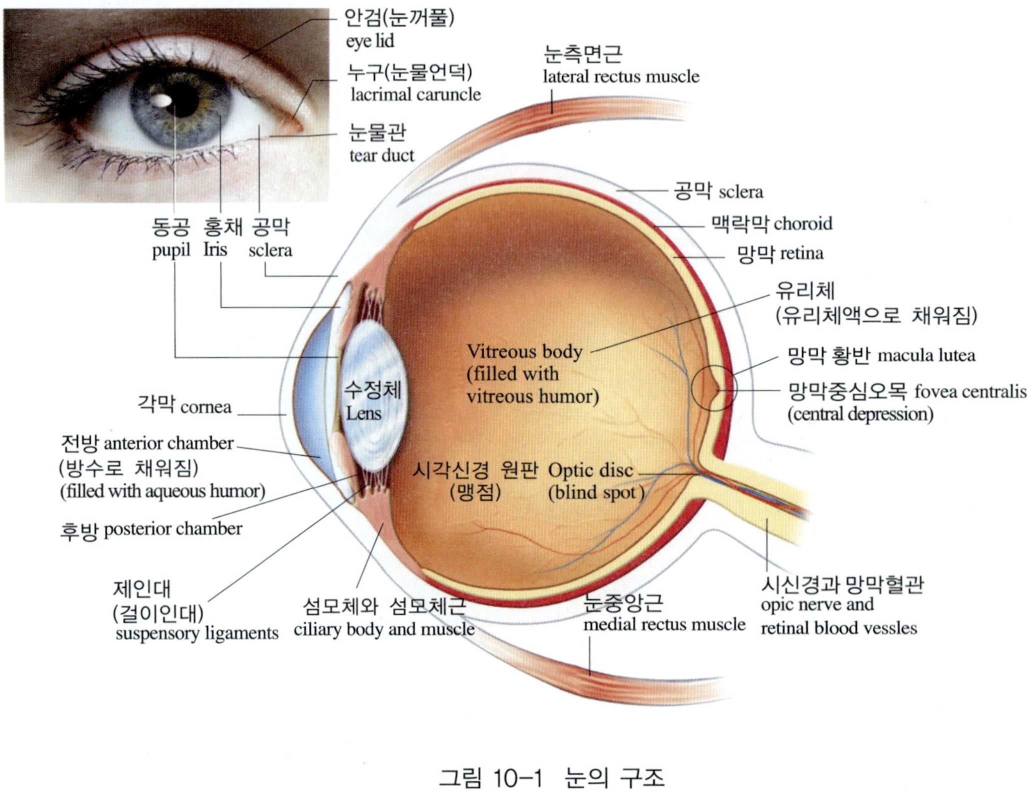

그림 10-1 눈의 구조

눈은 4개의 뇌신경(시신경, 동안신경, 활차신경, 외전신경)에 의해 지배되고 안와지방층에 묻혀 안와를 포함하는 1쌍의 기관으로, 눈과 관련된 부속 구조물과 함께 시각을 담당하는 특수 감각기관이다.

눈은 안쪽 눈인 안구와 바깥쪽 눈인 눈 주위의 얼굴 구조물과 눈의 근육으로 구성된다. 성인의 안축의 길이는 24 mm이고 안구의 용적은 약 6.5 cc이며, 눈알의 벽은 외층의 섬유막, 중간의 혈관막, 그리고 내층의 내막 등 3층으로 구성되어 있다.

해부학적 용어 Anatomical Terms

바깥쪽 눈 Outer Eye

외부 눈의 구조는 안구가 들어가는 뼈로 된 움푹 파인 공간으로 눈의 보호역할을 하는 안와 공간(orbital cavity), 눈을 여러 방향으로 움직이게 하는 위치와 방향에 따라 상직근 · 하직근 · 내측직근 · 외측직근 · 상사근 · 하사근으로 되어 있는 눈의 공막에 부착된 6개의 외눈 근육(extrinsic ocular muscles), 빛 · 먼지 · 부상으로부터 눈을 보호하는 안검(눈꺼풀, eyelids), 눈꺼풀 속면을 덮고 있는 얇은 막인 결막(이음막, conjunctival membrane), 눈물기구(lacrimal apparatus)로 구성되어 있다. 눈물기구의 눈물 분비선은 눈물을 생산하며, 눈물관을 통해 눈물을 분비시키고, 누점을 통하여 눈물을 코로 배수시키는 작용을 하며 이를 통해 눈을 깨끗하고 매끄럽게 한다.

안쪽 눈 Inner Eye

안쪽 눈의 외층은 눈알의 가장 외측을 이루는 피막으로 치밀한 결합조직섬유로 되어 있으며 눈알의 형태 유지와 내용물을 보호하는 중요한 역할을 한다. 눈의 전면 1/6을 차지하는 각막(맑은막, cornea)은 빛의 굴절을 남당하며, 눈의 후면 5/6을 차지하는 공막(흰자위막, sclera)은 단단한 결합조직성 백막(흰자위)이다.

중간층은 포도막(uvea)으로 공막의 내면을 덮고 있는데 혈액과 멜라닌색소가 다량 함유되어 암갈색을 띤다. 망막의 색소상피층과 밀착되어 눈의 영양을 공급하는 맥락막(얽힘막, choroid)과 맥락막 앞쪽 끝에 위치한 섬모체(ciliary body)는 초점을 맞추기 위해 수정체의 모양을 조절하며, 눈의 색채를 나타내는 부분과 중앙에 빛의 양을 조절하는 동공(눈동자, pupil)을 포함한 홍채(조리개, iris)로 이루어진다.

내층은 몇 겹의 신경조직으로 구성된 투명한 망막(그물막, retina) 조직으로 어두운 곳에서 반응하며 색각이 없는 막대세포(rod cell)와 밝은 곳에서 작용하는 중심시야와 밝은 빛의 시각화로 색각을 가지고 있는 원뿔세포(cone cell)로 구성되어 있다.

Memory key

- 안쪽 눈은 바깥층(각막 · 공막), 중간층(맥락막 · 섬모체 · 홍채), 안층(망막 · 막대세포 · 원뿔세포로 구성)의 3개층으로 구성되어 있다.

Orbit 안와(눈확)

두개골 내의 1쌍의 단단한 뼈로 이루어진 원뿔형 공동을 말한다.

Eyeball 안구(눈알)

안와 안에 위치한 공 모양의 시각기관이다.

Eyelid 안검(눈꺼풀)

안구 전면을 보호하기 위해 눈을 덮고 있는 움직이는 얇은 피부 주름으로, 점막과 경계를 이루며 얇은 섬유조직판을 포함하고 있는 소성결합조직으로 이루어진다.

Canthus 안각(눈구석)

안검 틈새의 양단 부분으로, 안검의 외안각과 내안각의 두 개로 구분한다.

Tarsus 안검판(눈꺼풀판)

안검의 기초구조를 형성하는 약 2.5 cm의 연골 판상의 결합조직이다.

Eyebrow 눈썹

두 눈두덩 위나 눈시울에 가로로 모여 난 짧은 털이며. 전두골의 안와상궁에 의해 형성되는 융기를 따라 자라는 체모궁이다.

Eyelash 속눈썹

아래위의 눈꺼풀 경계를 따라 가장자리에 2~3겹 나 있는 털로 길이 10 mm 정도인 경모이다.

Memory key

- 속눈썹은 위쪽 눈꺼풀에 약 100~150개, 아래쪽 눈꺼풀에 약 70~80개가 군생하고 있다. 속눈썹은 지각이 매우 예민하여 먼지 등의 이물에 접하면 곧 아래위의 눈꺼풀을 닫아서 안구를 보호한다.

Conjunctiva 결막(이음막)

안검의 안쪽과 안구의 노출된 외면을 덮는 얇은 막이다. 결막에는 모세혈관망과 림프관망이 발달해 있으며 감각신경섬유가 많이 분포한다.

Cornea 각막(맑은막)

안구의 가장 바깥벽인 각막은 빛을 렌즈까지 통과시키고 5계층 섬유조직으로 구성되어 있다. 빛을 투과하고 빛을 꺾이게 하여 눈에서 필름 부위에 해당하는 망막에 물체의 상이 맺히게 하는 역할을 한다.

Sclera 공막(흰자위막)

안구의 5/6를 덮고 있는 가장 바깥층으로 불투명한 결합조직으로 결합되어 있고 표면이 희고 매끈하여 안구를 보호하는 역할을 한다. 어릴 때는 청백색을 띠고, 간이 손상되어 황달이 나타나면 누렇게 변화한다.

Uvea 포도막

안구 벽의 외막과 내막 사이에서 중층을 형성하는 부드럽고 얇은 막으로, 홍채, 맥락막, 섬모체를 통틀어 이른다.

Choroid 맥락막(얽힘막)

3개의 안구막 중 내층 망막과 외층 공막 사이에 있는 중간막으로 안구의 후방 5/6에 해당하는 공막의 내막이며, 망막의 색소층 사이의 얇은 막으로 존재한다.

Iris 홍채(조리개)

안구의 각막과 수정체 사이에 있는 동공을 중심으로 둥근 모양을 한 얇은 막으로 홍채가 수축하여 동공이 축소되거나 확대되면서 안구에 들어오는 빛의 양을 조절한다. 홍채 조직은 색소세포가 풍부한 층으로 되어 있어 색소의 빛깔이나 혈관의 다소에 의해 홍채 빛깔이 다르게 보인다.

Pupil 동공(눈동자)

홍채 가운데 원형의 검은 부분으로 각막과 전방의 뒤, 수정체의 앞에 위치한다. 빛의 자극, 감정상태, 자율신경계의 자극에 따라 홍채의 근섬유가 수축과 이완을 하게 되면 동공의 직경 크기가 달라진다.

Ciliary body 섬모체

각막과 수정체 사이 공간을 채우고 있어서 안구방수를 만들고 섬모체근으로 수정체의 두께를 조절한다.

Crystalline lens 수정체

안구의 동공 바로 뒤 후안방과 유리체 사이에 있는 볼록렌즈 모양의 탄력성 투명체이며, 거리의 원근에 따라 표면의 굴절기능을 조절하여 눈에 들어온 광선을 적당한 각도로 굴절시켜 망막에 물체의 실상을 만드는 역할을 한다.

Retina 망막(그물막)

빛의 수용기로 눈알의 신경부에 해당하는 뇌의 시신경을 통해 시각자극을 전달하고 외부 물체의 이미지를 받는 신경조직막이다.

Macula 망막 황반, 각막반

망막의 가운데 부분에 있는 황색의 반점을 말한다. 지름 3 mm 정도의 타원형으로 신경세포가 가장 많이 분포하고 있는 곳이므로 빛을 분간하는 힘과 시력이 가장 뛰어난 부분이다.

Anterior chamber 전방

각막의 뒤와 홍채의 앞에 위치하는 공간을 말한다. 그리고 홍채의 뒤와 수정체의 앞에 위치하는 공간을 후방이라고 말하는데, 앞방과 뒷방에는 방수라고 하는 액체가 가득 차 있다.

Posterior chamber 후방

안구의 각막과 수정체 사이의 공간을 홍채가 앞뒤로 나누고 있는데, 앞쪽을 안구전방, 뒤쪽을 안구후방이라고 한다. 굴절 매개물질 역할을 하는 방수로 채워져 있으며, 홍채 후면 섬모돌기, 섬모소대 및 수정체 전면으로 둘러싸인 공간이다.

Aqueous humor 방수

안강에 있는 체액으로 눈의 각막 뒤와 홍채 사이의 공간이나 홍채 뒤와 수정체 사이에 들어 있다. 눈알 안의 영양과 일정한 압력을 유지하는 작용을 한다.

Vitreous 초자체(유리체)

안구 내에 존재하는 구조물로 수정체의 뒷부분부터 망막에 이르는 부위가 유리체에 해당한다. 안에는 초자체액이 가득 차 있어 투명도가 유지되어 명확한 시력이 가능하도록 한다.

Vitreous humour 초자체액(유리체액)

안구의 결정성 수정체 뒤의 유리체 방에 존재하는 액체로 부드럽지만 끈적끈적한 액체이다.

Optic nerve 시신경

시각자극을 전달하는 1쌍의 뇌신경으로 주로 망막의 신경세포층 가운데 있는 다극 신경세포에서 나오는 축삭이 안구의 후극에 모여서 생기는 신경이다.

Optic tract 시각로, 시삭

시각적인 충동을 전달하는 두 개의 원추형 신경섬유 띠를 의미한다. 시교차의 후외각으로부터 바깥쪽 및 뒤쪽으로 주행한 다음 옆으로 시상하부를 감싸면서 스쳐 지나가 뒤쪽의 외무릎체 쪽으로 진행한다.

Lacrimal gland 누선(눈물샘)

전두골의 안구 바깥쪽에 있는 1쌍의 선이다. 아몬드 크기의 타원형 구조물로 결막 아래로 흐르는 사선의 10개의 관으로 이루어져 있고 각막 표면의 건조를 막고 감염을 방지하는 역할을 한다. 누선의 수용성 분비물은 약알칼리성이고 식염수 성분인 눈물은 결막을 촉촉하게 해 준다.

Lacrimal sac 누낭(눈물주머니)

2개의 비루관이 있으며 확장된 끝부분으로 각 낭은 누골과 상악골의 전면돌기로 구성된 골 안에 있다. 낭은 타원형이며 길이는 13mm이다. 상부 말단은 막혀 있고 둥글며, 하부 말단은 비루관과 연결되어 있다. 누낭은 누선에서 분비된 눈물로 채워졌으며 누관을 통해 연결된다.

Lacrimal duct 누관(눈물관)

눈물샘에서 누낭으로 가기 위해 눈물이 흘러내리는 1쌍의 관이다.

증상과 질병 용어 Terms for Symptoms and Diseases

Amblyopia 약시

약한 시력 또는 그런 시력을 가진 사람으로 아무런 기질적 병이 없는데도 시각기능이 저하되어 있는 것을 말한다.

Memory key

- 약시는 원인을 알 수 없는 선천성 약시, 사팔눈에서의 사시성 약시, 강도의 굴절이상에 의한 약시, 부동시에서 볼 수 있는 부동시성 약시 등으로 분류된다.

Aniridia 무홍채증

선천적으로 눈의 홍채가 없는 증상으로 이 때문에 동공은 크게 보이고 자각적으로는 눈부심과 시력장애를 호소한다. 대개 양측에 나타나고 다른 기형을 동반한다. 우성유전을 한다.

Aphakia 무수정체증

눈의 수정체가 없는 증상이다. 선천적 또는 외상에 의해 일어나기도 하나, 많은 경우에는 백내장 때문에 적출하여 발생한다. 수정체가 시축 안에 없는 경우로 광선이 각막에 의해서만 굴절되는 상태를 말한다.

Arcus senilis 노년고리, 노년환

각막의 가장자리에 나타나는 회색이나 흰색의 불투명한 띠를 말하는데 각막에 지방과립이 침착되었을 때, 또는 유리변성에 의해 생기며 노인에게 주로 발생한다.

Epiphora 유루증

주로 눈물관의 협착에 의해서 비정상적으로 다량의 눈물이 흘러 나오는 상태다.

Exophthalmos 안구돌출

여러 원인으로 안구가 이상하게 앞쪽으로 돌출되어 있는 상태이며, 주된 원인으로는 안구돌출 갑상선종, 내분비기능 부족, 외안근마비, 두개골 기형, 안구가 들어 있는 두개골 속의 공간인 안와 속에 비정상적인 내용물이 증가하는 것이나 드물게는 심한 근시 등이 있다.

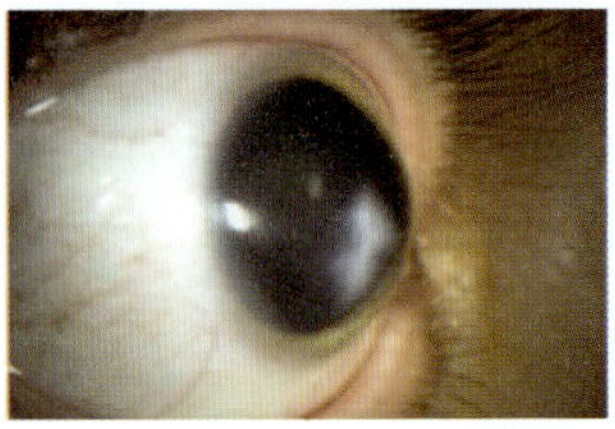

그림 10-2 안구돌출

Hypopyon 전방 축농(앞방고름)

각막의 감염성 질환으로 홍채 또는 섬모체의 감염성 질환으로 인하여 눈의 전방에 고름이 출현하는 상태이다.

Miosis 축동(동공수축)

동공조임근의 작용에 의하여 동공이 축소되거나 직경이 2 mm 이하로 아주 작아진 상태이다. 일반적으로 축동제와 같은 약물로 작아지거나, 가까운 거리의 물체를 볼 때 또는 빛에 의해 자극받을 때 자연스럽게 축동상태가 된다.

Mydriasis 산동(동공확대)

홍채의 확장근 수축으로 동공이 확장한다. 어두운 곳에 가면 빛의 감소로 동공이 넓어져서 들어오는 빛의 양을 조절하여 시야형성에 기여한다.

Nystagmus 안진(안구진탕)

눈의 무의식적이고 리듬감 있는 빠른 운동을 말한다. 즉, 의지와는 관계없이 눈알이 제멋대로 겉도는 상태이다.

Memory key

- 안구진탕증은 대개 위아래로의 빠른 반복운동이나 옆으로의 빠른 눈운동을 가리킨다.

Papilledema 시신경유두부종

검안경 검사로 볼 수 있는 안저부의 시신경 원판의 울혈 원인은 두개강 내압상승, 악성고혈압, 또는 중심 망막정맥의 혈전증이다.

Photophobia 광선공포증(눈부심)

눈이 빛에 대해 민감하게 반응하는 눈부심으로, 어두운 곳에 있다가 밝은 곳으로 가면 특히 잘 느낄 수 있다. 이런 증상은 홍채의 작용이 원활치 않은 녹내장이나 홍채염 등에서 특징적으로 나타난다. 또한 정신적으로 이유없이 밝은 장소를 피하려는 빛에 대한 공포감이 특징이다.

Scotoma 암점

시야에 흔들리는 섬 같은 상이 나타나며, 난안, 양안의 한성된 부위의 시야결손이다.

Xerophthalmia 안구건조증

눈의 각막과 결막이 건조해지는 현상으로, 이는 결막의 배상세포의 점액분비 기능이 비정상적이기 때문이다.

Blepharitis 안검염(눈꺼풀염)

눈꺼풀의 피부와 속눈썹 소낭과 검판선에 만성적으로 염증이 생기는 질병이다. 즉, 눈꺼풀 가장자리를 포함해서 눈꺼풀을 구성하는 피부, 그리고 그 부속분비선의 염증을 말한다.

Memory key

- Blephar/o는 눈꺼풀 질환에 사용되는 용어이다.

Conjunctivitis 결막염

결막에 생기는 염증으로 눈이 충혈되고 부으며 눈곱이 끼고 눈물이 나는데, 박테리아나 바이러스 감염 또는 알레르기나 환경적 요소에 의하여 발생된다.

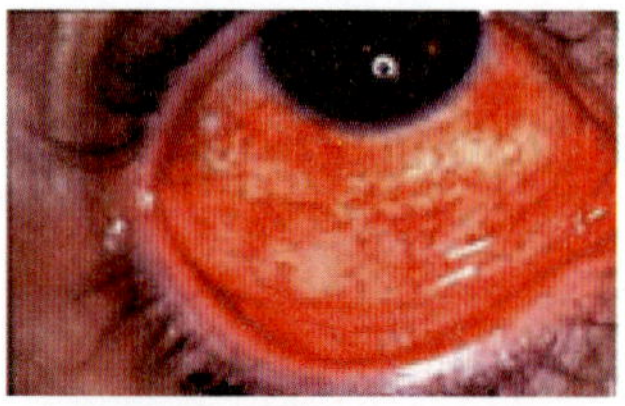

그림 10-3 결막염

Keratitis 각막염

각막의 염증으로 그 부분에 결핵, 매독 등 전신성 감염병이나 트라코마, 유행성 결막염 등 눈의 감염병, 환경적 요소에 의한 물리적 · 화학적 자극 등이 원인으로 발생된다.

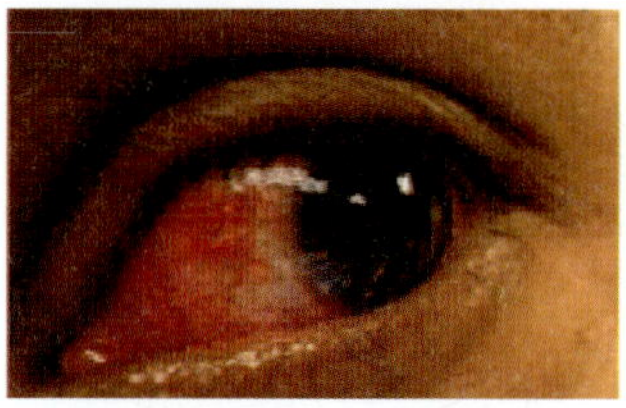

그림 10-4 각막염

Choroiditis 맥락막염

맥락막에 염증이 생겨 망막과 유리체가 상하고 시력이 나빠지는 눈병으로 망막의 염증을 수반하는 맥락망막염과 홍채나 섬모체의 염증을 수반하는 포도막염의 형태가 많다. 자각증세로서 시력저하, 비문증이 나타나며 결핵, 매독, 바이러스, 알레르기 등이 원인이다.

Scleritis 공막염

치명적인 시력 상실을 유발하는 공막의 염증이다.

Uveitis 포도막염

포도막은 홍채, 섬모체, 맥락막의 세 개로 이루어지며, 혈관에 풍부한 조직이기 때문에 염증이 많이 나타난다.

Iritis 홍채염

홍채의 염증으로, 홍채와 섬모체는 가까이 있는 조직이므로 홍채의 염증은 섬모체에도 영향을 미쳐 홍채섬모체염의 형태를 취한다. 자각적으로는 시력장애, 눈부심, 눈물, 때로는 통증이 있고, 타각적으로는 각막 주위의 충혈, 전방수의 혼탁, 홍채의 종창, 각막 후면의 침착물, 축동 등이 나타난다.

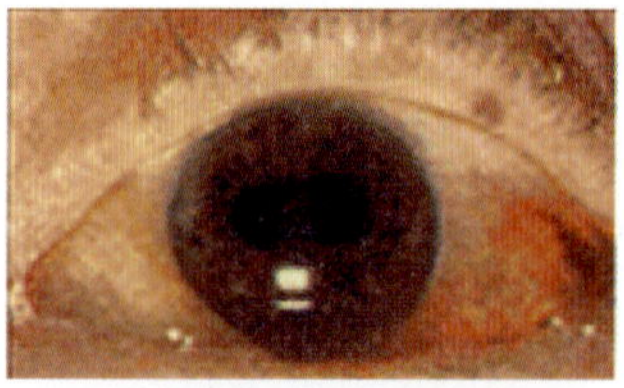

그림 10-5 홍채염

Retinitis 망막염

망막에 생기는 염증인 망막염은 신장병, 당뇨병, 매독, 결핵 등이 원인으로, 시력이 약해지고 망막이 흐려지며 출혈이 있기도 한데, 시력이 떨어지고 특히 물체를 응시할 때 그 중심 부분이 흐려 보이면서 동시에 물체의 모양이 비뚤어져 보이거나 작게 보이는 것이 특징이다.

Dacryoadenitis 누선염(눈물샘염)

눈물샘에 생기는 모든 종류의 염증을 의미한다.

Dacryocystitis 누낭염

눈물주머니에 생기는 염증이며, 트라코마, 결핵, 매독 등으로 눈물길이 막혀 눈물주머니에 눈물이 괸 상태에서 세균이 침입하여 발생한다.

Optic neuritis 시신경염

다양한 질병에 의해 나타나는 시신경의 염증으로 시력감퇴가 나타날 수 있으며, 망막 내의 신경절세포로부터 시신경섬유의 접합부까지 경로를 따라 발생할 수 있다.

Blepharoptosis 안검하수(눈꺼풀처짐)

눈꺼풀이 정상위치 이하로 처져 눈꺼풀 올림근의 기능저하가 발생하여 눈꺼풀이 평활하게 되어 안검판 등에 의한 주름벽이 사라진다. 원인은 선천성, 신경성, 근육성, 외상성 등으로 나뉘어진다.

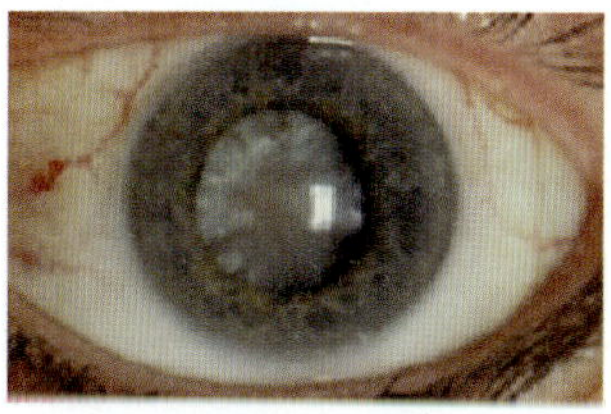

그림 10-6 백내장

Cataract 백내장

수정체가 혼탁하게 되어서 시력장애가 생긴다. 눈동자 속이 희게 보이므로 동공 뒤의 회백색 혼탁이 관찰된다. 증상은 서서히 진행하고 통증이 없는 시력감소가 특징이며, 시력소실의 정도는 렌즈의 혼탁 정도 및 위치와 관련이 있다. 노화, 방사선 노출, 당뇨병 같은 전신적 질환, 포도막염, 만성적 자외선 노출 등에 의해 발생한다.

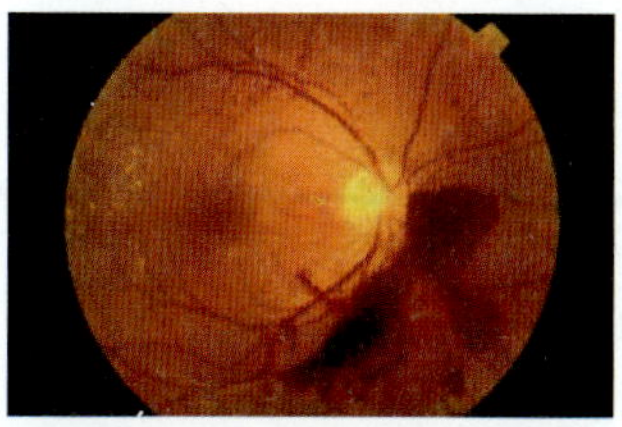

그림 10-7 당뇨병 망막증

Diabetic retinopathy 당뇨병 망막증

망막혈관의 장애로 장기간 조절되지 않는 당뇨병 환자에게 생기는 합병증이다. 원인은 주로 망막에 분포되어 있는 작은 혈관의 이상으로, 망막이 파괴되어 최종적으로 실명에 이른다. 당뇨환자의 망막병증 정도는 이 병을 가지고 있던 기간과 밀접한 관계가 있다. 미세혈관류, 망막 내 출혈, 황색삼출물, 솜반 및 황반부종 등과 함께 망막과 유두의 신생혈관, 섬유조직증식, 유리체출혈, 망막박리 등이 나타난다.

Hordeolum 맥립종(다래끼)

눈꺼풀에 있는 여러 가지 분비물을 분비하는 샘조직에 급성 염증이 생긴 것으로 위치에 따라서 바깥다래끼와 속다래끼로 나눈다.

Glaucoma 녹내장

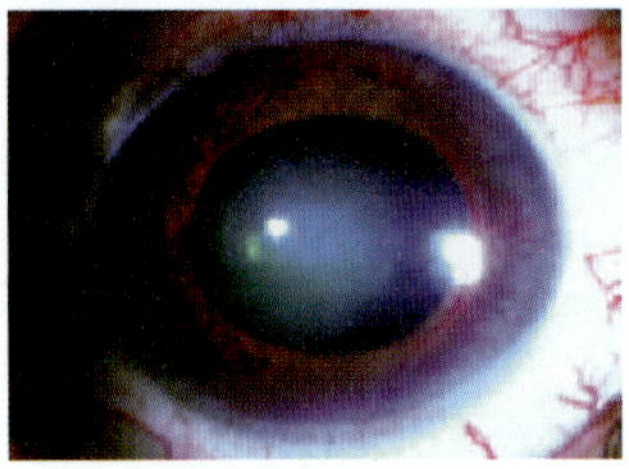

그림 10-8 녹내장

방수의 흐름 차단으로 인해 안구압력이 비정상적으로 상승하여 시신경이 장애를 받아 시력이 약해지는 병으로 급성 녹내장은 심한 안구통이 동반된다. 안내액은 림프의 일종으로 눈속조직에 영양을 주며 신진대사를 일으키고 안내압을 일정하게 유지한다. 생산된 방수는 전방각에서 배출되는데, 그 배출에 장애를 받으면 녹내장이 생긴다. 녹내장에는 원인불명의 원발성 녹내장과 홍채염이나 안내출혈 등 눈병의 결과로 인한 속발성 녹내장이 있다.

Entropion 안검내반(눈꺼풀 속말림)

눈꺼풀의 가장자리가 안쪽인 안구쪽으로 말려 들어가 안구를 지속적으로 자극하여 각막 궤양, 반흔, 출혈, 눈물을 형성할 수 있다.

Trichiasis 첩모난생증(속눈썹증)

속눈썹이 안쪽으로 성장하는 상태 또는 눈꺼풀 속말림, 눈꺼풀염, 부상 등으로 눈썹이 안구 쪽을 향하여 각막과 결막을 자극하는 상태이다.

Ectropion 안검외반(눈꺼풀 겉말림)

눈꺼풀이 겉으로 말려 올라가 안검결막이 노출되어 노화현상으로 안검조직이 위축되고 코눈물관이 막혀 눈물 배출이 원활하지 못하게 된다.

Pterygium 익상편

각막의 비측경계에서 눈의 내안각으로 자라 나가는 삼각형 모양의 막편 조직이 침입하는 상태로 나이 많은 사람에게 많으며 시력을 떨어뜨린다. 그 꼭대기는 각막과 결합되며, 종양부는 공막에 단단히 결합하고, 바닥부는 결막과 붙어 있다.

Retinal detachment 망막의 박리

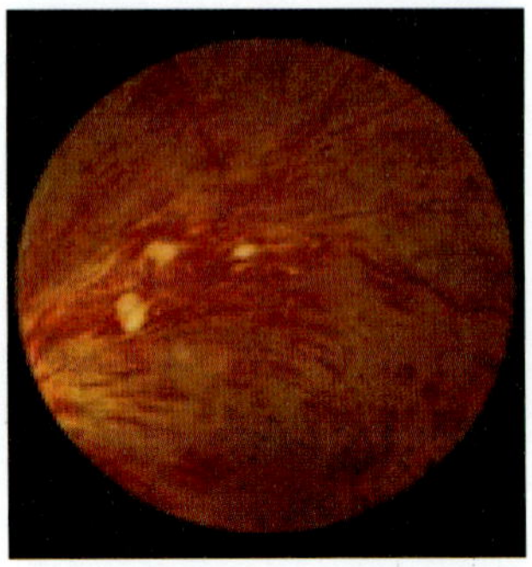

그림 10-9 망막 박리

눈의 뒤에 위치한 맥락막에서 이루어지는 망막의 분리 상태이며, 초자액의 결핍으로 망막이 안저로부터 벗겨져서 유리체강에 떠올라와 있는 상태이다. 먼저 시력이 나빠지며, 특히 안저의 중심부 가까이가 침범당하면 시력이 심하게 떨어져서 마치 눈앞에 많은 점들이 나타나 막이 가려진 것 같은 경우가 많다.

Retinoblastoma 망막모세포종

망막의 배세포로부터 성장한 선천성 유전성 신생물로 악성 종양에 해당하며 어느 정도 커지면 동공을 통하여 희게 보이는 경우도 있다. 소아의 안구 내 악성 종양 중 가장 흔한 병으로 대개 3세 이전에 발병한다.

Trachoma 트라코마

결막과 각막의 만성 감염으로 눈부심과 통증 및 눈물을 일으킨다.

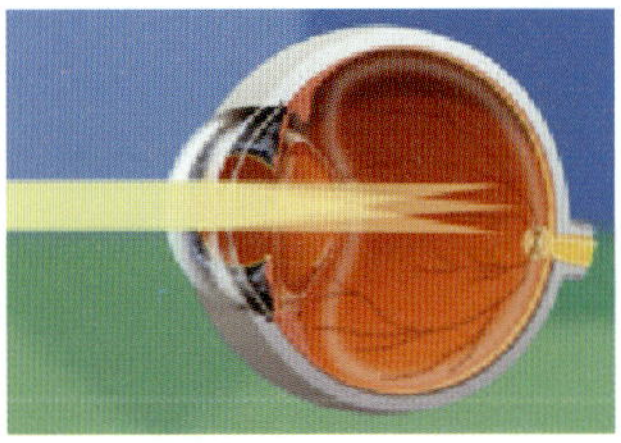

그림 10-10 난시

Astigmatism 난시

각막의 안구각이 모든 경선에서 똑같지 않기 때문에 광선이 망막에 명확하게 초점을 맞추지 못하는 비정상 상태로 시야가 흐리다. 안경이나 콘택트렌즈로 교정하지 않으면 시력 불편감과 안정 피로가 나타난다.

Diplopia 복시

한 개의 물체가 둘로 보이거나 그림자가 생겨 이중으로 보인다. 두 눈의 상이 겹치지 않아서 생기는 양안복시와 단안으로 보아도 이중으로 보이는 단안복시가 있다.

Hemianopia 반맹

응시하고 있는 점을 경계로 하여 한 눈 또는 두 눈 시야의 오른쪽 반 또는 왼쪽 반이 안 보이는 상태이다.

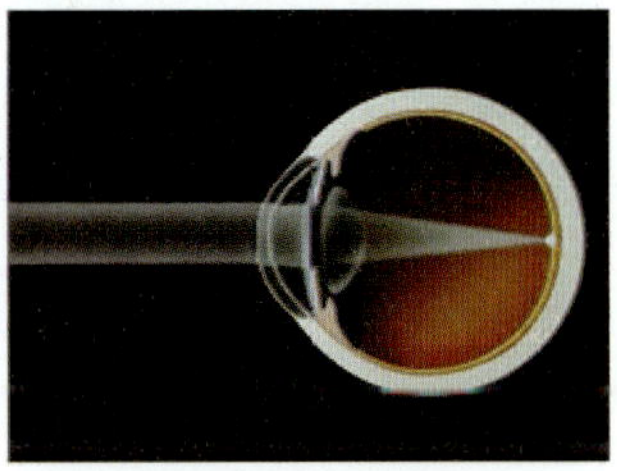

그림 10-11 정시

Emmetropia 정시

시력이 정상인 눈이다. 눈은 수정체의 곡률을 변하게 하는 조절작용에 의하여 여러 가지 거리에 초점을 맞추는 것이며, 조절작용이 작용하지 않은 상태에서 평행광선이 무한한 원점에 초점이 맞는 눈을 정시라고 한다.

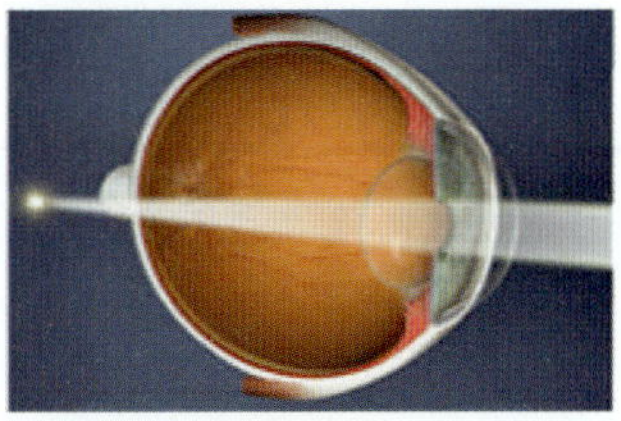

그림 10-12 원시

Hyperopia 원시

안축의 길이에 비해 눈의 굴절력이 지나치게 약한 상태로, 조절을 멈추고 있을 때 평행광선은 망막 뒤에서 상을 맺는다. 시력이 약하여 가까이 있는 물체를 잘 볼 수 없는 눈으로, 수정체의 두께를 조절하지 않은 상태에서 평행광선이 망막 뒤에서 초점을 맺는 경우를 말한다. 각막의 굴절력이 약해서 각막을 통과한 빛이 적게 꺾이기 때문일 수도 있고, 또는 망막에서 각막까지의 길이가 비정상적으로 짧은 경우도 있을 수 있다. 볼록렌즈를 착용하여 물체의 상이 망막에 맺히도록 교정할 수 있다.

Nyctalopia 야맹증(밤소경증)

망막간상체의 기질적 · 기능적 장해로 광감각이 저하하고 암소시가 장해된 상태로 밤 또는 어둑한 광선 아래에서는 보이지 않고 밝은 낮에만 시력이 좋은 상태이다. 비타민 A 결핍증, 망막색소변성 외에도 망맥락막의 염증, 혈관장애, 중독증 등이 원인이 된다.

Memory key

- 야맹증은 비타민 A 결핍, 망막색소변성, 망맥락막의 염증, 혈관장애, 중독증 등이 원인이 된다.

Presbyopia 노안

수정체의 노화현상으로 인한 시력장애이다. 눈의 기능이 정상인 사람은 40세가 지나면 점차로 노안을 자각하는데 노화하면 가까운 곳을 보기 위해 수정체를 두껍게 할 수 없어 초점을 망막의 뒤에서 맞추게 된다. 수정체가 가장 두꺼워졌을 때에 선명하게 물체를 볼 수 있는 가장 가까운 거리를 근점거리라고 하며, 40 cm 이상 길어지면 노시안이라 하여 볼록렌즈를 사용하는 점에서는 원시와 비슷하다.

Myopia 근시

먼 곳은 확실하게 보지 못하지만 가까운 곳은 잘 보는 증상이다. 수정체가 가장 얇게 되어 있는 무조절 상태에서 먼 곳에서 온 평행광선이 망막 전방에서 상을 맺는 상태인 눈을 근시 또는 근시안이라고 한다.

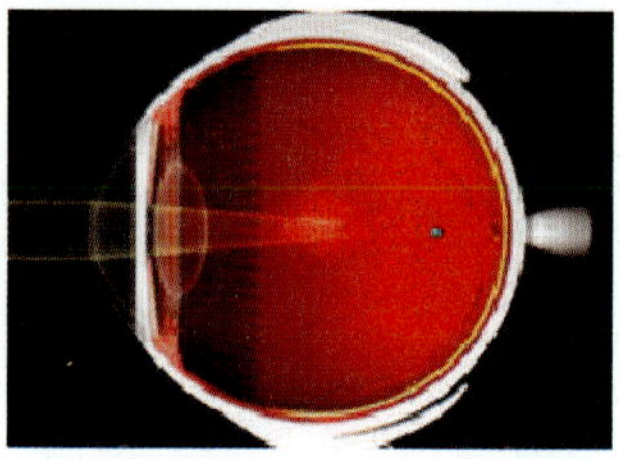

그림 10-13 근시

Memory key

- 굴절성 근시는 안축의 길이가 정상이고 각막 또는 수정체의 굴절이 강한 경우이며, 축성 근시는 반대로 굴절력은 정상이고 안축이 긴 경우이다.

Strabismus 사시

두 눈이 정확하게 목표물을 향하지 않은 상태로 안위의 이상을 말한다. 원인에 따라 크게 마비성 사시와 비마비성 사시로 구분되며 방향(안구의 위치)에 따라 내사시, 외사시, 상사시, 하사시로 구분된다.

- Esotropia 내사시

  사물을 볼 때 한쪽 눈이 안쪽으로 돌아간 사시이다.

- Exotropia 외사시

  사물을 볼 때 한쪽 눈이 바깥쪽을 향하고 있는 눈이다.

- Hypotropia 하사시

  사물을 볼 때 한쪽 눈이 아래로 돌아간 사시이다.

- Hypertropia 상사시

  사물을 볼 때 한쪽 눈이 위로 돌아간 사시이다.

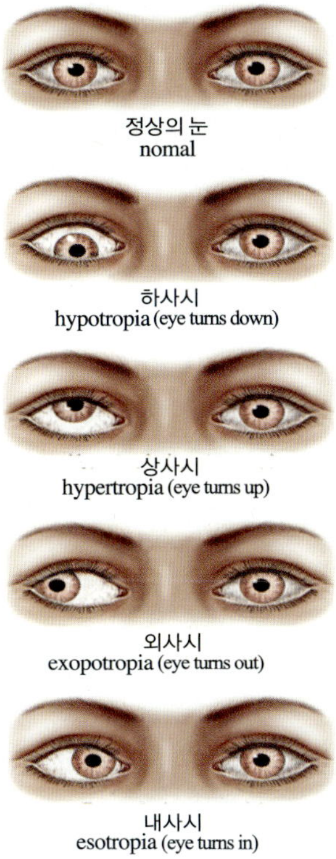

그림 10-14 사시

수술과 처치 용어 Terms for Surgery and Treatment

Cataract surgery 백내장수술

백내장은 수정체의 투명도가 혼탁하게 되어서 시력장애를 일으키는 병으로, 백내장 수술은 백내장이 생긴 수정체를 제거하고 인공수정체로 대체하는 것이다. 현재 시행되고 있는 백내장수술법에는 수정체 유화, 피막 외 백내장수술, 피막 내 백내장수술 등이 있다.

Blepharectomy 안검절제술

눈꺼풀의 변형을 위하여 눈꺼풀의 일부를 잘라내는 것이다.

Blepharoplasty 안검성형술

눈꺼풀이나 눈썹을 복원하거나 회복시키는 성형술이므로 보통 '눈꺼풀 처짐 환자'에게 행한다.

Canthoplasty 안각성형술

내안각, 외안각 또는 모두에 대한 외과적 성형술로, 특히 안열을 길게 하기 위하여 외안각을 절개하거나 결손된 안각을 외과적으로 수복하는 것이다.

Cyclodialysis 섬모체 해리(술)

녹내장 치료에 시행하는 것으로 전안방과 위맥락공간 사이에 교통로를 형성하는 수술이다.

Keratoplasty 각막이식술

각막의 불투명한 부위를 절개하는 안과적 수술이다.

Corneal transplant 각막이식편

각막이 흐려져서 시력에 장애가 있을 때 다른 사람의 깨끗한 각막으로 바꾸어 넣는 수술이며 각막이식은 이식 조각에 따라 자기이식, 동종이식, 이종이식으로 분류된다.

Dacryoadenectomy 누선절제술

눈물샘을 외과적으로 잘라내는 수술이다.

Dacryocystectomy 누낭제거술

눈물주머니를 외과적으로 잘라내는 수술이다.

Dacryocystostomy 누낭개구술

외과적으로 새로운 눈물주머니에 창을 내는 것이다.

Enucleation 안구적출(술)

안구의 전체를 완전히 제거하고 깨끗이 하는 것으로 안구 내에 악성 종양이 있을 때 실명된 눈에서 통증을 제거하기 위해 실시한다.

Iridectomy 홍채절제술

홍채의 일부분을 제거하는 수술인데, 이 수술을 실시하는 이유는 주로 안압을 낮추고, 비정상적으로 작은 동공을 확장시키며, 백내장 적출 시에는 투과각이 봉쇄될 가능성을 방지하기 위함이다.

Keratocentesis 각막천자

수술로 각막을 뚫는 것이다.

Sclerectomy 공막절제(술)

가위, 펀치, 또는 천공기로 공막을 절제하는 것이다.

Vitrectomy 유리체절제술

안구 내에 있는 유리체가 혼탁해져서 시력이 이루어지지 않을 때 유리체를 제거하는 수술이다.

검사와 중재 용어 Terms for Test and Intervention

Funduscopy(Ophthalmoscopy) 검안경검사

눈의 내부를 관찰하고자 고안한 검사기구로 직상 검안경과 도상 검안경이 있다. 보정용 안경을 선택하기 위하여 하는 눈의 검사이다.

Tonometry 안압측정

장력 또는 압력을 측정하는 것으로, 주어진 힘에 의하여 움푹 들어가는 것에 대한 눈알의 저항력 측정에 기초한 안압의 간접적 평가 방법이다. 안압측정법에는 압입안압측정법(indentation tonometry)과 압평안압측정법(applanation tonometry)으로 크게 나눌 수 있다.

Visual acuity 시력

눈으로 두 점을 두 점으로 지각할 수 있는 능력이다. 서로 다른 두 점이 눈의 광학적 중심과 연결되어 이루는 각을 시각이라 하며, 눈이 두 점을 구별할 수 있는 최소의 시각을 최소시각이라 한다. 시력이란 최소시각이 어느 정도인가를 의미한다.

Visual acuity test 시력검사

눈이 얼마만한 크기의 물체를 볼 수 있는지를 검사하는 일로 보통 만국식 시력검사표에 의하여 검사한다.

Visual field 시야

한쪽 눈을 움직이지 않고 한 점을 주시하고 보는 축을 고정했을 때 눈에 들어오는 범위를 말한다. 코, 뺨 등으로 가려서 내측은 좁고 외측은 넓게 되어 있다. 시야의 넓이는 색에 따라 다르며, 배>청>황>녹의 순으로 작아진다.

Visual field test 시야검사

눈을 고정시키고 전방을 볼 때, 보여지는 대상의 면적을 측정하는 것이다.

Diopter 디옵터

초점거리가 1 m인 렌즈의 굴절력을 나타내는 것으로 굴절력의 단위로 사용되며, 사람의 안경 도수 단위로 쓴다. 1 디옵터는 초점거리가 1 m인 안경의 도수인데, 안경렌즈의 초점거리를 미터 단위로 나타낸 수의 역수이다. 볼록렌즈는 플러스(+), 오목렌즈는 마이너스(−)로 나타낸다.

주요 용어 분석과 의미 Analysis and Meaning for Key Terms

용어(Term)	용어 분석(Term Analysis)	의미(Meaning)
	choroid/o	choroids **맥락막**
choroidocyclitis 맥락막모양체염 [kɔ̀:rɔidousaikláitis]	-itis 기관의 염증 cycl/o 모양체	맥락막과 모양체 돌기의 염증이 특징인 비정상적 상태
	blephar/o	eyelid **눈꺼풀**
blepharitis 안검염 [blèfərɑ́itis]	-itis 염증	안검의 눈썹 소낭과 검판선에 생기는 염증
blepharopexy 눈꺼풀고정술 [blèfərəpéksi]	-pexy 고정술	눈꺼풀을 수술로 고정하는 방법
	-blepharia	eyelid condition **안검상태**
macroblepharia 거대안검 [mæ̀krəblefə́riə]	macro- = 큰; -ia = 상태	비정상적으로 큰 눈꺼풀
	aque/o	Water **물**
aqueous duct 수관 [éikwiəs dʌkt]	-ous ~의 duct 통로	신체부의 사이를 지나는 물의 통로
	corne/o	cornea **각막**
corneal abrasion 각막박리 [kɔ́:rniəl əbreiʒn]	-eal ~의 abrasion 찰과상	각막의 외층이 떨어져 나가는 것
	core/o	pupil **동공**
anisocoria 동공부등 [æ̀naisəkóuriə]	-ia 상태 an- 없는 is/o 같은	동공의 크기가 다른
corneosclera 각공막 [kɔ̀:rəsklíərə]	scler/o 공막	각막과 공막
	conjunctiv/o	conjunctiva **결막**
conjunctival sac 결막낭 [kəndʒʌŋktaival-sæk]	-al ~의	결막과 안검으로 둘러싸인 공간

용어(Term)	용어 분석(Term Analysis)	의미(Meaning)
	cycl/o	**ciliary body 모양체, 섬모체**
cyclitis 모양체염 [saikláitis]	-itis 염증	모양체의 염증으로 각막에 인접한 공막의 발적을 일으킨다.
	dacry/o	**tears 눈물**
dacryocystectomy 누낭절제 [dǽkriousistéktəmi]	cyst 낭 -ectomy 절제술	누낭의 부분 또는 전체를 적출하는 것
	lacrim/o	**tears, tearduct 눈물, 누관**
lacrimotomy 누관절개술 [lǽkrimátəmi]	-o/tomy 절개	누관의 외과적 수술절개
	irid/o	**iris 홍채**
iridoplegia 홍채마비 [ìridəplíːdʒiə]	-plegia 마비	홍채괄약근 또는 확장근의 마비가 있는 상태
iritis 홍채염 [airátis]	-itis 염증	홍채의 염증
	kerat/o	**cornea 각막 홍채**
keratoconjunctivitis 각막결막염 [kèrətoukəndʒʌ̀ŋktivàitis]	-itis 염증 conjunctiv/o 결막	각막의 결막염
keratomycosis 각막진균증 [kerətoumaikóusis]	myco- 균 -osis 병적 상태	진균에 의한 각막의 감염
	mydri/o	**being wide 넓어짐**
mydriatic 산동제 [midriǽtik]	-iatic ~의	동공을 확장하고 일시적으로 조절 작용을 하는 안근을 마비시킴
mydriasis 동공확대 [midráiəsis]	-iasis 병적 상태	눈동자가 보통 때보다 커지는 상태
	mi/o	**less 적은**
miotic 축동제 [maiátik]	-tic ~으로 이루어진	동공을 수축시킬 때 사용되는 약물

용어(Term)	용어 분석(Term Analysis)	의미(Meaning)
miosis 동공수축 [maióusis]	-osis 병적 상태	눈동자가 보통 때보다 작아지는 상태
	goni/o	angle 각도
goniometer 측각기 [gòuniámitə]	-meter 계량기	각을 측정하는 도구
	ophthalm/o	eye 눈
ophthalmoscope 검안경 [ɑfθǽlmaskoup]	-scope 안경	눈의 안쪽을 검사하는 기구
ophthalmology 안과학 [ɑfθælmáləd3i]	-logy 학문	눈의 생리, 해부 및 질환의 진단과 관련된 학문
	ocul/o	eye 눈
oculomotor 안구운동의, 동안의 [àkjuləmóutər]	motor 운동의	안구운동과 관련된
	palpebr/o	eyelid 눈꺼풀
palpebral fissure 안검렬 [pǽlpəbrəl fíʃər]	-al ~의 fissure 갈라진 틈	상안검과 하안검 사이에 있는 개구부
	opt/o	vision 시력
optic disc 시원반 [áptik disk]	-ic ~의 disc 원반	망막의 표면에 있는 작은 맹점
optician 안경사, 광학기사 [aptíʃən]	-ician 전문가	안경, 콘택트렌즈 전문가
optic papilla 시신경 유두부 [áptik pəpílə]	papill/o 유두	시신경 입구에 해당하는 안구에 있으며 흰색의 둥근 원판으로 되어 있다.
	phak/o	lens 렌즈
aphakia 무수정체(증) [əféikiə]	a- 없는 -ia 병적 상태	수정체가 없는 상태
phacomalacia 수정체연화 [fækouməléiʃia]	-malacia 부드러움	연성 백내장의 결과로 렌즈가 연화하는 눈의 비정상적인 상태

용어(Term)	용어 분석(Term Analysis)	의미(Meaning)
	pupill/o	pupil **동공**
pupilloplegia 동공마비 [pəpiləplí:dʒiə]	-plegia ∼마비	동공마비
	retin/o	retina **망막**
retinopathy 망막병증 [rètinápəθi]	-pathy 질병	망막에 생기는 이상 현상
retinopexy 망막유착술 [rètinəpéksi]	-pexy 고정	외과적 수술로 망막을 고정시키는 방법
retinal 망막의 [rétinəl]	-al ∼의	망막에 속하는
retinal detachment 망막박리 [rétinəl ditǽtʃmənt]	detach- 분리하다	눈의 뒤에 위치한 맥락막에서 이루어지는 망막의 분리
	scler/o	sclera **공막**
scleritis 공막염 [sklì:ráitis]	-itis 염증	공막의 염증
	vitre/o	glass **유리**
vitreous cavity 유리체강 [vítriəs kǽvəti]	-ous ~의 cavity 공간	유리체와 유리체막을 포함하는 수정체 뒤의 안구공간
vitrectomy 유리제설제 [vitréktəmi]	-ectomy 절제술	유리체의 일부 혹은 전부를 제거하는 수술
	ton/o	tension **장력**
tonometer 안압계 [tounámitər]	-meter 계량기	안구의 압력을 측정하는데 사용하는 도구
tonography 안압기록법 [tounágrəfi]	-graphy 기록형식	안압의 측정
	phot/o	light **빛**
photosensitivity 광과민성 [fòutəsènsitíviti]	-sensitivity 민감함	빛에 대한 비정상적인 민감성

용어(Term)	용어 분석(Term Analysis)	의미(Meaning)
photocoagulation 광응고법 [fòutoukouæ̀gju léiʃən]	coagul/o 응고 -ation 과정	레이저로 망막의 상처를 응고해서 치료하는 방법
photoallergy 광알레르기 [fòutouǽləːrdʒi]	allergy 알레르기	알레르기 반응을 일으키는 빛에 대한 민감성
	-opia	visul condition **시각상태**
emmetropia 정시 [èmətróupiə]	emmetr/o 정상	아무런 장애 없는 정상시력
hyperopia 원시 [hάipəróupiə]	hyper- 과도한	망막 뒤에 초점이 맺히는 상태
myopia 근시 [mɑiάpiə]	my- 닫다	망막 앞에 초점이 맺히는 상태
amblyopia 약시 [æ̀mblióupiə]	ambly/o 흐린	한쪽 또는 양쪽 눈이 잘 안보이는 약한 시력
diplopia 복시 [diplóupiə]	dipl/o 이중	한 개의 물체가 이중으로 보이는 시력
hemiopia 반맹 [hèmióupiə]	hemi- 절반	한쪽 눈의 시력이 상실된 상태
presbyopia 노안 [prèzbióupiə]	presby 나이 먹은	노화에 의한 시력감퇴
	-tropia	state of turn **돌아간 상태**
esotropia 내사시 [èsətróupiə]	eso- 내부의	안구가 안쪽으로 몰린 상태
exotropia 외사시 [èksoutróupiə]	exo- 바깥쪽으로	안구가 바깥쪽으로 돌아간 상태

용어(Term)	용어 분석(Term Analysis)	의미(Meaning)
hypertropia 상사시 [háipətróupiə]	hyper- 위에	안구가 위로 돌아간 상태
hypotropia 하사시 [hàipoutróupiə]	hypo- 아래	안구가 아래로 돌아간 상태
	-tropion	state of turn **돌아간 상태**
entropion 안검내번 [entróupiən]	en- 안쪽	눈꺼풀이 안으로 돌아간 상태
ectropion 안검외반 [ektróupiən]	ec- 바깥	눈꺼풀이 바깥으로 돌아간 상태

귀의 이해 Understanding the Ear

귀는 청각과 평형을 담당하고 있어 다양한 소리를 들을 수 있으며, 평탄치 않은 공간을 지각하는데 중심역할을 하고 있다. 귀는 외이, 중이, 내이로 구성되어 있다. 소리를 듣는 과정은 청각자극을 받아들이고, 받아들인 소리를 신경자극으로 바꾸어 뇌의 측두엽으로 전달한다. 몸의 균형은 평형각과 청각을 감수하는 곳으로 관자뼈의 추체 내부에서 이루어지며, 구조가 매우 복잡하여 미로(labyrinth)라고 한다.

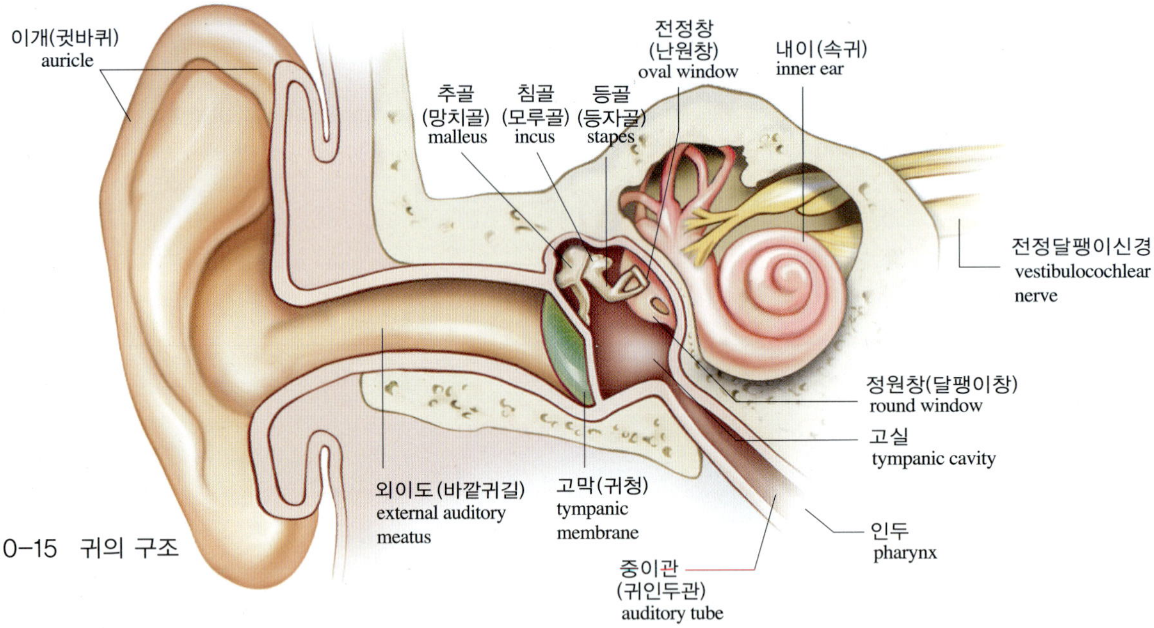

그림 10-15 귀의 구조

해부학적 용어 Anatomical Terms

외이 External ear

외이(바깥귀)는 외부의 음파를 모아 중이에 전달하는 부분으로 귓바퀴와 외이도로 구성되어 고막에 의하여 중이와 구분된다. 소리가 고막에 이르면 고막이 진동하면서 진동파가 발생하여 내이로 들어간다.

Memory key

- 외이는 이개(귓바퀴, auricle), 외이도(바깥귀길, external auditory meatus), 고막(귀청, tympanic membrane)으로 구성된다.

Auricle 이개

이개(귓바퀴)는 머리 밖에 돌출되어 있어 소리를 모으는 역할을 하는 귀의 겉부분이다. 외이도의 바깥끝에서 뒤바깥쪽으로 조개껍질처럼 튀어나와 탄력연골이 있으며 귓볼은 연골이 없고 지방조직으로 되어 있다.

Cerumen 귀지

외이도에 분포된 땀샘이나 귓길샘의 분비물과 박리된 표피에 의하여 형성된다.

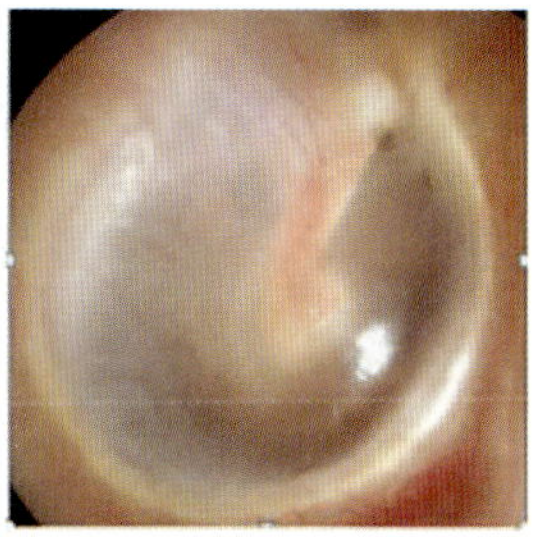

그림 10-16 고막

Tympanic membrane 고막

고막은 소리를 전달하는 외이도의 끝에 위치하는 타원형의 얇은 막으로 이소골을 통해서 소리의 떨림을 내이로 전달하는 중이에 있는 얇은 반투명 막이다.

중이 Middle ear

중이(가운뎃귀)는 이소골이라 부르는 3개의 뼈, 즉 추골(망치뼈, malleus), 침골(모루뼈, incus), 등골(등자뼈, stapes)이 탄력연골로 구성되어 소리의 전달과정에서 고막으로부터 오는 음파의 진동을 적당한 강도로 바꾸어 내이에 전달한다.

등골은 중이와 내이 사이의 안뜰창을 진동시켜 음파를 전기적인 자극으로 바꾼 다음에 뇌로 전달하여 해석하게 한다. 또한 고막에서 생긴 공기압력은 중이와 인두를 연결해 주는 귀인두관에 의해 압력이 균일해진다.

감염성 균이 인두에서 발생하면 귀인두관으로 들어와서 중이염(otitis media)에 감염되는데 어린아이들에게 특히 많이 발생한다.

Memory key

- 중이는 망치뼈, 모루뼈, 등자뼈로 구성된다.

Tympanic cavity 고실

외이와 내이 사이에 있는 중이의 일부 공간으로, 고막 안쪽에 뼈로 둘러싸여 있고, 얇은 점막으로 덮여 있는 고실은 이관을 거쳐 인두측벽의 점막과 연결된다. 고실은 언제나 공기가 차 있고 앞쪽 벽에 이관이 있다. 고실 안에 추골, 침골, 등골이라는 세 개의 작은 뼈가 서로 관절을 이루고 연결되어 있다.

Auditory ossicle 이소골(귓속뼈)

이소골(귓속뼈)은 관절로 서로 이어져 있는 중이 속 3개의 뼈인 침골, 등골, 그리고 추골과 같은 작은 뼈를 뜻한다.

• Malleus 추골(망치뼈)

중이 속에 있는 세 개의 이소골 중 하나로 망치와 비슷하게 생겨서 망치뼈라고 불린다. 고막과 붙어 있으며, 소리의 진동을 등골과 연결되어 있는 침골로 전달한다.

• Incus 침골(모루뼈)

중이 속에 있는 세 개의 이소골 중 하나로 추골에서 등골로 소리의 진동을 전달한다.

• Stapes 등골(등자뼈)

중이에 있는 3개의 이소골 중의 하나로 작은 등골은 침골에서 내이로 소리 진동을 전달한다.

Oval window 난원창(타원창)

중이의 내벽에 있는 난원형의 개구부로 내이로 연결된다. 등골의 족판이 난원창을 진동시켜 음파를 와우각으로 전달한다. 난원창은 소리를 인식하는 달팽이관으로 직접 연결되어 있으며, 난원창의 울림이 달팽이관 속의 림프액을 진동시켜 음을 인식하게 된다.

Round window 정원창(달팽이창)

중이 내벽의 난원창 아래에 있는 둥근 구멍으로 난원창에 비하여 약간 크다.

Auditory tube 중이관

중이와 코인두 사이에 있는 관으로, 일부는 연골, 일부는 뼈로 되어 있고, 고실로 공기가 들어가는 길이다. 점막으로 덮여 있고 외부 압력으로 고실 내 압력이 조절된다.

내이 Inner Ear

내이(속귀)는 귀의 가장 안쪽에서 청각과 평형감각을 담당하며, 측두골로 둘러싸인 내강에는 청신경이 들어 있다. 내이를 포함하는 복잡한 구조를 미로라고 한다.

청각을 관장하는 달팽이관 안에 있는 코르티 기관의 매우 민감한 털 세포의 움직임이 신경세포 섬유를 자극하여 청신경이 신경자극을 뇌의 측두엽으로 전달하게 하고 세반고리관은 평형감각, 전정기관은 위치감각, 반고리관은 회전감각을 맡는다.

Memory key

• 내이는 골미로(외림프액을 포함한 전정, 반고리관, 달팽이)와 막미로(내림프액을 포함한 타원주머니, 둥근주머니, 반고리관, 달팽이관)로 구분된다.

Vestibule 전정(안뜰)

내이를 구성하는 미로안뜰이며, 질전정, 이전정과 같이 통로의 입구 역할을 한다.

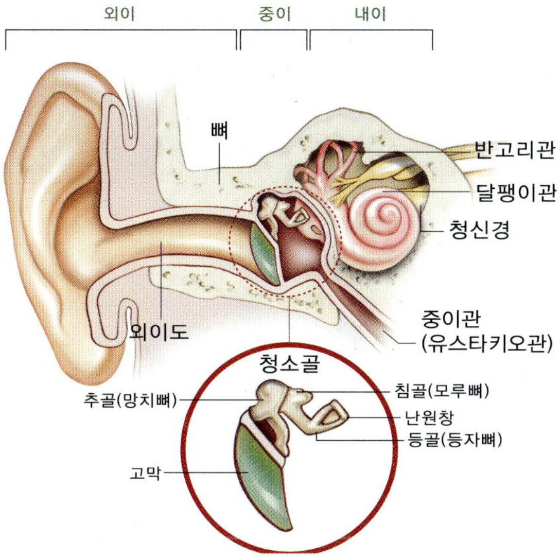

그림 10-17 청소골

Labyrinth 미로

측두골로 둘러싸인 내이의 관과 주머니는 골미로라 하며, 바깥림프액으로 채워져 있다. 미로라고 부르는 막으로 된 관이 골미로 안에 있으며, 속림프액으로 채워져 있다. 양자는 서로 비슷한 형태를 가진다. 감각기로서 특히 중요한 것은 막미로인데, 청신경의 섬유가 분포하고 있다. 골미로의 중앙부에 전정이라는 공간이 있고, 막미로는 청각 및 평형이 일어나는 가장 중요한 부분이다.

Bony labyrinth 골미로

내이의 뼈부분으로 측두골 추체의 이낭 속에 있는 와우이다. 골미로는 바깥 림프액으로 채워져 있다. 세밀하게는 속림프액으로 채워진 막미로가 떠 있다.

Membranous labyrinth 막미로

평형감각과 연관된 내이의 골성 반고리관 내에 고정되어있는 액체로 채워진 막성 반고리관으로 속림프액을 포함한다.

Cochlea 와우각(달팽이관)

내이의 와우관 내에 있는 골성 나선형 터널로 소리의 진동을 전기적 신호로 바꾸어 신경을 통해 대뇌에 전달하는 기관이다.

Semicircular canal 반고리관

내이의 골미로에 있는 3개의 고리로서 평형감각을 맡고 있는 기관으로 크게 막성 반고리관과 골성 반고리관으로 나뉜다. 전자는 평형감각기의 일부이고, 후자는 그것을 수용하고 있는 똑같은 모양의 뼈관이다. 몸이 회전하면 림프액은 흘러서 감각상피를 자극한다. 골성 반고리관은 막성 반고리관의 4~5배 굵기이고, 이들 관은 다섯 개의 개구가 안뜰로 열려 있고, 그 전정에 타원낭과 원형낭이 들어 있다.

Utricle 타원낭, 소실

내이의 반고리관 밑에 있는 내이 막미로의 두 구획 중 큰 부분이며, 주머니 모양으로 몸의 운동이나 평형을 지각하는 역할을 한다.

Cochlear duct 달팽이관

내이에 있는 달팽이 모양의 터널로 세 개의 방으로 나누어져 있으며, 각각이 림프로 가득 차 있어 중이를 거쳐 온 소리를 청신경에 전달해 준다.

증상과 질병 용어 Terms for Symptoms and Diseases

Otalgia 이통

귀에 일어나는 통증으로, 원인은 주로 외이도 염증에 의한 것이다. 중이의 통증을 일으키는 주된 병은 급성중이염으로서 발열, 귀울림, 난청, 귀가 막힌 것 같은 느낌을 받는다.

Dizziness 현기증(어지럼증)

서 있거나 앉아 있는 자세에서 정상적 균형을 유지할 수 없는 느낌이 든다.

Vertigo 현훈

내이의 반규관 또는 뇌간의 전정세포의 장애로 인해 발생하는 불안정 감각으로 흔히 주위 공간에 대해 자신이나 혹은 공간이 마치 움직이고 있다고 느낀다.

Otorrhea 이루(귓물)

만성 중이염인 경우와 같이 귀에서 고름이 나오는 증세이다.

Tinnitus 이명(귀울림)

소리가 나지 않는데도 윙윙거리며 귓속에서 잡음이 들리는 병적인 상태이다.

Anotia 무이증

선천적으로 한쪽 또는 양쪽의 외이가 없는 상태이다.

Macrotia 대이증(큰귀증)

외이의 모양이 과도하게 큰 증상이며, 이에 반해 귀가 작게 태어나는 병을 소이증이라 한다.

Microtia 소이증(작은귀증)

외이의 모양이 작게 태어나는 것이다.

Otitis externa 외이도염

외이도의 피지선에 화농균이 침입하여 일으키는 급성 염증으로 통증과 발열, 난청, 귀울림 등의 증상이 나타난다.

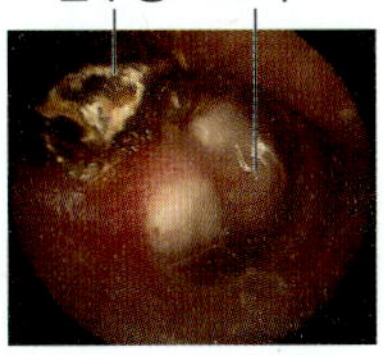

그림 10-18 진주종

Cholesteatoma 진주종

진주종이란 물주머니 같은 모양을 나타내는 작은 덩어리로, 뇌막, 중추신경계, 두개골 등에서 발생하기도 하지만 중이에서 가장 많이 볼 수가 있다. 중이에 진주종이 발생하면 귓물이나 난청과 같은 만성중이염 증상뿐만 아니라 어지러움과 안면신경마비 등의 합병증이 나타날 수 있다.

Mastoiditis 유돌염

만성중이염으로 발전했을 때 나타나고 유돌 부분은 공기가 차 있어 방사선 사진에서 볼 수 있다.

Myringitis 고막염

고막에 발생하는 염증으로 급성외이도염, 급성중이염일 때 수반되며, 급성고막염은 외상, 귀의 습진, 한랭, 인플루엔자에서 유발된다.

Otitis media 중이염

급성 감염병, 감기, 폐렴, 코나 목의 병, 고막 외상 등으로 생기는 중이의 염증으로 고열, 심한 통증, 이명 등의 증상이 나타난다.

Syringitis 이관염

귀와 코를 연결하는 이관에 염증이 생긴 것으로 감기와 같은 바이러스성 병균에 의해 발생하기도 하고, 등산이나 비행기 여행 시에 압력의 변화도 원인이 된다.

Labyrinthitis 미로염

대개 중이염을 앓은 후에 생기는 내이의 염증으로, 뇌척수막염, 매독, 귀의 외상이 원인이 되기도 하며, 난청, 이명, 어지럼증, 구역질, 구토 등의 증상이 나타난다.

Otosclerosis 귀경화증

귀의 골미로의 병적 상태로 등골의 전도성 난청을 초래한다.

Deafness 난청

청각의 저하로, 청각의 전도경로에 장애가 있을 때 난청이 일어난다.

Presbycusis 노인성 난청

연령이 증가하면서 양측 귀에 일어나는 진행성인 청력의 감퇴이다.

Congenital word deafness 선천성 말귀머거리

언어와 의사소통의 청각적 형태의 이해장애이다. 제대로 들으면서도 받아쓰기를 못한다. 자발적인 회화, 독서, 쓰기에는 아무 영향이 없다.

Acoustic neuroma 속귀신경집종

중추신경계에서 발생하는 신경집종 중에서 가장 흔한 양성종양으로 감각신경인 청신경, 특히 와우신경에서 기원하는 양성종양이다.

Otomycosis 귀진균증

외이도의 진균감염증으로, 가려움 및 삼출성 염증이 특징이다.

수술과 처치 용어 Terms for Surgery and Treatment

Otoplasty 귀성형, 이성형(술)

귀의 변형 및 결손을 외과적으로 교정하는 귀의 성형술이다.

Myringotomy 고막절개술

고막의 외과적 절개로 압력을 경감하고, 중이에서 고름과 분비물을 배출하기 위해 수행한다.

Tympanotomy 고실절개술

고실을 절개하는 것이다.

Tympanoplasty 고실성형(술)

음압으로부터 정원창을 보호하기 위하여 고막을 재생하여 중이의 청각기능을 재건하는 외과적 방법이다.

Myringoplasty 고막성형

천공된 고막을 이식하여 외과적으로 행하는 수술이다.

Mastoidectomy 유양돌기절제

유양돌기 부분의 외과적 절제수술은 귀 뒤쪽 또는 이관을 통해 이루어진다.

Ossiculectomy 이소골절제술

중이에 있는 침골, 등골 및 추골과 같은 작은 뼈를 절제한다.

Stapedectomy 등골절제술

귀경화증의 치료법으로서 고정된 등골절제술이다.

검사와 중재 용어 Terms for Test and Intervention

Otoscopy 이경검사

귀를 관찰하는 방법으로 외이와 고막만을 눈으로 관찰할 수 있다. 정상적인 고막은 깨끗한 진주모양의 회백색 또는 담홍색의 반투명막으로 보인다.

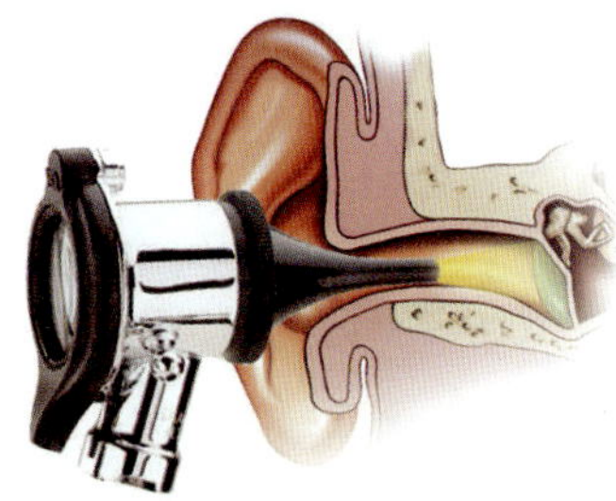

그림 10-19 이경검사

Audiometry 청력검사

개인이 청각 자극을 지각할 수 있고 언어음을 구별할 수 있는 소리의 최소의 강도를 측정한다.

Tympanometry 고실측정법

외이도에 음압을 가하여 고막에서 반사되는 음에너지를 측정하는 것이다.

Tuning fork test 소리굽쇠검사

청력상실이 있을 때 전도성 난청인지, 감각성 난청인지를 구별하는 데 쓰인다.

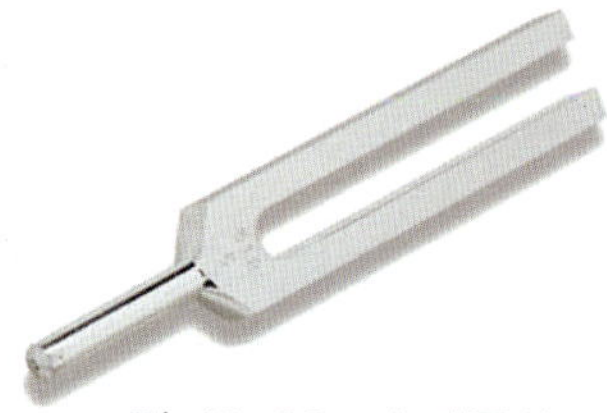

그림 10-20 소리굽쇠

주요 용어 분석과 의미 Analysis and Meaning of Key Terms

용어(Term)	용어 분석(Term Analysis)	의미(Meaning)
	audi/o, audit/o	hearing **청력**
auditory meatus 이도 [ɔ́:ditoːrɪ miéitəs]	-ory ~의 성질이 있는 meatus 관	외이와 내이에 있는 관
audible 가청의 [ɔ́:dəbl]	-ible ~할 수 있는	청취 가능한 주파수와 강도의 소리를 들을 능력이 있는
audiometer 청력계 [ɔ:diɑ́:mitəʳ]	-meter 계량기	청력검사에 사용하는 전기 장치

용어(Term)	용어 분석(Term Analysis)	의미(Meaning)
	aur/o, aur/i	**ear 귀**
aural 귀의 [ɔ́:rəl]	-al ~의	귀에 속하는
aural rehabilitation 청각재활 [ɔ́:rəl rihəbìlitéiʃən]	rehab 재활	청각장애인들에게 의사소통 능력 향상을 위해 시행하는 청각재활 활동
	cochle/o	**cochlea 달팽이**
cochlear canal 달팽이관 [kɑ́kliə kənǽl]	-ar ~에 관한 canal 체내의 관	내이의 와우관 내에 있는 골성 나선형 통로
electrocochleogra-phy 전기달팽이청력검사 [iléktrou kàklióugrəfi]	electr/o 전기 -graphy 기록형식	달팽이의 전기활동 기록형식
	labyrinth/o	**labyrinth 미로**
labyrinthectomy 미로절제술 [læ̀bərinθéktəmi]	-ectomy 절제술	미로의 외과적 절제 수술
	ot/o	**ear 귀**
otalgia 이통(귀통) [outǽldʒiə]	-algia 통증	귀의 통증
otitis 이염 [outáitis]	-itis 염증	귀의 염증이나 감염
otitis externa 외이도염 [outáitis ikstə́:rnə]	externa- 외부	외이도나 외이개의 감염이나 염증
otitis media 중이염 [outáitis midiə]	media 중간	중이의 염증

용어(Term)	용어 분석(Term Analysis)	의미(Meaning)
	ossicul/o	ossicle **이소골**
ossicular 이소골의 [ɑ́sikulər]	-ar ~관한	중이에 있는 침골, 등골, 추골을 뜻함
	-acusis, -cusis	hearing condition **청각상태**
diplacusis 복청 [dìpləkú:sis]	dipl/o 이중	두 개 이상의 소리로 들리게 되는 현상
hyperacusis 청각 과민 [hàipərəkú:sis]	hyper- 과다	소리에 대한 과민성
presbycusis 노인성 난청 [prèzbikú:sis]	presby- 나이 먹은	노화와 관련된 청력 감각의 상실과 언어 능력 감소
	-phonia	sound **소리**
aphonia 발성불능(증) [eifóunjə]	a- ~없는	정상적인 발성 능력이 손실된 상태
	myring/o	tympanic membrane, eardrum **고막**
myringotomy 고막절개(술) [mìriŋgɑ́təmi]	-tomy = process of cutting; to cut 절개	중이에서 액을 제거하기 위한 고막 절개
	ossicul/o	ossicles **귓속뼈**
ossiculoplasty 귓속뼈성형술 [ɑsikulóplæ̀sti]	plasty = surgical repair, surgical reconstruction 성형술	surgical reconstruction of the ossicles 귓속뼈의 성형수술
	staped/o	stapes **등자뼈**
stapedectomy 등자뼈절개술 [stèipidéktəmi]	-ectomy = excision, surgical removal 절개술	removal of the stapes 등자뼈의 제거
	tympan/o	tympanic membrane, eardrum **고막**
tympanoplasty 고막성형술 [tìmpənouplǽsti]	-plasty = surgical repair; surgical reconstruction 성형술	myringoplasty 고막을 수술로 재건하는 방법

약 어 Abbreviation

눈 Eye

약 어	Full Term	의 미
accom	accommodation	조절
OD	oculus dexter	오른쪽 눈
OS	oculus sinistra	왼쪽 눈
OU	oculus unitas	양쪽 눈
PERLA	pupils equal, react to light and accommodation	양쪽 동공이 같고 빛에 반응하며 조절한다.
PERRLA	pupils equal,round,regular, react to light and accommodation	양쪽 동공이 같고 둥글며, 규칙적으로 빛에 반응하며 조절한다.
IOL	intraocular lens	안구내 렌즈
IOP,IOT	intraocular pressure, tension	안구내압
EOM	extraocular movement	바깥 눈운동
VF	visual field	시야
VA	visual acuity	시력
XT	exotropia(=ES)	외사시

귀 Ear

약 어	Full Term	의 미
AC	air conduction	공기전도
AD	auris dextrer	오른쪽 귀
AS	auris sinistra	왼쪽 귀
AU	auris unitas	양쪽 귀
BC	bone conduction	뼈전도
EENT	eyes, ears, nose, throat	눈, 귀, 코, 목구멍
ENT	ears, nose, throat	귀, 코, 목구멍
HD	hearing distance	청력거리
NIHL	noise induced hearing loss	신경에 의한 청력손실
TM	tympanic membrane	고막

연습문제 Exercises

1. 다음 접두사, 결합형, 접미사 부분을 분리하고 의미를 정의하시오.

① blepharoplasty　blephar/o 눈꺼풀; plasty 성형

② keratomycosis　kerat/o 각막; myc/o; 곰팡이 -sis 증상

③ presbyopia　presby=old age 나이먹은; -opia 눈

④ ossiculoplasty　ossicul/o 귓속뼈; -plasty 성형

⑤ tympanoplasty　tympan/o 고막; -plasty 성형

⑥ presbycusis　presby=old age 나이먹은; -cusis 청력

2. 다음 용어를 의학용어로 쓰시오.

① 녹내장　glaucoma

② 다래끼　hordeolum

③ 복시　diplopia

④ 약시　amblyopia

⑤ 달팽이관　cochlear duct

⑥ 추골　malleus

⑦ 침골　incus

⑧ 등골　stapes

3. 다음 약어의 full name을 쓰시오.

① OD　oculus dextra 오른쪽 눈

② VA　visual acuity 시력

③ AD　auris dextra 오른쪽 귀

④ IOP　intraocular pressure 안내압

⑤ OS　oculus sinistra 왼쪽 눈

⑥ EOM　extraocular movement 바깥 눈 운동

⑦ AS　auris sinistra 왼쪽 귀

⑧ TM　tympanic membrane 고막

⑨ OU　oculus unitas 양쪽 눈

⑩ AU　auris unitas 양쪽 귀

4. 다음 A와 B를 알맞게 연결하시오.

A	B
① glauc/o (b)	a. ear
② presby/o (d)	b. gray
③ ot/o (a)	c. hearing
④ tympan/o (f)	d. old age
⑤ audi/o (c)	e. tear
⑥ lacrim/o (e)	f. eardrum
⑦ irid/o (h)	g. pupil
⑧ core/o (g)	h. iris

5. 다음 그림에 알맞은 의학용어를 쓰시오.

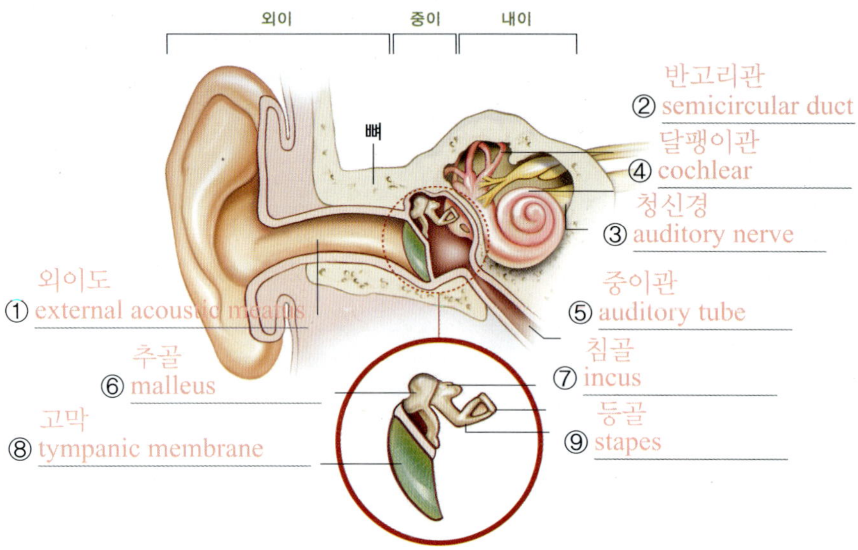

Endocrine System

Chapter 11

내분비계

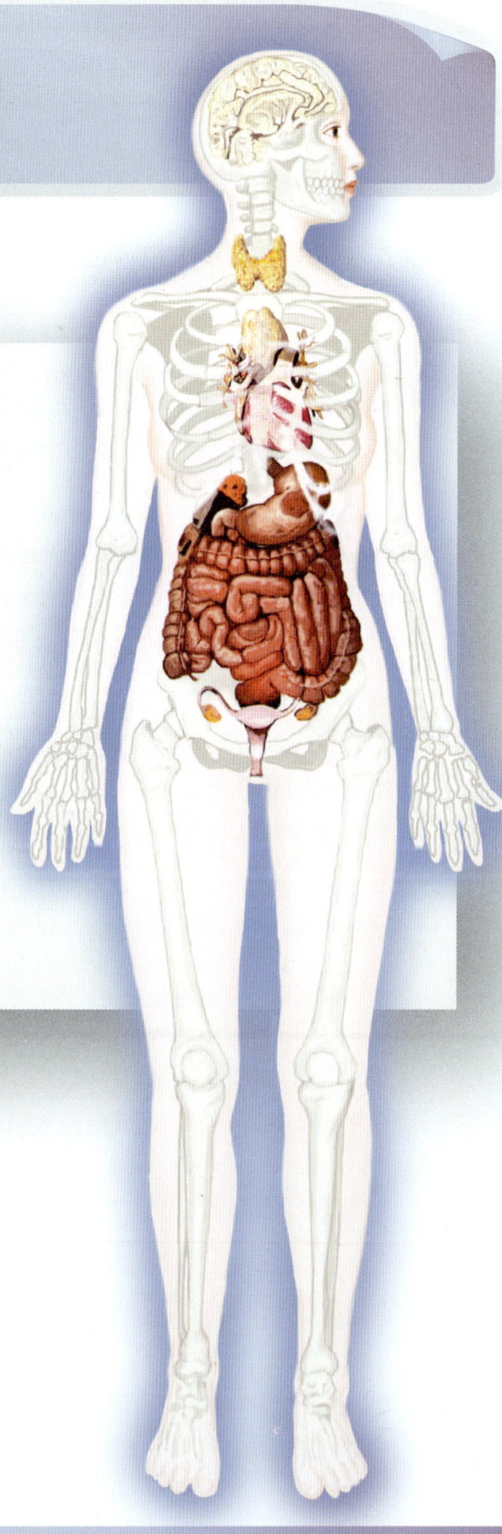

구성 Composition

- 들어가기
- 해부학적 용어
- 증상과 질병 용어
- 수술과 처치 용어
- 검사와 중재 용어
- 주요 용어 분석과 의미
- 약어
- 연습문제

학습목표

- 호르몬과 항상성을 정의한다.
- 외분비샘과 내분비샘을 구분한다.
- 내분비계의 중추, 말초샘을 이해한다.
- 5가지 영양호르몬을 안다.
- 뇌하수체 전엽이나 후엽에 의해서 분비되는 호르몬과 그 기능을 안다.
- 췌장, 갑상샘, 부갑상샘, 송과체, 부신에서 분비되는 호르몬과 그 기능을 안다.
- 내분비계와 관련된 의학용어의 발음과 정의를 안다.
- 내분비계와 관련된 약어의 의미를 안다.

들어가기 Prolog

내분비계(endocrine system)는 혈류에 호르몬(hormone)을 분비하여 신체의 성장 및 물질대사의 활동을 조절하여 항상성(homeostasis)을 유지시키는 데 관여한다.

내분비샘은 시상하부(hypothalamus), 뇌하수체(pituitary, hypophysis), 송과체(pineal body), 갑상샘(thyroid gland), 부갑상샘(parathyroid gland), 가슴샘(thymus gland), 부신(adrenal gland), 췌장(pancreas), 난소(ovary), 고환(testis) 등으로 구성된다.

내분비샘은 다른 세포의 기능이나 활성의 변화를 일으키는 물질인 호르몬을 신체의 내부로 분비하는 곳을 말한다. 이러한 과정은 내분비샘을 땀샘과 같은 외분비샘(exocrine gland)과 구별시켜 준다.

외분비샘은 체표나 소화관 등 신체 내외 표면에 분비물을 분비하는 샘으로 땀샘, 눈물샘, 소화샘 등이 있으며 일반적으로는 분비물을 합성하는 샘세포의 집합체인 샘체와 분비물의 배출을 위한 도관이 있다.

관 속으로 화학물질을 분비하여 분비된 물질이 목표기관에 다다르도록 한다. 외분비와 내분비 기능을 가진 이자(췌장)를 제외하고 내분비샘은 분비 시에 사용하는 관이 없이 곧바로 혈액으로 들어간다.

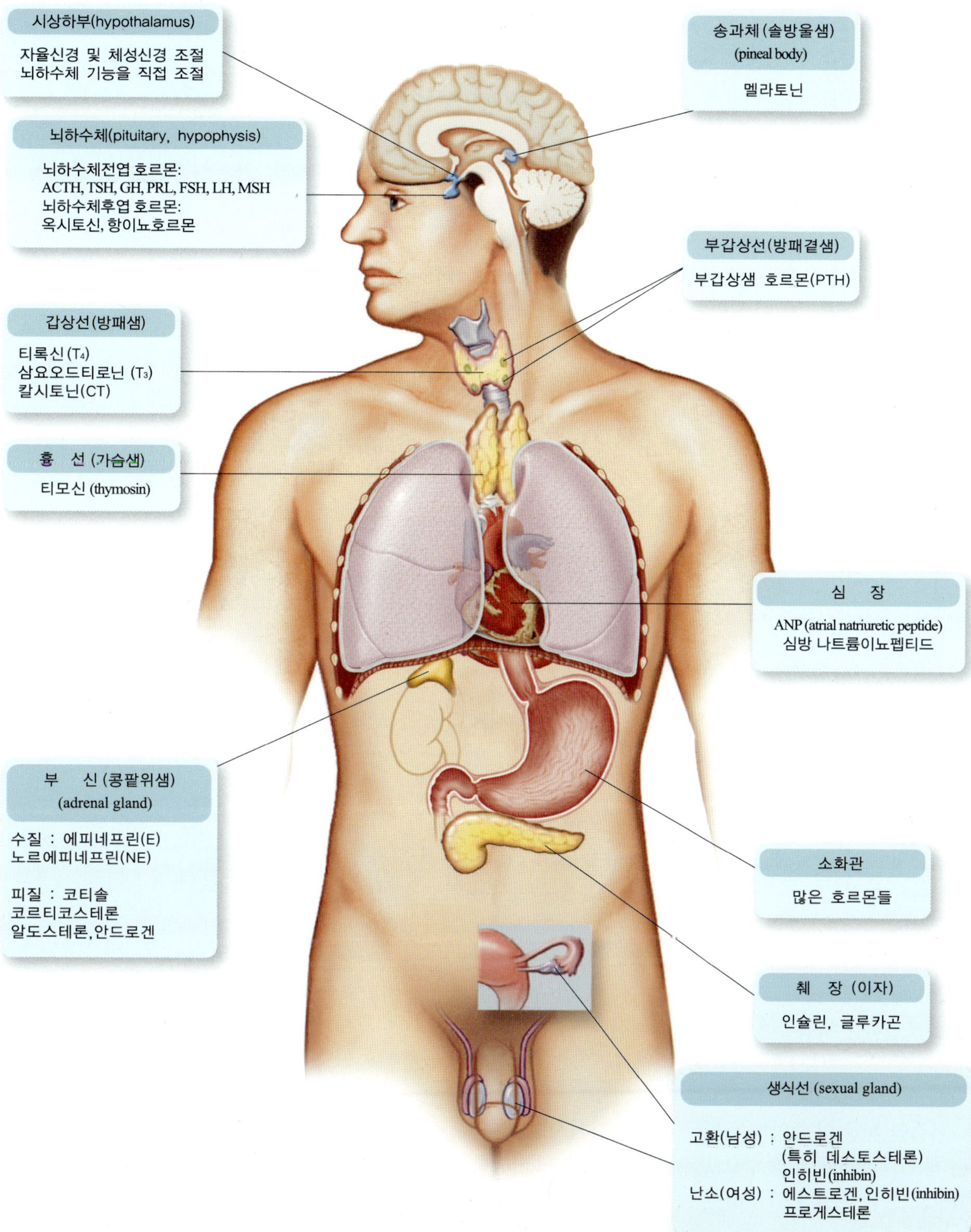
시상하부(hypothalamus)
자율신경 및 체성신경 조절
뇌하수체 기능을 직접 조절
뇌하수체(pituitary, hypophysis)
뇌하수체전엽 호르몬:
ACTH, TSH, GH, PRL, FSH, LH, MSH
뇌하수체후엽 호르몬:
옥시토신, 항이뇨호르몬
갑상선(방패샘)
티록신 (T_4)
삼요오드티로닌 (T_3)
칼시토닌(CT)
흉 선 (가슴샘)
티모신 (thymosin)
부 신 (콩팥위샘)
(adrenal gland)
수질 : 에피네프린(E)
노르에피네프린(NE)
피질 : 코티솔
코르티코스테론
알도스테론, 안드로겐
송과체 (솔방울샘)
(pineal body)
멜라토닌
부갑상선(방패곁샘)
부갑상샘 호르몬(PTH)
심 장
ANP (atrial natriuretic peptide)
심방 나트륨이뇨펩티드
소화관
많은 호르몬들
췌 장 (이자)
인슐린, 글루카곤
생식선 (sexual gland)
고환(남성) : 안드로겐
(특히 데스토스테론)
인히빈(inhibin)
난소(여성) : 에스트로겐, 인히빈(inhibin)
프로게스테론

그림 11-1 내분비계통

Memory key

- **내분비샘:** 관이 없기 때문에 호르몬을 혈류를 통해 목표기관에 다다르게 함.
- **외분비샘:** 관을 통해 분비액을 운반함.

해부학적 용어 Anatomical Terms

Hypothalamus 시상하부

뇌의 기저에 있으며, 뇌하수체가 다른 호르몬을 분비할 수 있도록 자극하는 호르몬을 분비한다.

Hypophysis 뇌하수체

뇌의 기저에 있는 완두콩 크기의 기관으로 앞엽(전엽)과 뒤엽(후엽)으로 나뉜다. 뇌하수체호르몬을 분비하며, 모든 신체기능과 관계가 있다.

Pineal body 송과체(솔방울샘)

뇌의 정중부분에 솔방울 모양으로 존재하며 인체시계 기능을 보조하고, 수면을 유도하는 멜라토닌(melatonin)호르몬을 분비한다.

Thyroid gland 갑상샘

내분비선 중 가장 큰 갑상선은 목의 후두 갑상연골 아래에 위치한다. 신체 세포의 신진대사에 필요한 티록신(thyroxine)호르몬을 분비하는 기능을 한다.

Parathyroid gland 부갑상샘

갑상샘 뒤에 2쌍이 각각의 엽에 2개씩 위치하는 좁쌀 크기의 기관으로 혈중 칼슘농도를 조절하는 부갑상샘호르몬을 분비한다.

Thymus gland 흉선(가슴샘)

가슴안(흉강)의 중앙에 위치한 림프성 장기이며 면역기능에 필요한 T세포를 자극하는 티모신(thymosin)과 티모포이에틴(thymopoietin)이라는 가슴샘호르몬을 분비한다.

Pancreas 췌장(이자)

위(stomach)의 뒤에 위치하며 소화를 돕는 췌장액 및 이자샘에서 혈당을 저하시키는 인슐린(insulin)과 혈당을 상승시키는 글루카곤(glucagon) 호르몬을 분비한다.

Adrenal gland 부신(콩팥위샘)

부신은 좌우 신장(콩팥) 위에 있는데, 겉질은 부신겉질자극호르몬인 코티솔과 알도스테론을 분비하고 속질은 부신수질호르몬인 에피네프린(epinephrine)과 노르에피네프린(norepinephrine)을 생성한다.

Ovary 난소

난소는 여성의 골반에 1쌍 있으며 2차성징의 발달과 유지를 담당하는 에스트로겐(estrogen)과 임신을 유지하는 프로게스테론(progesterone) 등의 난소호르몬을 분비하고 수정에 필요한 난자를 생성한다.

Testis 고환

고환은 남성의 음낭 속에 작은 달걀 모양으로 1쌍이 존재하며 정자 생산 및 정자 발생을 자극하고 남성의 2차 성징 발현을 촉진하는 테스토스테론(testosterone) 등 남성호르몬을 생산한다.

표 11-1 내분비샘에서 분비하는 호르몬의 기능

Hypophysis 뇌하수체		기 능
Adenohypophysis (anterior pituitary) 뇌하수체전엽 (샘뇌하수체)	Adrenocorticotropic hormone (ACTH) 부신피질자극호르몬 (부신겉질자극호르몬)	• 부신겉질호르몬(알도스테론과 코티솔) 분비 자극
	Follicle stimulating hormone (FSH) 난포자극호르몬	• 에스트로겐과 프로게스테론의 분비 자극 • 난자와 정자의 발생 자극
	Thyroid-stimulating hormone (TSH) 갑상샘자극호르몬	• 갑상샘을 자극하여 티록신과 삼요오드티로닌을 생산 · 분비시킴
	Growth hormone (GH) 성장호르몬	• 뼈와 조직의 성장을 증가시킴 • 간에서 호르몬 소마토메딘(somatomedin)의 분비를 조절
	Luteal hormone (LH) 황체호르몬	• 배란 촉진 • 테스토스테론 분비
	Prolactin (PRL) 젖분비호르몬	• 다른 호르몬의 분비촉진 기능 없음 • 유방조직 성장, 젖분비 촉진
	Melanocyte-stimulating hormone (MSH) 멜라닌세포자극호르몬	• 다른 호르몬의 분비촉진 기능 없음 • 피부세포의 착색 조절

(계속)

Hypophysis 뇌하수체		**기 능**
	Melatonin 멜라토닌	• 피부세포의 착색 감소
	Serotonin 세로토닌	• 장관운동 촉진, 모세혈관의 수축 및 지혈
Neurohypophysis (posterior pituitary) 뇌하수체후엽 (신경뇌하수체)	Antidiuretic hormone(ADH) 항이뇨호르몬	• 신장의 세관에서 수분 재흡수 촉진 • 소변 분비 조절
	Oxytocin 옥시토신	• 분만할 때 자궁수축 자극 • 젖분비 자극
Thyroid gland 갑상선		**기 능**
Thyroxine 티록신		• 몸의 세포 신진대사 항진시킴
Triiodothyronine 삼요오드티로닌		• 성장 자극
Calcitonin 칼시토닌		• 혈중 칼슘농도 저하시킴
Parathyroid gland 부갑상선		**기 능**
Parathormone 부갑상샘호르몬		• 혈중 칼슘농도 상승시킴
Thymus gland 흉선(가슴샘)		**기 능**
Thymosin 티모신		• 기초대사 유지, 탄수화물, 지방, 단백질의 대사 • 성장과 성숙, 신경기능 발현을 자극
Pancreas 이자(췌장)		**기 능**
Glucagon 글루카곤		• 글리코겐을 포도당으로 합성, 혈중 혈당을 상승시킴
Insulin 인슐린		• 포도당을 글리코겐으로 분해, 혈중 혈당을 저하시킴
Adrenal gland 부신(콩팥위샘)		**기 능**
Adrenal cortex 부신피질 (부신겉질)	Cortisol 코티솔	• Glucocorticoid (글루코코르티코이드)의 일종, 혈중 혈당을 상승시킴 • 항체형성과 스트레스에 반응
	Corticosteroid 코르티코스테로이드	• 부신피질호르몬
	Mineralocorticoid 광물부신겉질호르몬	• 생체 내 수분과 전해질 균형 조절, 나트륨의 재흡수를 증가시킴
	Androgen 안드로겐	• 남성의 2차성징을 촉진
	Estrogen 에스트로겐(여포호르몬)	• 여성의 2차성징을 촉진

(계속)

Adrenal gland 부신(콩팥위샘)		기 능
Adrenal medulla 부신수질 (부신속질)	Epinephrine 에프네프린 = Adrenaline 아드레날린	• 교감신경작용으로 심박수 증가, 혈관 확장, 혈당치 상승
	Norepinephrine 노르에피네프린 = Noradrenaline 노르아드레날린	• 교감신경작용으로 혈관을 수축시켜서 혈압 상승 유발
Ovary 난소		**기 능**
Estradiol 에스트라디올		• 난자의 성장, 여성의 2차성징 촉진
Progesterone 프로게스테론(황체호르몬)		• 자궁의 임신대비, 임신 유지
Testis 고환		**기 능**
Testosterone 테스토스테론		• 정자의 발생, 남성의 2차성징을 촉진

증상과 질병 용어 Terms for Symptoms and Diseases

Addison's disease 에디슨병

부신피질호르몬 분비의 부족으로 발병하며 저혈당증, 저나트륨혈증, 체중감소, 혈압저하, 피부에 멜라닌색소의 침착, 극심한 피로, 진행성 빈혈 등의 증상을 동반한다.

Aldosteronism 알도스테론증

부신의 알도스테론호르몬 과잉분비로 유발되며 전해질대사 이상으로 말미암아 허약, 일시적 마비, 간혹 성격변화, 고혈당, 당뇨, 고혈압, 알칼리 중독 증상을 일으킨다.

Cretinism 크레틴병

갑상샘호르몬의 분비 결핍이 원인이며 갑상샘기능저하증을 비롯하여 신체적 · 정신적 발달이 지연되어 지능장애, 비만, 난쟁이증, 큰 혀 등의 신체증상이 동반된다.

Cushing's syndrome 쿠싱증후군

부신겉질호르몬인 글루코코르티코이드 호르몬의 과다분비로 인해 발생한다. 얼굴, 목, 몸통의 비만, 척추뒤굽음증, 고혈압, 무월경, 다모증, 생식기능부전, 고혈당, 자색반, 다혈증, 근무력 등의 증상이 확인된다.

Diabetes insipidus 요붕증

뇌하수체후엽의 항이뇨호르몬 분비감소가 원인이 되어 발생하며 콩팥 세뇨관(renal tubule)에서 필요한 물과 염분을 재흡수하지 못하여 심한 갈증과 많은 양의 소변 및 나트륨의 배출이 나타난다.

Diabetes mellitus 당뇨병

인슐린 분비의 부족으로 발생하는 탄수화물 대사장애로 야기된다. 개인이 혈중 혈당을 조절하기 위해 인슐린 주사를 맞아야 하는 인슐린 의존성 당뇨병(insulin-dependent diabetes)과 인슐린 비의존성 당뇨병(non-insulin-dependent diabetes)으로 분류할 수 있다.

Dwarfism 난쟁이증(왜소증)

뇌하수체의 성장호르몬 결핍으로 인해 정상적으로 자라지 못하여 표준 연령의 평균 키에 비교하여 비정상적으로 저성장하는 것이 특징이며, 성인의 경우 1 m 미만인 경우로 정의한다.

Exophthalmos 안구돌출증

갑상샘 질환으로 비정상적으로 안구가 돌출되는 질병이다.

Gigantism 거인증

사춘기 전에 뇌하수체 성장호르몬이 과다분비되면 과잉 성장하는 거인증이 나타난다.

Goiter 갑상샘종(갑상선종)

식이성 요오드의 부족으로 갑상샘이 과형성되어 갑상샘이 커져서 목 앞부분에 종창이 나타나는 것이다.

Graves' disease 그레이브씨병

갑상샘호르몬이 과다분비되어 발생하는 안구돌출이 특징인 갑상샘기능항진증이다.

Hirsutism 다모증

특별한 외적 원인이나 내분비계의 이상 없이 발생하는 원인불명의 다모증이 대부분이며 그 외는 사춘기, 임신, 폐경기 등의 생리적 상태에 의해 유발된다. 또 내분비계의 이상을 일으키는 병과 고환이나 난소의 종양같이 남성호르몬을 분비하는 종양에서도 관찰할 수 있다. 여성에게 남성처럼 과다하게 털이 나는 등 과다한 체모가 특징이다.

Hyperparathyroidism 부갑상샘(선)항진증

부갑상샘호르몬의 과다 분비가 야기하는 질병으로 혈중 칼슘농도 증가, 복통, 갈증, 식욕부진, 피로감, 관절통증, 피부 가려움증 등을 동반한다.

Hyperthyroidism 갑상샘(선)항진증

갑상샘의 과잉 활동으로 발생하는 갑상샘항진증은 갑상샘호르몬 과다 분비, 행동과다, 정서적 불안, 체중감소, 안구돌출증, 갑상샘종 등의 증상이 나타난다. 특히 20~50대 여성들에게 다발하며 기초물질대사가 항진되어 몸이 더워지고 외부온도에 예민해진다.

Hypoparathyroidism 부갑상샘(선)저하증

부갑상샘호르몬의 감소로 인해 혈중 칼슘농도가 저하된다.

Hypothyroidism 갑상샘(선)저하증

갑상샘의 활동 저하로 인해 갑상샘호르몬이 감소하여 나타나며 기초물질대사가 감소되어 권태감, 무기력, 체중 증가 등의 특징을 보인다. 멍한 얼굴표정과 쉰 목소리, 느린 말투, 얼굴과 눈 주위 부종, 거친 머리카락과 피부, 말초감각 이상 및 추위를 못 견디며, 눈꺼풀이 처지거나 혀가 두꺼워지기도 한다.

Myxedema 점액부종

성인에서 나타나는 갑상샘호르몬의 티록신 결핍상태로 갑상샘기능저하증상 및 후천적 질환으로 손과 얼굴이 붓고, 피부가 거칠고 딱딱해지며, 혀가 커지고, 느린 말투와 빈혈 등이 발생할 수 있다.

Obesity 비만증

지방의 과축적 및 육체의 한계 이상으로 체중이 증가한 상태이며, 과식과 운동 부족이 원인인 단순 비만과 내분비계, 시상하부, 유전 및 대사 이상 등으로 발생한 증후성 비만으로 분류한다.

Pheochromocytoma 크롬친화세포종

부신속질이나 교감신경방절이 원인인 크롬친화세포의 혈관성 종양이며 지속성 또는 간헐성 고혈압, 심한 발작 시 두통, 가슴뜀, 불안감, 떨림, 얼굴 창백 또는 홍조, 구토, 흉복부통, 사지의 이상 자각 등의 증상을 야기한다.

Simmond's disease 시먼즈병

뇌하수체전엽이 위축되어 발생하며 뇌하수체 괴사로 인한 무력증, 체중과 체모의 손실, 동맥의 저혈압, 갑상샘 · 부신 · 생식샘의 기능저하 등을 동반한다.

Tetany 테타니

혈중 칼슘농도가 저하되면 근육의 과긴장 상태 및 손과 팔이 굽혀지는 증상이 나타나는데 이것이 칼슘경직, 즉 테타니이다.

Virilism 남성화

남성호르몬인 안드로겐의 증가로 남성적인 성적 발달이 일어나며, 여성에게서 남성화가 일어날 수 있는 경우는 안드로겐을 생성하는 부신피질의 병적상태인 adrenal virilism(부신성 남성화)이 대표적이다.

수술과 처치 용어 Terms for Surgery and Treatment

Adrenalectomy 부신절제술

부신의 한쪽 또는 양쪽을 외과적으로 제거하는 수술이다.

Hypophysectomy 뇌하수체절제술

뇌하수체의 부분 또는 전체를 외과적으로 제거하는 수술이다.

Oophorectomy 난소절제술

난소의 한쪽 또는 양쪽을 외과적으로 제거하는 수술이다.

Orchiectomy 고환절제술

한쪽 또는 양쪽의 고환과 부고환을 외과적으로 제거하는 수술이다.

Parathyroidectomy 부갑상샘(선)절제술

부갑상샘의 하나 또는 전체를 외과적으로 제거하는 수술이다.

Pinealectomy 솔방울절제술(송과체절제술)

솔방울샘을 외과적으로 제거하는 수술이다.

Thyroidectomy 갑상샘(선)절제술

갑상샘의 부분 또는 전체를 제거하는 수술이다.

Thyroidectomy 갑상샘(선)절개술

갑상샘을 절개하는 시술이다.

검사와 중재 용어 Terms for Test and Intervention

Fasting blood sugar(FBS) test 공복혈당 검사

공복 후 10시간 이내에 혈중 혈당을 측정하는 당뇨병 검사이다.

Radioactive iodine uptake(RAIU) test 방사선 요오드 흡수 검사

경구로 방사성 요오드 섭취 후 갑상샘에 흡수되어 활성되는 정도를 파악하여 갑상샘의 기능을 측정하는 검사이다.

Thyroid function test 갑상샘(선)기능검사

갑상샘호르몬의 혈중농도를 알기 위해 T_3, T_4등의 수준을 측정하는 혈액검사이다.

Thyroid scan 갑상샘(선) 스캔

방사선활성요소를 정맥으로 투여하고, 핵의학영상 스캐너로 갑상샘의 위치, 크기, 모양, 소결절 등 갑상샘의 기능을 검사한다.

Thyroid stimulating hormone measurement 갑상샘(선)자극호르몬검사

갑상샘항진증 진단과 갑상샘 대체요법 중 환자의 모니터링을 위해 혈중 갑상샘자극호르몬의 농도를 측정한다.

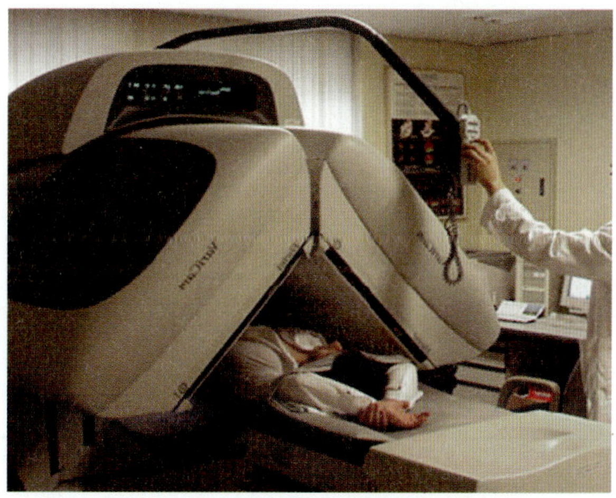

그림 11-2 갑상샘(선) 스캔

주요 용어 분석과 의미 Analysis and Meaning of Key Terms

질병 관련 용어 Terms for Disease

용어(Term)	용어 분석(Term Analysis)	의미(Meaning)
	acr/o	extremity; top **사지, 꼭대기**
acromegaly 말단비대증 [ækroumégəli]	-megaly = enlargement 비대	사지, 코, 이마, 턱 등의 사지가 커지는 병
	aden/o	gland **샘**
adenoma 샘종, 선종 [ædənóumə]	-oma = tumor, mass 종양	benign tumor of a gland 샘의 양성 종양, 선종
	calc/o	calcium **칼슘**
hypercalcemia 칼슘과다증 [hàipərkælsíːmiə]	-emia = blood condition 혈액상태 hyper- = excessive 과도한	혈중 칼슘의 정상 이상, 과다
	gonad/o	gonads, sex glands (testes and ovaries) **성선**
hypergonadism 생식샘과다증 [hàipərgónad-izm]	-ism = condition 상태 process, state of hyper- = excessive 과도한	이른 성 발달에 의해 생식호르몬이 과다한 상태
	gynec/o	woman **여성**
gynecomastia 여성유방증 [dʒìnikoumǽstiə]	-ia = condition 상태 mast/o = breast 가슴	남성유방이 비정상적으로 커진 상태
	insulin/o	insulin **인슐린**
hypoinsulinism 저인슐린증 [hàipər-ínsəlinizm]	-ism = condition 상태 process; state of 과정 hypo- = deficient 부족한 below normal 정상보다 낮은 상태	인슐린의 분비 부족으로 고혈당 초래
	kal/o	potassium **칼륨**
hyperkalemia 과칼륨증 [hàipərkəlíːmiə]	-emia = blood condition 혈액상태 hyper- = excessive 과도한 above normal	혈액에 칼륨이 과도한 상태
	natr/o	sodium **나트륨**
hyponatremia 저나트륨증 [hàiponatrémiə]	-emia = blood condition 혈액상태 hypo- = deficient 부족한, below normal 정상보다 낮은	혈액에서 나트륨이 부족한 상태

용어(Term)	용어 분석(Term Analysis)	의미(Meaning)
	parathyroid/o	parathyroid gland **부갑상샘**
hyperparathyroidism 부갑상샘항진증 [hàipərpæ̀rəθáirɔ-idìzm]	-ism = condition 상태 process, state of 과정 hyper- = excessive 과도한, above normal 정상 이상	부갑상샘호르몬의 지나친 분비로 인해 뼈로부터 칼슘의 손실을 가져온다.
	pituitar/o	pituitary gland **뇌하수체**
panhypopituitarism 범뇌하수체저하증 [panhípopitúitərizm]	-ism = condition 상태 process, state of pan- = all 전부, 모두 hypo- = deficient 부족, 결핍	모든 뇌하수체호르몬의 부족으로 난쟁이증과 2차성징의 미발달 초래
	thyr/o, thyroid/o	thyroid gland, shield **갑상샘**
euthyroid 정상 갑상샘 기능 [ju:θáirɔid]	-oid = resembling 닮은 eu- = normal, good 정상	정상 갑상샘
hyperthyroidism 갑상샘항진증 [hàipəθáirɔidizəm]	hyper- = excessive 과도한 -oid = resembling 닮은 -ism = condition state 상태	갑상샘호르몬이 과도하게 분비되는 상태, 갑상샘종이나 안구돌출증 등을 일으킨다.
thyroiditis 갑상샘염 [θàiərɔidáitis]	-itis = inflammation 염증	갑상샘의 염증
thyrotomy 갑상샘 절개(술) [θàiərótahmi]	-tomy = to cut 절개	갑상샘의 절개

기타 용어

용어(Term)	용어 분석(Term Analysis)	의미(Meaning)
	adrenal/o adren/o	adrenal **부신**
adrenalectomy 부신절제술 [ədrénəléktəmi]	-ectomy = excision; 절제 surgical removal 수술적인 제거	부신절제술
	andr/o	male, man **남성**
androgen 남성호르몬 [ǽndrəʒdən]	-gen = producing 생산	테스토스테론처럼 남성의 특징을 나타내는 물질
	crin/o	**분비**
endocrinologist 내분비학자 [endoukrənɑ́:lədʒist]	-logist = specialist 전문가 endo- = within 안에	내분비의 전문가
endocrinology 내분비학 [endoukrənɑ́:lədʒi]	-logy = study of 학문 endo- = within 안에	내분비질환의 진단과 치료를 연구하는 학문

용어(Term)	용어 분석(Term Analysis)	의미(Meaning)
	estr/o	female **여성**
estrogen 에스트로겐 [éstrədʒən]	-gen = producing 생산	여성호르몬
	gluc/o	sugar **포도당/설탕**
glucogenesis 포도당생성 [glù:koʒénisis]	-genesis = production 생산	당분 생산
gluconeogenesis 포도당신합성 [glù:kounì:ədʒénisis]	-genesis = production 생산 neo- = new 새로운	지방이나 단백질로부터 포도당 생성
	glyc/o	sugar **당/당질**
glycolysis 해당작용 [glaikάləsis]	-lysis = breakdown 분해, separation 분리, destruction 파괴	당분 분해
hyperglycemia 고혈당증 [hàipərglaisí:miə]	hyper- = excessive, 과도한 -emia = blood condition 혈액상태	혈액에 당이 과도한 상태
	glycogen/o	glycogen (storage form of sugar) **글리코겐**
glycogenolysis 글리코겐 분해 [glikojenolìsis]	-lysis = breakdown 분해, separation 분리, destruction 파괴	글리코겐을 분해하여 글루코오스를 만드는 과정
	home/o	same **같은**
homeostasis 항상성 [hòumiousté̇isis]	-stasis = standing 서 있는 stable, stopping, controlling 조절하는, 머무는, 움직이지 않는	균형된 상태
	pancreat/o	pancreas **췌장**
pancreatogenic 췌장성 [pæŋkriatadʒénik]	-genic = produced by 생산된	췌장에서 생산된
	ure/o	urea(end product of protein breakdown, found in urine) **요소** (단백질 분해의 마지막단계)
antidiuretic hormone 항이뇨호르몬 [æntidàiərétik-hɔ́:rmoun]	-tic = pertaining to 속하는 anti- = against 반하는	과도한 소변 손실을 방지하는 호르몬

접미사와 접두사 Prefixes and Suffixes

용어(Term)	용어 분석(Term Analysis)	의미(Meaning)
	-assay	analysis of a mixture to identify its contents 내용물을 알기 위해 혼합물을 분석하는 테스트
radioimmunoassay(RIA) 방사선 면역측정법 [rèidiouìmjənouǽsei]	radi/o = radioactive 방사선의 immune/o = safe 안전한	혈장에서 호르몬 정도를 알기 위한 혈액 테스트. 호르몬은 방사선물질과 함께 표기된다.
	-crine	to secrete 분비하다
endocrine hormones 내분비호르몬 [éndəkrin hɔ́:rmoun]	endo- = within 안에, 내	혈류 속으로 분비되는 호르몬
exocrine glands 외분비샘 [éksəkrin glænd]	exo- = outside, outward 바깥	관으로 화학물질을 분비하는 샘
	-dipsia	thirst 갈증
polydipsia 다갈증 [pàlidípsiə]	poly- = many 많은	비정상적으로 목이 마른
	-physis	to grow 성장하다
adenohypophysis 샘뇌하수체 [adə̀nohipófísis]	aden/o = gland 샘 -hypo- = below, under 아래	뇌하수체전엽의 다른 이름, 과립조직으로 이루어졌다.
neurohypophysis 신경뇌하수체 [njùərouhaipáfəsis]	neur/o = nerve 신경 hypo- = below, under 아래	뇌하수체후엽의 다른 이름, 신경조직으로 이루어졌다.
	-trophic; tropic	pertaining to nourishment 영양
adrenocorticotropic hormone(ACTH) 부신피질자극 호르몬 [ədri:noukɔ́:rtikou-tráfik hɔ́:rmoun]	adren/o = adrenal gland 부신 cortic/o = cortex 겉질, outer layer 바깥쪽	부신피질을 자극하여 호르몬을 분비하는 뇌하수체호르몬
gonadotrophic hormone 생식샘자극호르몬 [gounæ̀doutráfik-hɔ́:rmoun]	gonad/o = gonads sex glands (ovaries, testes) 생식샘(난소, 고환)	성호르몬의 분비를 자극하여 호르몬을 분비하는 뇌하수체호르몬
somatotrophic hormone 성장호르몬 [səmæ̀tətráfik-hɔ́:rmoun]	somat/o = body 몸	성장을 자극하는 뇌하수체호르몬

용어(Term)	용어 분석(Term Analysis)	의미(Meaning)
	oxy-	sharp, quick **빠른**
oxytocin 옥시토신 [ɑ̀ksətóusin]	-tocin = labor 분만	출산을 촉진하는 자궁수축 호르몬

약 어 Abbreviation

약 어	Full Term	의 미
ACTH	Adrenocorticotropic hormone	부신피질자극호르몬
ADH	Antidiuretic hormone	항이뇨호르몬
DM	Diabetes mellitus	당뇨병
FBS	Fasting blood sugar	공복 시 혈당
FSH	Follicle stimulating hormone	난포자극호르몬
GH	Growth hormone	성장호르몬
LH	Luteinizing hormone	황체형성호르몬
MSH	Melanocyte-stimulating hormone	멜라닌세포자극호르몬
OT	Oxytocin	옥시토신
PRL	Prolactin	프로락틴
PTH	Parathyroid hormone	부갑상샘호르몬
RAIU	Radioactive iodine uptake	방사선 요오드 흡수
TFT	Thyroid function test	갑상샘기능검사
TSH	Thyroid-stimulating hormone	갑상샘자극호르몬
RIA	Radioimmunoassay	방사선면역측정법
T_3	Triiodothyronine	삼요오드티로닌
T_4	Thyroxine	티록신
TRH	Thyrotropin-releasing hormone	갑상샘자극방출호르몬

연습문제 Exercises

1. 다음 접두사, 결합형 용어, 접미사 부분을 분리하고, 의미를 정의하시오.

① hyponatremia hypo=부족한; natr/o=나트륨; -emia=혈액상태/ 저나트륨혈증

② hyperparathyroidism hyper/parathyroidism 부갑상샘기능/항진증

2. 다음 의미의 의학용어를 쓰시오.

① 칼슘과다증 hypercalcemia

② 저인슐린증 hypoinsulinsim

③ 여성형유방증 gynecomastia

④ 생식샘과다증 hypergonadism

3. 다음 호르몬의 기능을 쓰시오.

① parathyroid hormone 혈액내 칼슘(Ca^{2+})의 양을 조절

② insulin 혈액내 포도당의 조절

③ aldosterone 나트륨(Na^{+})과 칼륨(K^{+})의 양을 조절

④ norepinephrine 스트레스 시 분비

⑤ adrenocorticotrophic hormone 부신 피질을 자극하여 코티솔과 알도스테론의 생산 및 분비 작용

4. 다음 약어의 full term을 쓰시오.

① FSH : Follicle-stimulating hormone

② ACTH : Adrenocorticotropic hormone

③ TSH : Thyrotrophin (thyroid stimulating hormone)

5. 다음의 문구가 의미하는 의학용어를 쓰시오.

A. Production of sugar from fats and proteins : gluconeogenesis(포도당신합성)

B. Breakdown of glycogen to form glucose : glycogenolysis(글리코겐 분해)

C. A disease characterized by enlargement of the extremity. It is caused by excessive secretion of growth hormone by the pituitary gland : acromegaly(말단비대증)

D. Abnormal enlargement of the male breast : gynecomastia(여성형유방증)

E. Benign tumor of a gland : adenoma(샘종)

6. B의 호르몬이 분비되는 샘을 A에서 찾아 짝지으시오.

A	B
1. Anterior pituitary	A. Cortisol : (5)
2. Posterior pituitary	B. Glucagon : (8)
3. Thyroid gland	C. Antidiuretic hormone : (2)
4. Parathyroid	D. Follicle stimulating hormone : (1)
5. Adrenal cortex	E. Adrenocorticotropic hormone : (1)
6. Adrenal medulla	F. Androgen : (5)
7. Pineal gland	G. Progesterone : (5)
8. Pancreas	H. Parathormone : (4)
	I. Growth hormone : (1)
	J. Luteal hormone : (1)
	K. Oxytocin : (2)
	L. Melanocyte stimulating hormone : (1)
	M. Epinephrine : (6)
	N. Calcitonin : (3)

ESSENCE MEDICAL TERMINOLOGY

Circulatory, Cardiovascular System

Chapter 12 순환계/심혈관계

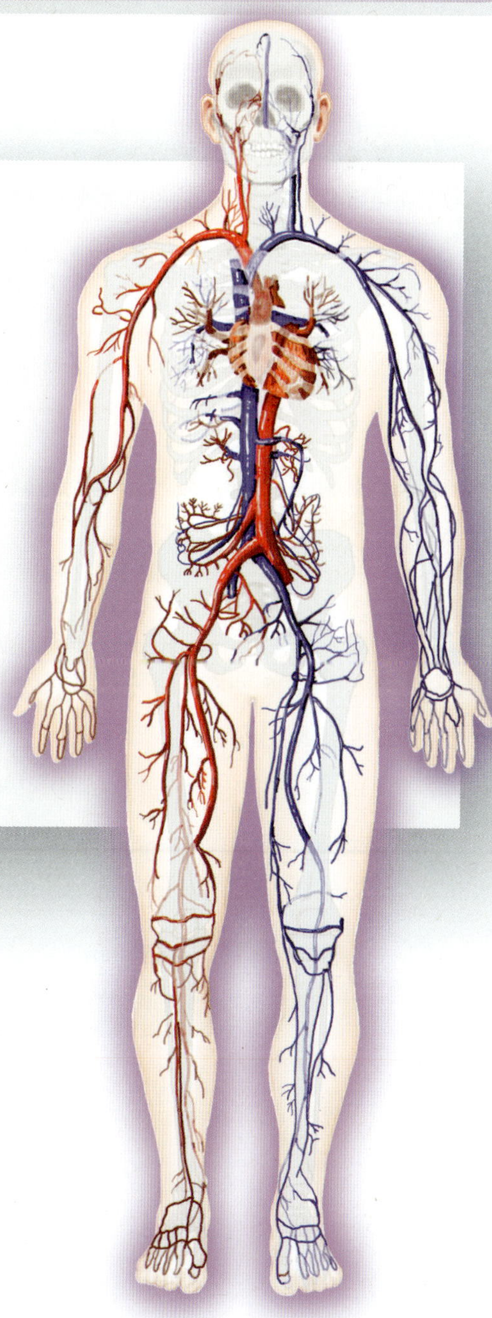

구성 Composition

- 들어가기
- 해부학적 용어
- 증상과 질병 용어
- 수술과 처치 용어
- 검사와 중재 용어
- 주요 용어 분석과 의미
- 약어
- 연습문제

학습목표

- 심혈관계의 구조, 이름, 위치를 확인한다.
- 심혈관계와 관련된 단어를 분석하고 이해한다.
- 심혈관계와 관련된 해부학적 용어를 발음하고 정의한다.
- 심혈관계와 관련된 증상의 용어를 발음하고 정의한다.
- 심혈관계와 관련된 수술 용어를 발음하고 정의한다.
- 심혈관계와 관련된 약어의 의미를 이해한다.

들어가기 Prolog

심장은 혈액순환을 담당하는 기관으로 흉골과 폐 사이에 위치하는 주먹크기의 원뿔모양이며, 지속적인 수축과 이완을 통해 온몸으로 혈액을 공급한다. 또한 심장은 체내에 영양분과 산소를 지속적으로 공급하고 폐와 신장에서 체내의 노폐물을 제거하는 기능을 한다.

이 장에서는 심혈관계의 구조와 기능을 이해하고 관련된 용어를 학습하고자 한다.

해부학적 용어 Anatomical Terms

심장 Heart

Interior of the Heart 심장 내부

- 심방 Atrium

  라틴어로 '작은방'을 뜻하며, 혈액을 보유하는 얇은 벽의 저장소이다.

- 우심방(오른심방) Right atrium

  전신 순환을 거친 혈액이 상대정맥과 하대정맥을 통해 들어오는 곳이다.

- 좌심방(왼심방) Left atrium

  폐정맥을 통해 폐에서 산소화된 혈액을 받아들인다.

- 심실 Ventricle

  두꺼운 벽으로 된 근육성 박출방이다.

• 우심실(오른심실) Right ventricle

심장 안의 오른쪽 아래에 위치하며, 우심방에서 들어오는 혈액을 받아들여 폐동맥으로 보낸다.

• 좌심실(왼심실) Left ventricle

심장 안의 왼쪽 아래에 위치하며, 좌심방에서 들어오는 혈액을 대동맥으로 보낸다.

• 심장판막 Cardiac valve

네 개의 판막(valve)이 있으며, 혈액의 역류를 막기 위해 네 개의 방(chamber)들은 판막에 의해 분리되어 있다.

• 방실판막 Atrioventricular valve

심방과 심실을 분리한다. 심장의 이완기 동안에 심실이 혈액으로 가득 차도록 열리며, 수축기 동안에는 심실에서 심방으로의 혈액 역류를 방지하기 위해 닫힌다.

• 삼첨판 Tricuspid valve

우심방과 우심실 사이에 위치해 있다.

• 승모판 Mitral valve

좌심방과 좌심실 사이에 위치한다.

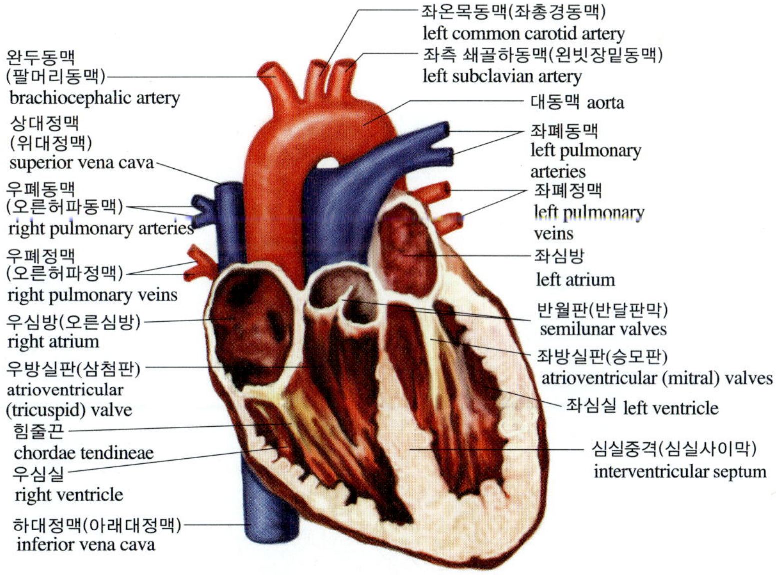

그림 12-1 심장의 구조

• 반월판막 Semilunar valve

심실과 폐동맥, 대동맥 사이에 위치하고, 각 판막은 반달 모양의 세 개의 컵을 가지고 있다.

• 폐동맥 판막 Pulmonary valve

혈액이 폐동맥줄기에서 우심실로 역류하지 않도록 막는 역할을 한다.

• 대동맥 판막 Aortic valve

좌심실과 대동맥이 연결되는 대동맥 구에 있는 판막으로, 수축기 동안에 열려서 심장으로부터 혈액이 배출되도록 한다.

Memory key

- 심장에는 4개의 방, 즉 우심방, 우심실, 좌심방, 좌심실이 있다.
- 심장에는 네 개의 판막(valve)이 있으며, 두 개의 방실판막은 심방과 심실로 분리된다. 우측 방실판막은 삼첨판이고 좌측 방실판막은 이첨판 혹은 승모판이다.
- 반월판막들은 심실과 대혈관 사이에 있으며, 반월판막은 우측 심장의 폐동맥판막과 좌측의 대동맥 판막이다.

Walls of Heart 심벽

• 심장벽 Heart wall

심장의 벽을 형성하는 구조로 심내막, 심근, 심외막의 3개 조직층으로 구성된다.

• 심내막(심장속막) Endocardium

심장의 가장 안쪽 막으로 결합조직으로 된 얇은 층이다.

• 심근 Myocardium

심장의 중간층을 이루는 구조로 가장 두꺼운 근육층이며, 심장을 수축하도록 하여 혈관을 통해 혈액을 밀어내도록 한다.

• 심외막(심장바깥막) Epicardium

가장 바깥층의 얇은 막으로 결합조직과 상피조직으로 구성된다.

• 심장막 Pericardium

심장을 둘러싸고 있는 막으로 두 겹의 심장막으로 싸여 있다.

• 심장막액 Pericardial fluid

벽쪽 심장막과 내장쪽 심장막 사이에 있는 소량의 장액성 심낭액으로, 심근육이 부드럽고 마찰없이 움직이도록 한다.

Memory key

- 심벽은 심내막, 심근, 심외막의 3층으로 이루어져 있다.
- 심내막은 심장의 가장 안쪽 막으로서 결합조직으로 된 얇은 층이다.
- 심근층은 심장의 중간층을 이루는 구조로 가장 두꺼운 근육층이다.
- 심외막은 가장 바깥층의 얇은 막으로 결합·상피조직으로 되어 있다.

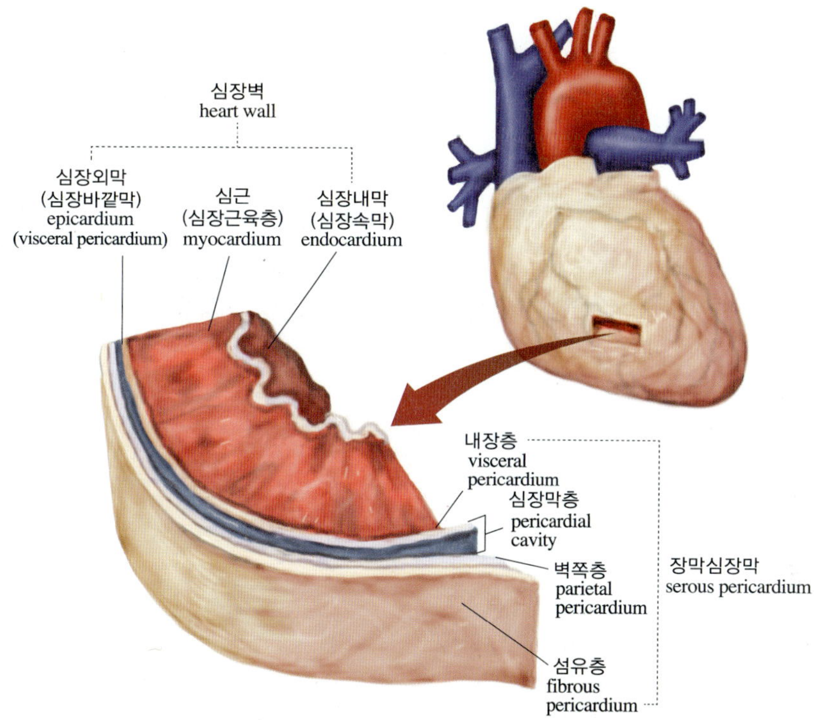

그림 12-2 심장벽

심근의 혈액공급: 관상동맥

- 관상동맥 Coronary artery

심장에 혈액을 공급하는 동맥으로, 대동맥이 시작되는 부위에서 나와서 심장을 둘러싸고 있고, 두 개의 큰 분지로 나누어진다.

• 좌관상동맥 Left coronary artery

좌심실 벽에 혈액을 공급하며, 좌회선동맥(Left circumflex coronary artery)과 좌전하행동맥(Left anterior descending coronary artery)으로 나뉘어진다.

• 우관상동맥 Right coronary artery

우심실에 영양분을 공급하는 동맥이다.

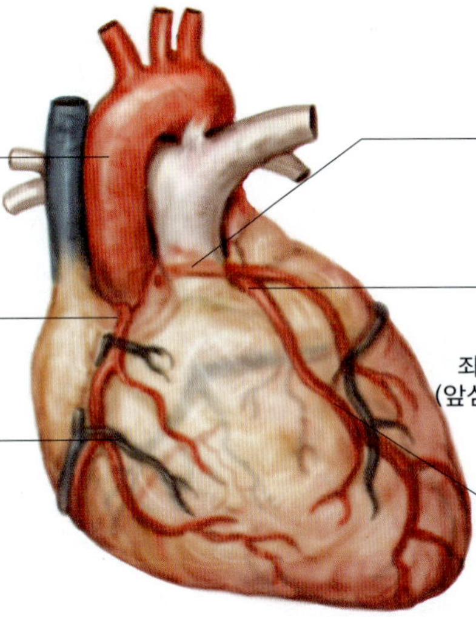

그림 12-3 관상동맥

Conduction system of Heart 심장 전도계

심장근육은 심방과 심실이 일정한 순서로 율동적으로 활동할 수 있게 자극을 전도하는 수축성이 좋은 특수한 심장근섬유로 이루어져 있다.

• 동방결절 Sinoatrial node, SA node

우심방의 관상정맥동 입구 바로 위에 위치하며, 우심방과 상대정맥의 연접부에 있는 근육수축을 위한 자체적인 전기체계에 의하여 심장이 자발적인 수축을 하지 못할 경우에 전기적 자극을 제공한다. 심방과 심실의 펌프 활동을 조절하므로 박동조율기(Pacemaker)라고 불린다.

• 방실결절 Atrioventricular node, AV node

심장벽의 안쪽과 우심과 좌심을 나누는 중격에 위치해 있으며, 심방 중격에 있는 분지와 연결하여 이루어진 작은 그물 모양의 결절로, 좌우심방이 동시에 수축하도록 하는 역할을 한다.

- 방실다발, 히스속 Atrioventricular bundle, AV bundle, bundle of His

  심방벽과 심실벽을 결합하며, 흥분을 심방에서 심실로 전도한다.

- 좌/우 다발줄기 Right and left bundle branches

- 푸르킨예 섬유 Purkinje fibers

  방실다발의 근육섬유가 분지한 근육섬유다발로 심장의 자극을 빠르게 전도하며, 심장근의 수축을 일으킨다.

Electrocardiogram 심전도

심장의 전기활동을 기록하는 기기로 심장의 파형을 보여준다. 전류의 방향과 크기는 심방과 심실의 심근세포의 탈분극과 재분극에 의해 결정되기 때문에 심전도에 기록된 파형은 유용한 정보를 제공한다.

- PR간격

  P와 R 사이의 길이는 자극이 심방에서 심실로 진행되는 시간을 나타낸다.

- P파

  심방의 수축을 반영하는 전기적 활동을 보여준다.

- QRS파

  심실의 수축을 반영하는 전기적 활동을 보여준다.

- T파

  심실의 재분극과 관련된 전기적 활동을 보여준다.

Memory key

- 심장의 전도체계는 동방결절, 방실결절, 방실다발, 좌/우 다발줄기, 푸르킨예 섬유의 경로를 따른다.
- 심근의 전기적 활동은 심전도로 기록된다.

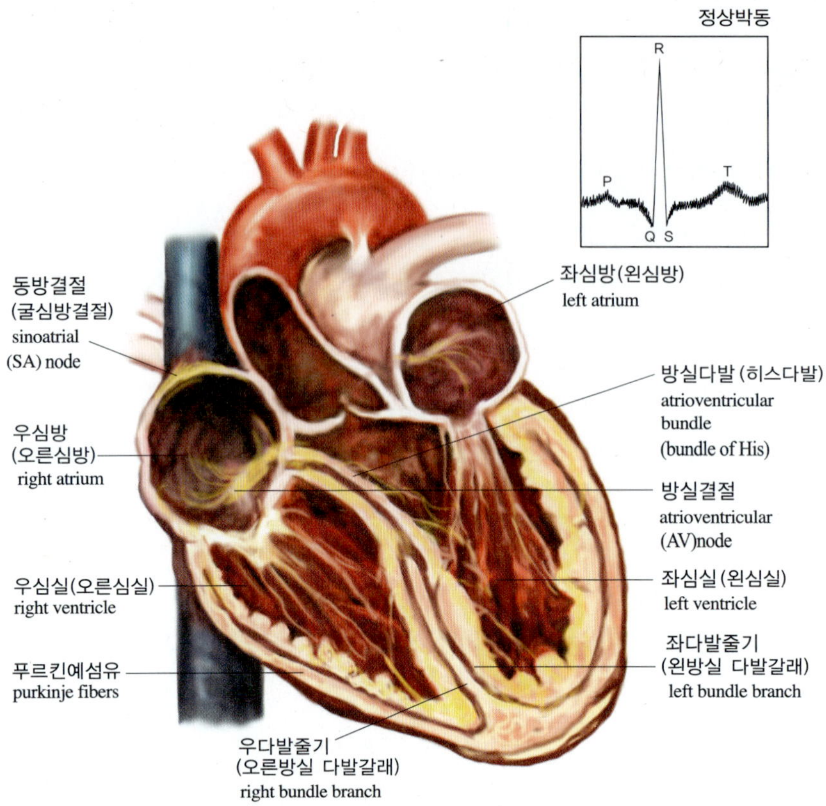

그림 12-4 심장의 전도계

혈관 Blood vessel

- 혈관 Blood vessels

  온몸에 혈액을 운반하는 관모양의 구조물이다.

- 동맥 Arteries

  심장에서 조직으로 혈액을 운반하는 혈관이다. 두꺼운 근육층으로 탄력성이 있으며, 심장박동과 함께 동맥벽은 확장과 수축을 한다.

- 세동맥 Arterioles

  가장 작은 동맥으로 모세혈관으로 연결된다.

- 대동맥 Aorta

  심장에서 전신으로 혈액을 보내는 인체에서 가장 큰 동맥이다. 위치에 따라 상행대동맥, 하행대동맥, 흉부대동맥, 복부대동맥으로 구분된다.

- 정맥 Veins

  심장으로 되돌아가는 혈액을 운반하는 혈관으로 동맥보다 덜 탄력적이며 근육층이 적다.

• 세정맥 Venules

가장 작은 정맥이다.

• 대정맥 Vena cavae

전신에서 모인 혈액을 우심방으로 보내주는 가장 큰 정맥으로 상대정맥(superior vena cava)과 하대정맥(inferior vena cava)으로 구분된다.

• 모세혈관 Capillaries

모든 혈관 중 가장 많은 수를 차지하며, 아주 작고 얇은 벽으로 되어 있어 모세혈관계를 구성한다. 세동맥과 세정맥을 연결해 주며 산소를 공급하고 이산화탄소를 제거한다.

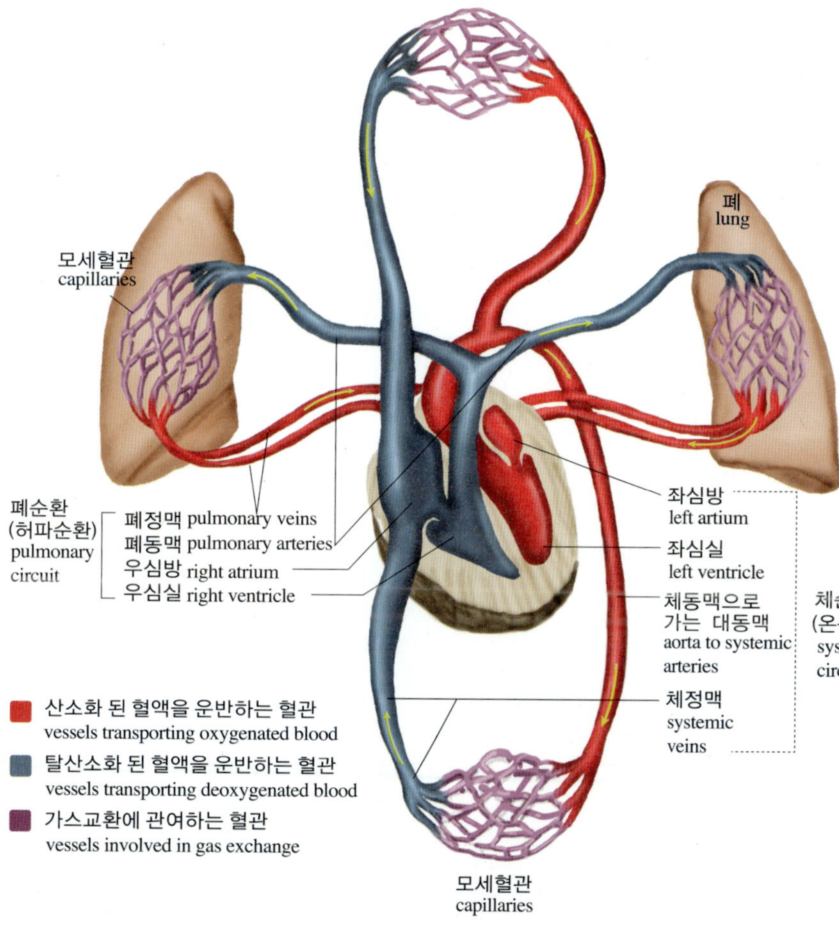

그림 12-5 체순환과 폐순환

Memory key

- 순환은 상대정맥, 하대정맥 ⇒ 우심방 ⇒ 삼첨판 ⇒ 우심실 ⇒ 폐동맥판막 ⇒ 폐동맥 ⇒ 폐 ⇒ 폐정맥 ⇒ 좌심방 ⇒ 이첨판 ⇒ 좌심실 ⇒ 대동맥판막 ⇒ 대동맥 ⇒ 동맥 ⇒ 세동맥 ⇒ 모세혈관 ⇒ 세정맥 ⇒ 정맥을 통한다.

증상과 질병 용어 Terms for Symptoms and Diseases

Angina pectoris 협심증, 가슴조임증

심장동맥의 부분적 폐쇄로 인한 일시적인 허혈로 심장에 충분한 혈액이 공급되지 않아 갑자기 흉통이 발생하는 질환이다.

Angiospasm 혈관연축

혈관의 경련성 수축을 뜻한다.

Aortic insufficiency, aortic regurgitation 심장판막기능부전(대동맥판 역류증)

대동맥판막의 선천적 혹은 후천적 이상으로 혈액이 대동맥으로부터 좌심실로 역류하여 좌심실비대와 폐 울혈을 초래하는 질환이다.

Aortic stenosis 대동맥판막협착증

대동맥 판막구의 면적이 좁아져 대동맥으로 혈액을 내보내기 위해 좌심실의 압력이 증가하는 질환이다.

Arrhythmia 부정맥

심장의 조율기능 이상으로 인해 나타나는 현상이다.

Arteriosclerosis 동맥경화증

동맥에 콜레스테롤이 쌓여 동맥이 굳고 딱딱해지는 질환이다.

Atherosclerosis 죽상경화증

대동맥 같은 탄력성 동맥의 내층에 지방과 콜레스테롤로 이루어진 죽종과 섬유종으로 인하여 동맥 내강이 좁아진 질환이다.

Cardiac arrest 심장정지

심장박동이 갑작스럽게 정지해서 심장이 혈액을 방출할 수 없는 상태를 의미한다.

Cardiac tamponade 심장압전, 심장 탐폰

심장막 내에서 액체의 축적에 의해 심장이 압박되는 상태이다.

Cardiomegaly 심장비대

심장이 정상크기보다 커지는 증상이다.

Cardiomyopathy 심근병증

심장 근육의 질환이다.

Chest pain 흉통

흉부의 통증이 나타난다.

Coarctation of aorta 대동맥 축착

선천성 심장병으로 인한 대동맥 협부의 협착으로 동맥관 주변이 국소적으로 좁아지는 기형적 상태이다.

Congestive heart failure 울혈성 심부전, 울혈심장기능상실

심근 수축능력 저하로 충분한 혈액을 신체에 공급하지 못하는 질환이다.

Defibrillation 제세동(세동제거)

심장박동을 소생시키기 위해 심장에 전기충격을 실시하는 것이다.

Diastole 이완기

수축기의 심장 이완상태를 일컫는다.

Endocarditis 심내막염

류머티스열, 세균, 매독 등에 의한 심장의 내면을 싸고 있는 심내막의 염증성 질환이다.

Fibrillation 세동

심방과 심근의 빠르고 불규칙한 수축이다.

Flutter 조동

빠르고 규칙적인 심장의 수축이다.

Heart murmur 심잡음

심장이나 혈관에서 발생한 짧게 지속되는 소리를 뜻한다.

Hypercholesterolemia 고콜레스테롤혈증

혈액 내의 콜레스테롤이 과도한 상태이다.

Hyperlipidemia 고지혈증

혈액 내 지방량이 과도한 상태이다.

Hypertension 고혈압

정상보다 높은 혈압 수치를 의미한다.

Hypertriglyceridemia 고중성 지방혈증

혈액 내 과도한 양의 트리글리세리드가 있는 증상이다.

Hypotension 저혈압

정상보다 낮은 혈압이다.

Hypertensive heart disease 고혈압 심장병

동맥 저항이 증가되어 심장에서 혈액을 박출하는 데 부담을 갖게 되며 혈관의 탄력성이 소실되고 딱딱하게 변화되는 질환이다.

Ischemic heart disease 허혈성 심장병

관상동맥의 병변 때문에 심근으로의 혈액공급이 장애를 받고 심근에 허혈성 변화를 가져오는 질환으로 흉통, 심근괴사 등의 증상이 나타난다.

Mitral insufficiency, mitral regurgitation 승모판 역류

승모판의 불완전 폐쇄에 의한 좌심실에서 좌심방으로의 혈액의 역류를 의미한다.

Mitral stenosis 승모판 협착증

류머티스열의 후유증으로 인하여 좌심방과 좌심실 사이에 있는 승모판이 좁아지거나 두꺼워져서 충분히 열리지 않는 질환이다.

Myocardial infarction 심근경색

심장에 혈액을 공급하는 관상동맥의 협착 또는 폐색으로 인해 혈류공급이 되지 않아 심근괴사 등이 나타나는 질환이다.

Myocarditis 심근염

바이러스 감염에 의하여 심장근육에서 발생하는 급/만성의 염증성 질환이며, 심근의 염증, 근육세포의 괴사, 부정맥의 증상이 나타난다.

Palpitation 심계항진

과도한 심박동으로 인해 느끼는 가슴의 통증이다.

Pericardial effusion 심낭삼출액

심낭에 생기는 비염증성 액체이다.

Pericarditis 심장막염

류머티스열, 바이러스 감염, 악성종양 등에 의한 심장막의 염증성 질환이다. 흉통, 호흡곤란, 청색증, 심계항진, 심장막에서의 마찰음 청신 등의 증상이 나타난다.

Systole 수축기

심실 수축의 단계에 해당한다.

Tricuspid atresia 삼첨판폐쇄(증)

선천성 심장기형으로 삼첨판이 없어서 우심방과 우심실 사이에 개구가 없는 질환이다.

Vasoconstriction 혈관(맥관)수축

큰동맥, 세동맥, 정맥과 같은 혈관의 근육성 벽이 수축하여 혈관이 좁아져서 지름이 감소하는 것이다.

Vasodilator 혈관확장제

혈관의 확장을 일으키는 인자(운동신경 또는 화학물질)를 뜻한다.

수술과 처치 용어 Terms for Surgery and Treatment

Angioplasty 혈관성형(술)

혈관의 외과적 복원술이다.

Atherectomy 죽종절제술

지방판을 절제하는 수술이다.

Atrial fibrillation ablation 심장세동제거

비정상세포의 심방떨림을 고주파 에너지로 제거하는 과정이다.

Bypass surgery 우회로조성술

정상적인 해부학적 경로로부터 혈액이나 그 밖의 액체의 흐름을 전환시키는 수술이다.

Coronary artery bypass graft 관상동맥우회술

관상동맥의 일부가 막히거나 좁아졌을 때 내흉동맥, 복재정맥을 이용하여 폐쇄된 관상동맥 주변을 우회하여 연결하는 외과적 수술이다.

Embolectomy 색전절제술

색전이나 응고된 혈액의 외과적 제거술이다.

Implantable cardiac defibrillator(ICD) 삽입형 심장잔떨림제거기

인체 내 심장리듬의 모니터를 위해 삽입하는 장치이다.

Mitral commissurotomy 승모판연결부 절개술

승모판막의 비후하고 협착된 부분을 절개하여 확장시키는 수술이다.

Open heart surgery 개심술, 심장절개수술

심장의 한 개 또는 그 이상의 방실을 절개하는 수술이다.

Pericardiocentesis 심낭천자, 심막천자

치료 또는 진단을 목적으로 심낭에 외과적 천자를 하여 체액을 흡인하는 시술이다.

Percutaneous transluminal coronary angioplasty 경피 경혈관 관상동맥성형술

관상동맥 내 플라그가 있는 곳에 풍선 달린 카테터를 삽입하여 풍선을 확장함으로써 돌출된 플라그를 동맥벽쪽으로 편평하게 하여 혈액의 흐름을 증진시키는 시술이다.

Pericardiectomy 심장막절제술

심장막의 외과적 절제술이다.

Shunt surgery 션트수술, 지름술, 단락술

해부학적으로 정상적인 길을 벗어나서 연결되는 지름길을 만들어 연결하는 모든 수술의 총칭이다.

Valve replacement 판막치환

손상된 심장판막을 제거하고 인공판막으로 대치하는 수술이다.

Valvotomy 판막절개(술)

심장판막과 같은 판막을 절개하는 수술이다.

Valvuloplasty 판막성형술

판막의 외과적 시술이다.

검사와 중재 용어 Terms for Test and Intervention

Angiography 혈관조영술

조영제를 주입하여 혈관의 X선 촬영을 하여 심장판막이나 동맥에 생긴 문제를 확인하는 방사선검사이다.

Aortogram 대동맥조영상

혈류에 조영제를 주입하고 행하는 동맥의 방사선 사진 촬영법이다.

Arteriography 동맥조영술

동맥의 방사선 사진을 찍는 것이다.

Cardiac catheterization 심장카테터

심장과 심장을 둘러싸고 있는 혈관의 상태를 확인하기 위한 검사이다.

Cardiac scan 심장 스캔

방사능 물질을 정맥주입하여 심근에 축적된 것을 측정하는 검사이다.

Cardioversion 심장제세동(심율동전환)

전기적 충격에 의해 심장세동 등의 부정맥을 정상 심장박동으로 회복시키는 것이다.

Doppler ultrasound 도플러 초음파

혈관 내 혈류의 측정을 위하여 소리를 사용하는 검사이다.

Echocardiogram 심초음파

초음파의 파동을 이용하여 심장 구조와 움직임을 기록하는 검사이다.

Electrocardiogram 심전도

심장의 전기적인 활동을 기록하는 검사이다.

Electrophysiology study 전기생리학검사

부정맥의 종류를 확인하고 진단하는 검사이다.

Exercise stress test 운동자극검사

운동에 의한 신체적 스트레스 중 심장의 기능을 측정하는 검사이다.

Holter monitoring 홀터검사

심전도를 24시간 동안 부착하여 심박동의 변화를 측정하여 심장의 부정맥을 확인하는 검사이다.

Single photon emission computed tomography 단일광자방출단층촬영술

몇 개의 다른 각도에서 심장을 시각화한 핵의학 스캔이다.

Thallium test 탈륨검사

동위원소인 탈륨을 소량 정맥 주입하여 관상동맥 질병을 진단하고 혈관 자생을 평가하는 핵의학 검사이다.

Transesophageal echocardiogram 경식도심장초음파

초음파 탐촉자를 내시경을 통해 식도나 위 상부에 두고 심장기능을 검사하는 초음파검사이다.

Venography 정맥조영술

정맥의 방사선 영상을 찍는 것이다.

Ventriculography 심실조영술

조영제를 주입한 후 X-선으로 심실을 촬영하는 검사이다.

주요 용어 분석과 의미 Analysis and Meaning of Key Terms

용어(Term)	용어 분석(Term Analysis)	의미(Meaning)
	angi/o	**vessel 혈관**
angioma 혈관종 [ӕndʒióumə]	-oma = mass, tumor 종양	혈관, 림프관의 증식에 기인되는 양성종양
angiography 혈관조영술 [ӕndʒiάgrəfi]	-graphy = process of recording 기록하는 과정, 방법	조영제를 투여하여 방사선을 통해 혈관을 관찰하는 검사
angiospasm 혈관경련 [ǽndʒiəspǽzəm]	-spasm = sudden, involuntary contraction 갑작스런 수축	혈관의 불수의적 수축
angiostenosis 혈관협착 [ǽndʒiəstinóusis]	-stenosis = narrowing 협착, 좁아짐	혈관이 좁아짐
	aort/o	**aorta 대동맥**
aortic stenosis 대동맥판협착증 [eiɔ́:rtik stinóusis]	-stenosis = narrowing 협착, 좁아짐	대동맥 판막이 좁아지거나 또는 대동맥 자체가 좁아지는 것
	arteri/o	**artery 동맥**
arteriosclerosis 동맥경화증 [ɑ:rtíəriòusklərόusis]	-sclerois = hardening 딱딱해짐, 경화	동맥벽이 탄력성을 잃어 동맥이 단단해짐
Arteriostenosis 동맥협착증 [ɑ:rtíərioustinóusis]	-stenosis = narrowing 협착, 좁아지는	동맥이 좁아짐
arteriole세동맥 [ɑ:rtíəriòul]	-ole = small 작은	작은 동맥
	embol/o	**embolus, clogging 막힘**
embolus 색전증 [émbələs]	-us = condition 상태	응고된 혈액이 혈관을 막는 것

용어(Term)	용어 분석(Term Analysis)	의미(Meaning)
	ather/o	fatty plaque 지방침착물
atherosclerosis 죽상경화증 [æθərouskəlóusis]	-sclerois = harding 딱딱해짐, 경화	대동맥 같은 탄력성 동맥의 내층에 지방과 콜레스테롤로 이루어진 죽종과 함께 섬유증이 동반되는 병적인 상태
atheroma 죽종 [æθəróumə]	-oma = mass tumor 종양	동맥 내막면의 잘 경계된 노란색의 부위 혹은 약간 튀어나온 것
	cardi/o	heart 심장
cardiomegaly 심장비대증 [ká:rdiouméɡeli]	-megaly = enlargement 비대, 확장	커진 심장
cardiomyopathy 심근병증 [kὰ:rdioumaiάpəθi]	-my/o = muscle 근육 -pathy = disease 병	심장근육질환, 고혈압이나 선천성 심장병과 같은 심장의 특정 병에 의한 것이 아닌 원인 불명의 심장 근육 자체의 질병
pancarditis 범심장염 [pæ̀nka:rdáitis]	pan = all 모든 -itis = inflammation 염증	심장막, 심장근육, 심장내막을 포함한 심장벽의 염증
pericarditis 심장막염 [pèrika:rdáitis]	peri = around 주위 -itis = inflammation 염증	심장막의 염증
pericardium 심장막 [pèriká:rdiəm]	peri = around 주위 -um = structure 구조	심장을 둘러싼 구조
	phleb/o	vein 정맥
phlebothrombosis 정맥혈전증 [flébɔ́:θrambóu-sis]	-thromb/o = clot 응고 -osis = abnormal 비정상 상태	정맥 내의 혈전 형성으로 인한 단일 질병에 대한 동의어
thrombophlebitis 혈전정맥염 [θrὰmbəflibáitis]	-thromb/o = clot 응고 --itis = inflammation 염증	응고상태에서의 정맥의 염증
	thromb/o	clot 응고
thrombus 혈전 [θrámbəs]	-us = condition 상태	혈관을 막는 혈액응고

용어(Term)	용어 분석(Term Analysis)	의미(Meaning)
	vascul/o	vessel 혈관
avascular 무혈관의 [eivǽskjulər]	a- = not 없는 -ar = pertaining to 속하는	혈관이 없는
cerebrovascular 뇌혈관의 [sèrəbrəvǽskjələr]	cerebr/o = brain 뇌 -ar = pertaining to 속하는	뇌 속을 흐르는 혈관과 관련된
	atri/o	atrium 심방
interatrial septum 심방중격 [intəréitriəl séptəm]	septum = wall 벽	심방사이벽
	brady –	slow 느린
bradycardia 서맥 [brǽdikɑ́:rdiə]	-ia = condition 상태 cardi/o = heart 상태	느린 심장박동
	coron/o	crown 심장근처
coronary artery 관상동맥 [kɔ́:rənèri ɑ́:rtəri]	-ary = pertaining to 속하는	심장에 혈액을 공급하는 동맥
	scler/o	hardening 경화
sclerotherapy 경화요법 [sklirouθérəpi]	-therapy = treatment 치료, 처치	주사액을 주입하여 경화에 의해 정맥내부를 재구성하는 치료
	valv/o, valvul/o	valve 판막
valvuloplasty 판성형술 [vǽlvjuləplǽsti]	-plasty = surgical reconstruction 성형수술	변형된 심장 판막을 수술적으로 재건하는 것
	vas/o	blood vessel 혈관
vasoconstriction 혈관수축 [væ̀soukənstríkʃən]	-constrict = to draw together 수축되다, 위축시키다	순환계는 압력이 높은 동맥과 압력이 낮은 모세혈관 및 정맥으로 구성되어 있고 그 사이에 세동맥의 수축상태를 말함
vasodilation 혈관확장 [væ̀soudailéiʃən]	-dilat/o = expand 팽창하다, 부풀다	혈관의 지름이 증가하는 것

용어(Term)	용어 분석(Term Analysis)	의미(Meaning)
	isch/o	hold back 억제하다, 방해하다
ischemia 허혈 [iskí:miə]	-emia = blood condition 혈액의 상태	심장근육으로 가는 혈액이 멈춘 상태
	ventricul/o	ventricle 심실
interventricular septum 심실사이막 [íntərventrikjulər séptəm]	-septum = wall 벽	심실 사이의 벽
	tachy	fast 빠른
tachycardia 빈맥 [tæ̀kikɑ́:rdiə]	-ia = condition 상태	빠른 심장박동

약 어 Abbreviations

약 어	Full Term	의 미
AFib	Atrial fibrillation	심방세동
AV	Atrioventricular	방실의, 심장 심실의
AS	Aortic stenosis	대동맥판협착증
ASD	Atrial septal defect	심방중격결손
ASHD	Arteriosclerotic heart disease	동맥경화심장혈관병
BP	Blood pressure	혈압
CABG	Coronary artery bypass graft	관상동맥우회로이식술
CAD	Coronary artery disease	관상동맥질환
CCU	Coronary care unit	심장동맥질환 집중치료실
CHF	Congestive heart failure	울혈성심부전증
COA	Coarctation of the aorta	대동맥(축착)협착
CPK	Creatine phosphokinase	크레아틴포스포키나아제
CPR	Cardiopulmonary resuscitation	심폐소생술
CV	Cardiovascular	심혈관
CVA	Cerebro vascular accident	뇌졸중
DORV	Double outlet right ventricle	양대혈관우심기실증

약 어	Full Term	의 미
ECG, EKG	Electrocardiogram	심전도
Echo	Echocardiogram	심장초음파
HDL	High densitiy lipoprotein	고밀도지질단백
HHD	Hypertensive heart disease	고혈압성 심장질환
HTN	Hypertension	고혈압
ICD	Implantable cardiac defibrillator	삽입형 심장잔떨림제거기
IHD	Ischemic heart disease	허혈성 심질환
IVC	Inferior vena cava	하대정맥
LA	Left atrium	좌심방
LAD	Left anterior descending coronary artery	좌앞내림관상동맥
LDL	Low density lipoprotein	저밀도지질단백
LV	Left ventricle	좌심실
LVH	Left ventricular hypertrophy	좌심실비대
MI	Myocardial infarction	심근경색
MR	Mitral regurgitation	승모판 역류
MS	Mitral valve stenosis	승모판협착증
MVP	Mitral valve prolapse	승모판탈출증
NSR	Normal sinus rhythm	정상동리듬
PAD	Peripheral artery disease	말초동맥질환
PAT	Paroxysmal atrial tachycardia	발작성심방빈맥
PDA	Patent ductus arteriosus	동맥관 개존증
PS	Pulmonic stenosis	폐동맥판협착증
PTCA	Percutaneous transluminal coronary angioplasty	경피부관상동맥성형술
PVC	Premature ventricular contraction	조기심실수축
RA	Right atrium	우심방
RV	Right ventricle	우심실
SA	Sinoatrial	동방
SPECT	Single photon emission computed tomography	단일광자방출단층촬영술
SVC	Superior vena cava	상대정맥
TEE	Transesophageal echocardiogram	경식도심장초음파
TOF	Tetralogy of Fallot	팔로 4징증
VSD	Ventricular septal defect	심실중격결손

연습문제 Exercises

1. 다음 심혈관계의 해부학적 용어의 이름을 쓰시오.

① tricuspid valve	삼첨판
② right ventricle	우심실
③ pulmonary vein	폐정맥
④ left atrium	좌심방
⑤ mitral valve	승모판, 이첨판
⑥ aortic valve	대동맥판
⑦ aorta	대동맥
⑧ pericardium	심장막
⑨ epicardium	심외막
⑩ endocardium	심내막
⑪ septum	사이막, 중격
⑫ arterioles	세동맥
⑬ capillary	모세혈관
⑭ coronary artery	관상동맥
⑮ pacemaker	박동조율기
⑯ sinoatrial node	동심방결절

2. 다음 수술용어의 의미를 쓰시오.

① atherectomy	죽종절제술
② atrial fibrillation ablation	심장세동제거
③ bypass surgery	우회로조성술
④ pericardiocentesis	심막천자, 심낭천자
⑤ coronary artery bypass graft	관상동맥우회술
⑥ endarterectomy	동맥내막절제술
⑦ implantable cardiac defibrillator(ICD)	삽입형 심장잔떨림제거기
⑧ mitral commissurotomy	승모판연결부 절개술
⑨ open heart surgery	개심술, 심장절개수술

⑩ percutaneous transluminal coronary angioplasty　경혈관관상동맥성형술

⑪ pericardiectomy　심장막절제술

⑫ phlebectomy　정맥절제술

⑬ phlebotomy　정맥절개술

⑭ shunt surgery　션트 수술, 지름술, 단락술

⑮ valve replacement　판막 치환

3. 다음 단어를 바르게 쓰시오.

① angiospazm　angiospasm

② arrythmia　arrhythmia

③ cardiomecgaly　cardiomegaly

④ diastrole　diastole

⑤ febrilation　fibrillation

⑥ flotter　flutter

⑦ hyperipidemia　hyperlipidemia

⑧ hypotention　hypotension

⑨ palpitasiion　palpitation

⑩ pericardiac effusion　pericardial effusion

⑪ phlebologyist　phlebologist

⑫ regergitation　regurgitation

⑬ vasocontricsion　vasoconstriction

4. 다음 약어의 full term을 쓰시오.

① ASD　atrial septal defect

② BP　blood pressure

③ CABG　coronary artery bypass graft

④ CAD　coronary artery disease

⑤ CHF　congestive heart failure

⑥ COA　coarctation of the aorta

⑦ CPR　cardiopulmonary resuscitation

⑧ ECG, EKG　electrocardiogram

⑨ HTN hypertension

⑩ IHD ischemic heart disease

⑪ LAD left anterior descending coronary artery

⑫ MI myocardial infarction

⑬ MR mitral regurgitation

⑭ NSR normal sinus rhythm

⑮ PDA patent ductus arteriosus

⑯ PS pulmonic stenosis

⑰ PTCA percutaneous transluminal coronary angioplasty

⑱ PVC premature ventricular contraction

⑲ SVC superior vena cava

⑳ VSD ventricular septal defect

5. 다음의 의학용어를 완성하시오.

- Vas/o를 이용하여 다음 의미를 가진 의학용어를 완성하시오.

① 혈관구경이 좁아짐 vasoconstriction

② 혈관의 확장 vasodilation, vasodilatation

- Arteri/o를 이용하여 다음 의미를 가진 의학용어를 완성하시오.

③ 작은 동맥 arteriole

④ 동맥벽이 탄력성을 잃어 동맥이 단단해짐 arteriosclerosis

⑤ 동맥이 좁아짐 arteriostenosis

- Cardi/o를 이용하여 다음 의미를 가진 의학용어를 완성하시오.

⑥ 심장근육질환 cardiomyopathy

⑦ 심장막, 심장근육, 심장내막을 포함한 심장벽의 염증 pancarditis

⑧ 심장을 둘러싼 구조 pericardium

Blood and Immune / Lymphatic System

Chapter 13

혈액과 림프계

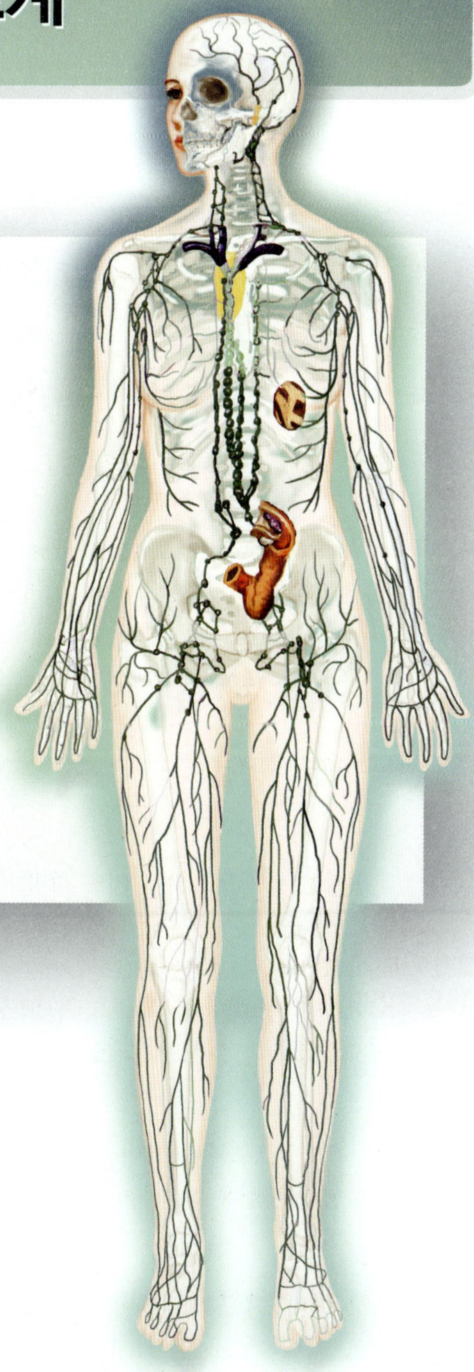

구성 Composition

- 들어가기
- 해부학적 용어
- 증상과 질병 용어
- 수술과 처치 용어
- 검사와 중재 용어
- 주요 용어 분석과 의미
- 약어
- 연습문제

학습목표

- 혈액의 구성요소를 서술한다.
- 림프계의 기관 위치를 파악한다.
- 혈액 · 림프계와 관련된 의학용어를 분석 · 정의하고 발음한다.
- 혈액 · 림프계와 관련된 약어의 의미를 파악한다.

들어가기 Prolog

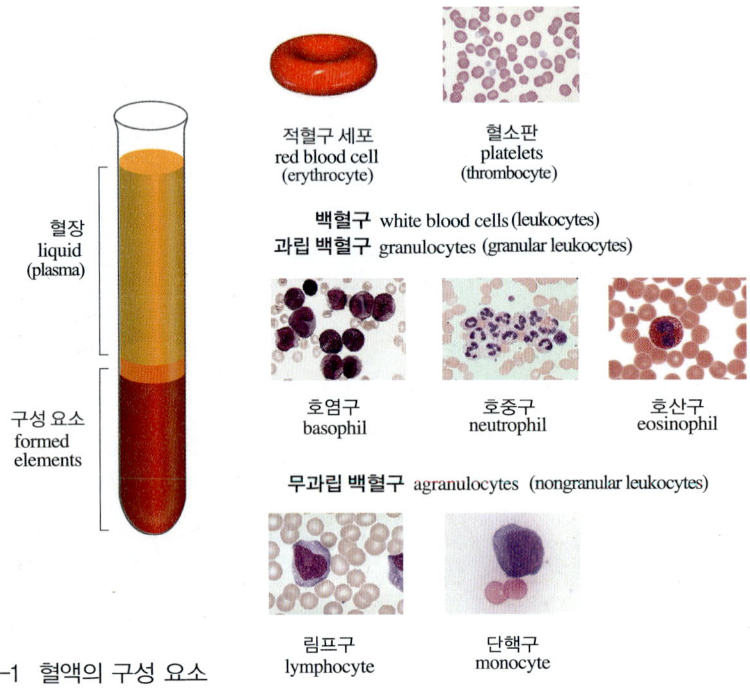

그림 13-1 혈액의 구성 요소

혈장은 혈액세포 이외에도 지방, 단백질, 가스, 염분, 호르몬을 운반하며, 세포로부터 노폐물을 수거한다. 중성지방, 인지질, 콜레스테롤과 같은 지방은 단백질과 결합하여 조직으로 운반된다.

혈장단백질은 혈장 속의 단백질 성분을 말하며, 알부민(albumin), 글로불린(globoulin), 섬유소원(fibrinogen)을 함유한다.

- 혈장은 혈액세포, 가스, 지방(중성지방, 인지질, 콜레스테롤)과 염분, 단백질(알부민, 글로불린, 섬유소원), 호르몬을 운반한다.
- 혈청은 섬유소원과 다른 혈액응고와 관련된 요소들이 제거된 혈장이다.

- 혈액세포 생성은 미분화된 혈구모세포(hemocytoblast) 혹은 줄기세포(stem cell)로부터 시작하는데 이 과정을 조혈(hematopoiesis)이라고 한다. 각각의 분화되는 과정은 적혈구 생성(erythropoiesis), 백혈구 생성(leukopoiesis), 혈소판 생성(thrombopoiesis)이다.

적혈구는 가운데가 오목한 원판 모양이며 철성분 때문에 산소 또는 이산화탄소와 결합하는 헤모글로빈을 함유한다.

그물적혈구(세망세포, reticulocyte)가 적혈구로 성장하면 적골수를 떠나 혈관으로 들어가며, 그물적혈구수 조사(reticulocyte count)라는 임상검사로 숫자를 셀 수 있다. 약 120일 후 적혈구는 스스로 파괴된다.

백혈구는 세균에 대항하여 싸우는 역할을 하는데 염증이 생긴 부위로 이동하며 과립백혈구(granular leukocyte) 혹은 무과립백혈구(agranular leukocyte)로 나뉜다.

과립백혈구는 호산구(eosinophil), 호염기구(basophil), 호중구(neutrophil)로 나뉜다. 호산구는 독성물질을 중화시키는 화학물질을 혈류에 분비한다. 호염기구는 염증반응을 야기시키는 천연독성물질인 히스타민(histamine)을 분비하며 혈관을 확장시킨다. 이러한 확장은 염증 부위에 혈액의 흐름을 증가시키며 회복을 빠르게 한다. 호중구는 다형핵백혈구(polymorphonuclear leukocyte)로 알려져 있으며, 포식작용을 통해 박테리아나 다른 해로운 물질을 잡아먹는다.

무과립백혈구는 단핵구(monocyte)와 림프구(lymphocyte)로 나뉘는데 단핵구는 호중구와 같이 해로운 미생물을 잡아먹으며, 림프구는 면역계에서 중요한 역할을 한다.

혈소판(platelet)은 출혈 시 혈액응고에 관여하는데, 프로트롬빈(prothrombin), 섬유소원과 같은 혈액응고인자를 분비함으로써 혈관벽이 터진 곳에 혈소판 덩어리가 형성되어 출혈을 막게 한다.

수혈 시에 받아야 하는 혈액형은 항원 A, B, AB, O가 존재하느냐 혹은 존재하지 않느냐에 달려 있다. 만약 잘못된 형태의 혈액형을 수혈받을 경우, 혈액은 항원(antigen)을 이물질로 인식하여 특정한 항원에 대해 항체(antibody)를 생성하게 된다. 이러한 과정을 '항원항체반응' 이라 한다.

A형이 B형의 혈액형을 수혈받을 때와 B형이 A형을 수혈받을 때에는 항체반응이 일어나게 되지만, AB형은 어떤 형도 받아들인다. 그리고 O형은 같은 O형이 필요하지만 다른 형 모두에게 수혈할 수 있다.

항원항체반응은 적혈구세포의 응집(agglutination)을 일으킬 수 있다. 따라서 환자에게 수혈 전에는 반드시 혈액형의 교차시험(crossmatching)이 필요하다. 또한 혈액형 확인 시에 제공자의 혈액이 수혈자의 혈액과 섞여 응고가 되는지도 분석해야 한다.

Memory key

- A형 혈액은 A항원을 가진다 : B형 혈액은 B항원을 가진다 ; AB형 혈액은 A와 B항원을 가진다 ; O형 혈액은 항원이 없다.

몇 가지 또 다른 항원이 있다. 가장 중요한 것이 레서스 원숭이의 혈액 검사 도중에 발견된 Rh항원(Rh antigen)이다. 대부분의 사람들은 Rh양성(Rh positive)으로 Rh항원을 가지고 있다. Rh항원이 없는 사람은 Rh음성이다.

림프계는 혈관계, 림프, 림프절, 가슴샘, 비장, 편도, 파이어반(Peyer patch)으로 구성되어 있다. 림프계는 신체에서 여러 가지 중요한 작용을 한다. 그 중의 하나는 영양분(지질)을 소화기계로부터 운반하는 것이다. 또 림프계는 림프구와 단핵구가 있으므로 감염을 방어하는 데 중요한 역할을 한다.

혈관계는 3가지 종류의 혈관으로 구성되는데 그 중 가장 작은 것이 림프모세혈관(lymphatic capillaries)으로 온몸에 존재하며, 순환기계의 모세혈관계에서 유래한다.

혈장은 일정하게 동맥 모세혈관에서 스며나와 몸에 있는 조직으로 흡수되며, 사이질액(림프)은 박테리아나 세포에서 생긴 노폐물을 흡수하여 동맥계 혹은 림프모세혈관으로 흘러 들어간다.

또한 림프는 림프모세혈관으로부터 림프관으로 들어가며, 림프계의 가장 큰 관인 오른/왼 림프관(lymph ducts)으로 흘러 들어간다. 오른 림프관은 머리, 목, 가슴의 오른쪽 부위와 오른팔로부터 림프를 받는다. 신체의 다른 부위에서 온 림프는 가슴림프관으로 알려진 왼쪽 관으로 들어간다. 양쪽 림프관은 혈류 속으로 들어간다.

어떤 림프는 림프질(lymph node)로 들어간다. 림프절은 우리 몸 안의 여러 곳에 분포한다. 림프절은 림프에 대한 여과기와 같은 역할을 하며, 박테리아를 잡아먹는 많은 양의 포식세포가 모여 있다. 이러한 과정을 포식작용(phagocytosis)이라고 한다.

박테리아 감염 시에 림프절은 림프절 속의 많은 박테리아로 인해 부풀어 오르고 만지면 아프게 된다. 이러한 상태를 림프절장애(lymphadenopathy)라 한다.

림프절이 많이 모여 있는 곳은 목(cervical), 악하(턱아래, submandibular), 액와(겨드랑, axillary), 서혜(샅고랑, inguinal)이다.

가슴 안에서 심장근처에 위치한 가슴샘(thymus gland)은 림프기관이며, 내분비샘이다. 가슴샘은 골수에서 T세포를 생산하도록 자극하는 티모신(thymosin)이라는 호르몬을 분비하고, T세포는 가슴샘에서 성숙한다.

편도(tonsil)는 박테리아를 걸러내는 작용을 하며, 림프조직으로 이루어져 있다. 그리고 총 3쌍의 편도가 목에 위치한다. 구개편도는 구강의 뒷부분에 위치하며 인두편도는 코인두에 있고 혀편도는 혓바닥 부위에 있다. 그리고 파이어반은 작은창자에 위치한 림프 여과기관이다.

Memory key

- 림프계는 액체를 방수하고, 영양분, 호르몬, 산소, 지방을 나르며, 감염에 대항해 싸운다.
- 비장(지라)은 혈액을 저장하고, 많은 포식세포를 포함한다.

해부학적 용어 Anatomical Terms

Erythrocyte 적혈구

작은 원반 모양의 세포로 인체 모든 부위의 세포에 산소를 운반하는 역할을 하는 혈색소(헤모글로빈)를 포함한다(그림 13-2).

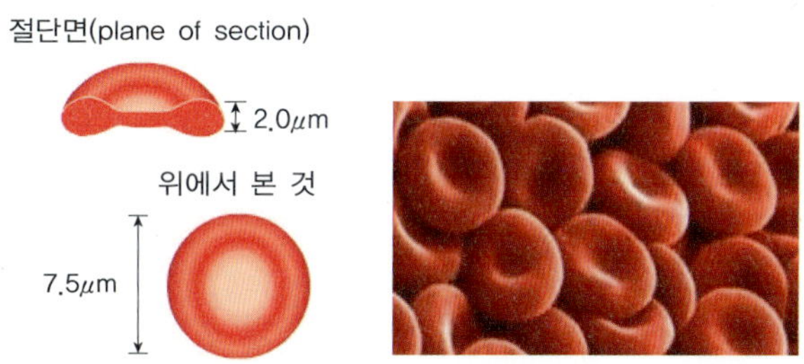

그림 13-2 적혈구의 형태

Leukocyte 백혈구

핵을 가진 크고 둥근 세포이며 혈색소가 없어 흰색으로 보인다. 백혈구는 병을 일으키는 병원체를 파괴하여 인체를 보호하고 죽은 조직을 제거하는 식균작용(포식작용, phagocytosis)을 한다.

Platelet 혈소판

손상을 입은 혈관의 노출된 결합조직에 붙어 여러 물질을 분비하여 지혈 및 혈액 응고작용을 하며 단백질의 일종(글로불린)으로 구성되어 있다.

Granulocyte 과립백혈구(과립구)

과립을 포함하는 백혈구를 과립백혈구라 한다.

Neutrophil 호중구(중성구)

총 백혈구의 55~70%를 차지하며 식균작용을 하여 인체 방어에서 중요한 역할을 한다.

Eosinophil 호산구

전체 백혈구의 1~3% 정도에 불과하며 염증반응에 관여하고 알레르기에 관계된 기능을 하는 것으로 알려져 있다.

Basophil 호염기구

전체 백혈구의 1% 이하에 불과하며 히스타민을 방출하여 염증반응에 중요한 역할을 하고 항응고제인 헤파린(heparin)을 분비한다.

Agranulocyte 무과립구

세포질 속에 과립이 없는 백혈구를 무과립구라 한다.

Monocyte 단핵구

운동성이 있어 신체를 돌아다니며 강력한 식균작용을 하는 대식세포다.

Lymph 림프

림프는 혈장과 같은 투명한 액체로 모세혈관 교환 중에 혈장으로부터 형성된다. 림프액은 신체의 모든 부위에서 모이며 림프관계를 거쳐서 혈액으로 돌아간다.

Lymphatic vessel 림프관

혈관과 같이 림프가 흐르는 관으로 정맥의 분포와 비슷하다.

Thoracic duct 흉관(가슴림프관)

가로막 위쪽 오른쪽 반을 제외한 모든 신체 부위의 림프는 가슴림프관을 통하여 정맥으로 들어간다.

Lymph node 림프절

작은 완두콩 모양의 림프조직으로 림프절은 말초혈액의 림프구의 주공급원이며, 세균 및 독소와 같은 유해물질을 제거하며 항체생산의 역할을 한다.

Lymphatic tissue 림프조직

간극에 림프구를 포함하는 그물조직의 격자구조로 이 조직은 분산되어 있거나 림프소절 및 림프절에서와 같이 치밀하게 놓여 있다.

Tonsil 편도

사람의 입속에 림프소절이 모여 작고 둥근 덩어리를 이룬 것으로, 주로 면역기능에 관여한다.

Spleen 지라(비장)

신체에서 가장 큰 림프기관이며 오래된 적혈구 및 혈소판을 제거하는 데 중요한 역할을 한다.

Thymus 가슴샘(흉선)

T세포를 생산하고 성숙하는 곳이며 면역반응에 관여한다.

증상과 질병 용어 Terms for Symptoms and Diseases

Hemolytic anemia 용혈빈혈

적혈구의 과도한 파괴에 의한 빈혈로 원래 120일 정도의 수명을 가지는 적혈구의 수명이 짧아진다.

Pernicious anemia 악성 빈혈

적혈구의 발달과 성숙과정에 필수적인 비타민 B_{12}의 혈중농도 감소에 의해 적혈구 생성에 지장을 초래하여 혈액 내에 특징적인 거대적아구(megaloblast)의 형성이 나타나는 질병이다.

Hemolysis 용혈

혈액 속의 혈구만이 어떤 원인에 의하여 파괴되어 안에 있는 헤모글로빈이 유출되는 현상을 말한다.

Hemophilia 혈우병

선천적으로 타고 나는 유전병 중 하나로써 혈액응고인자가 없어서 발생하는 질환이며 상처가 나도 혈액응고인자가 없어 피가 멈추는데 정상인보다 시간이 오래 걸리게 된다.

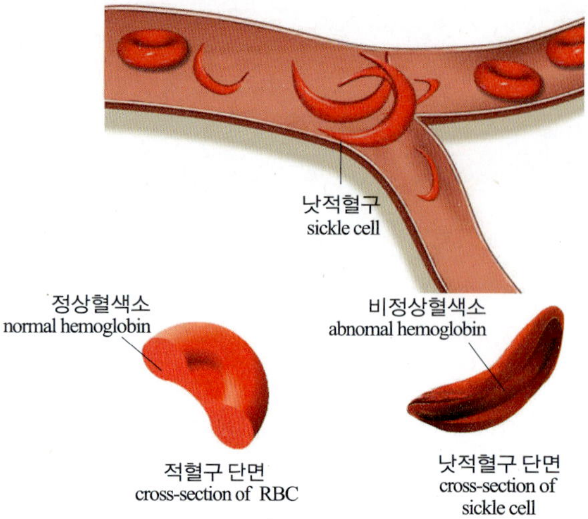

그림 13-3 낫적혈구

Sickle cell anemia 겸상적혈구빈혈(낫적혈구빈혈)

유전성의 용혈성 빈혈로서 이상 혈색소 중의 하나이며 흑인에게서 주로 나타나고 혈액에 겸상적혈구가 있는 것이 특징이다(그림 13-3).

Sepsis 패혈증

혈액 중에 병원성 미생물 또는 그 독소가 존재하며 지속되는 전신성 질환이다.

Congestion 울혈

몸 안의 장기나 조직에 정맥의 피가 몰려 있는 증상을 말한다.

Hemostasis 지혈

혈관의 생리적 수축 및 응혈 또는 외과적 수단에 의하여 나오던 피가 멈추는 것을 말한다.

Bubo 가래톳

염증을 일으켜 림프절이 부어오른 상태를 말하며, 겨드랑이나 사타구니에 흔히 일어난다.

Hemorrhage 출혈

혈액의 모든 성분(특히 적혈구)이 혈관계의 밖으로 나오는 것을 말한다.

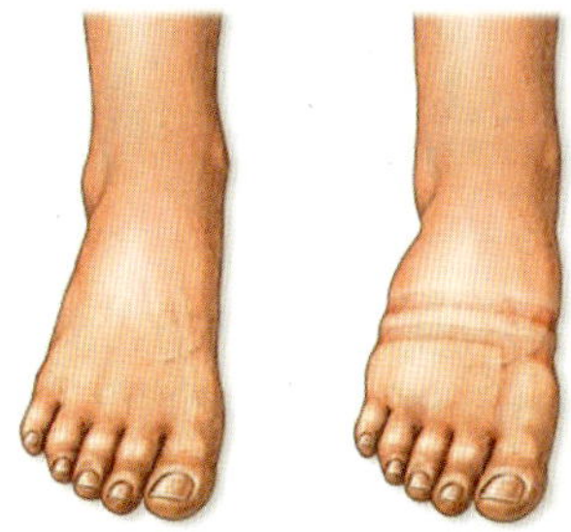

그림 13-4 부종의 예

Edema 부종

신체조직의 틈 사이에 조직액이 고여 있는 상태로 간질 내와 조직 내에 체액이 다량으로 증가한 상태를 말한다(그림 13-4).

Hyperemia 충혈

어느 국소의 혈관 중 주로 동맥 내를 흐르는 혈액량이 늘어나고 있는 증상을 말한다.

Lymphoma 림프종

림프에 생긴 악성 종양으로 온몸의 림프절이 붓고 목이나 겨드랑이 등에 커다란 혹이 생긴다.

Immunosuppression 면역억제

자가면역질환이나 장기이식 때의 거부반응처럼 생체에 불리하게 작용하는 면역반응을 없애려는 목적으로 약품이나 방사선을 사용하여 면역반응을 억제하는 일을 말한다.

Lymphocytosis 림프구 증가증

말초혈액에 림프구의 수가 증가한 상태로 어떤 병균이나 바이러스의 침범이 있거나 백혈병 등 병적인 현상에서도 보일 수 있다.

Lymphocytopenia 림프구 감소증

말초혈액에서 림프구의 수가 비정상적으로 감소하는 것으로 유전적 요인과 후천적 요인에 의해 발생한다.

수술과 처치 용어 Terms for Surgery and Treatment

Bone marrow transplantation 골수이식(뼈속질 이식)

환자의 병든 뼈속질 대신 건강한 뼈속질세포를 이식하는 처치방법이다. 암치료에 방사선요법이나 화학요법을 쓴 부작용으로 뼈속질의 기능이 극도로 나빠졌을 때나 또는 백혈병의 경우에 면역요법으로 이용된다.

Transfusion 수혈

혈액이나 그 성분이 부족한 환자의 혈관 내에 건강한 사람에게서 채취한 혈액을 주입하는 치료방법이다.

Lymph node biopsy 림프절 생검

생체에서 림프조직을 채취하여 현미경으로 검사하는 방법을 말한다.

Lymphangiography 림프관 조영술

림프관에 조영제를 주입하여, 특히 하지에 분포된 림프관을 X선으로 검사하는 방법이다.

검사와 중재 용어 Terms for Test and Intervention

Complete blood count(CBC) 전체혈구계산

적혈구, 백혈구, 혈소판 등의 수를 산정하고 그 증감을 조사하는 것이다. 적혈구에 대해서는 그 수뿐만 아니라 혈색소 농도, 적혈구 용적(헤마토크리트치)을 포함한 임상검사가 이루어지고 평균 적혈구 용적, 평균 혈색소량, 평균 혈색소 농도, 또는 색소지수 등의 각 지수가 계산되며, 질환의 진단에 도움이 되는 경우가 많다.

Erythrocyte sedimentation rate(ESR) 적혈구 침강속도

항응고제가 혼합된 정맥혈을 시험관에 넣고 일정 시간 수직으로 놓았을 때 적혈구가 혈장으로부터 분리되어 시험관 아래로 가라앉게 되는데, 이렇게 시간당 이동한 적혈구의 침강선까지의 거리를 뜻한다. 질병에 대한 특이도가 낮지만 면역질환과 감염 및 염증 질환, 악성 골우증 및 외상질환 등 다양한 질병의 진단에 도움을 주고 추적관찰에 사용되고 있다.

C-reactive protein(CRP) test C-반응성 단백검사

CRP는 폐렴구균의 균체성분인 C다당체와 반응하는 특이단백으로 염증과 조직의 붕괴를 초래하는 질환이며 혈청 중에 나타난다. CRP는 염증 또는 조직의 붕괴가 일어나고서 14~24시간 중에 혈중에 나타난다. 경과와 예후의 판정에 사용된다.

Arterial blood gas analysis (ABGA) 동맥혈 가스분석법

호흡기나 순환기의 질환, 인공호흡기 장착 중인 환자 혹은 중증환자의 혈중산소, 이산화탄소의 운반상황 등을 파악하기 위해 동맥혈 내의 가스인 혈액 가스를 분석하는 것이다.

주요 용어 분석과 의미 Analysis and Meaning of Key Terms

혈액 용어 Blood

용어(Term)	용어 분석(Term Analysis)	의미(Meaning)
	hemat/o, hem/o	blood 피
hemolysis 용혈, 혈액의 파괴 [himάləsis]	-lysis = breakdown separation, destruction 분리, 파괴	breakdown of blood 혈액용혈
hematologist 혈액학자 [hi:mətά:lədʒust]	-logist = specialist 전문가	혈액에 대한 지식을 가진 전문가
hematology 혈액학 [hèmətάlədʒi]	-logy = study of 학문	혈액에 대해 연구하는 학문
	erythr/o	red 빨강
erythrocyte 적혈구 [erə́θrosàit]	-cyte = cell 세포	적혈구
	leuk/o	white 흰색
leukocyte 백혈구 [lú:kəsàit]	-cyte = cell 세포	백혈구

용어(Term)	용어 분석(Term Analysis)	의미(Meaning)
	myel/o	bone marrow **골수**
myelogenous 골수성의 [màiəládʒənəs]	-genous = produced by 의해 생산되는	produced by the bone marrow 골수에 의해 생산되는
myeloid 골수모양의 [máiəlɔ́id]	-oid = resembling 닮은	골수를 닮은
	reticul/o	network **그물망**
reticulocyte 그물적혈구 [rítikjuləsait]	-cyte = cell 세포	적혈구의 모세포인 골수 속의 유핵적아구가 성숙하여 핵을 잃게 된 유약한 적혈구
	thromb/o	clot **응고**
thrombocyte 혈소판 [θrámbəsàit]	-cyte = cell 세포	응고세포; platelet
thrombolysis 혈전용해 [θrambáləsis]	-lysis = destruction 파괴 breakdown, separation	혈액 속에 혈성되었던 응고물질의 파괴
thrombosis 혈전증 [θrambóusis]	-osis = abnormal condition 비정상상태	abnormal condition of clot formation 비정상적인 혈액의 응고
	chrom/o	color **색**
hyperchromia 과다염색성 [hàipərkróumiə]	-ia = condition, state of 상태 hyper- = excessive, above normal 과도한	과도하게 착색된 적혈구 세포
hypochromia 과소염색성 [hàipəkróumiə]	-ia = condition, state of 상태 hypo- = below, deficient 아래, 부족한	과소하게 착색된 적혈구 세포
normochromia 정상염색성 [normokróumiə]	-ia = condition, state of 상태 norm/o = normal 정상	정상적으로 착색된 적혈구 세포
	immun/o	immunity, safe **면역, 안전한**
immunodeficiency 면역결핍 [ìmjənoudifíʃənsi]	-deficiency = lacking 결핍	Inadequate immune response 부적절한 면역반응
immunology 면역학 [ìmjənálədʒi]	-logy = study 학문	면역체계를 연구하는 분야

림프 용어 Lymph

용어(Term)	용어 분석(Term Analysis)	의미(Meaning)
	lymphaden/o	lymph node **림프절**
lymphadenitis 림프절염 [limfæ̀dənɑ́itis]	-itis = inflammation 염증	림프절의 감염
lymphadenopathy 림프절병 [limfæ̀dənɑ́pəθi]	-pathy = disease 질병	림프절의 질병
	lymphangi/o	lymph vessels **림프혈관**
lymphangitis 림프관염 [limfændʒɑ́itis]	-itis = inflammation 염증	림프혈관의 염증
	lymph/o	lymph **림프**
lymphedema 림프부종 [limfidémə]	-edema = accumulation of fluid 액체 축적	림프구조가 막힘으로써 림프가 축적돼서 생기는 부종
lymphoma 림프종 [limfóumə]	-oma = tumor 종양	림프구조의 종양
	splen/o	spleen **지라, 비장**
splenomegaly 비장비대 [splìːnəmégəli]	-megaly = enlargement 비대	비장이 커진 상태
splenorrhagia 비장출혈 [splìːnərájah]	-rrhagia = bursting forth 출혈, 터진	비장의 출혈
splenorrhaphy 비장꿰맴술, 비장봉합술 [splìːnəráhfe]	-rrhaphy = suture 봉합술, 꿰맴술	비장을 꿰맴
	thym/o	thymus gland **가슴샘**
thymectomy 가슴샘절제술, 흉선절제술 [θaiméktəmi]	-ectomy = excision, surgical removal 절제, 외과적 제거	흉선(가슴샘)을 절제

접미사 Suffixes

용어(Term)	용어 분석(Term Analysis)	의미(Meaning)
	-blast	immature, growing thing **미성숙, 아직도 자라는**
hemocytoblast 혈구모세포 [hìmousáitoubælst]	hem/o = blood 혈액 cyt/o = cell세포	immature blood cell 미성숙 혈액세포
lymphoblast 림프모세포 [limfəblast]	lymph/o = lymph림프	immature lymphocyte 미성숙 림프구
monoblast 단핵모세포 [mɔ́noblast]	mon/o = one 하나	immature monocyte 미성숙 단핵구
	-crit	separate **분리**
hematocrit (HCT) 적혈구용적률 [himǽtəkrit]	hemat/o = blood 피	혈액의 적혈구 용적비율
	-cytosis	increase in the number of cells
anisocytosis 적혈구부동증 [anisəsítoses]	anis/o = unequal 다른	적혈구 간의 크기가 크게 차이나는 것
leukocytosis 백혈구증가증 [lù:kəsaitóusis]	leuk/o = white 하얀, 흰색	백혈구 수의 증가
poikilocytosis 변형적혈구증가증 [poilkiləsítosəs]	poikil/o = variation, irregular 변형	변형된 형태의 적혈구가 증가된 상태
	-emia	blood condition **혈액의 상태**
anemia 빈혈 [əní:miə]	an- = no, not 아닌 lack of 부족	혈액에서 헤모글로빈의 양 부족 적혈구 수의 부족
erythremia 적혈증 [erə́θremiə]	erythr/o = red 붉은	혈구를 생산하는 모든 골수계 세포들의 비정상적인 증식에 의해서 혈액 속의 모든 혈구가 증가하는 병으로 특히 적혈구가 많이 증가하는 것을 특징으로 하는 병
hyperbilirubinemia 고빌리루빈혈증 [hàipərbilərubənémiə]	hyper- = excessive, above normal 과도한 bilirubin/o = bilirubin 빌리루빈, 담즙색소	혈액 속에 빌리루빈이 정상 이상으로 많음

용어(Term)	용어 분석(Term Analysis)	의미(Meaning)
	-emia	blood condition **혈액의 상태**
hypercholesterolemia 고콜레스테롤증 [hàipərkəlèstərəlì:miə]	hyper- = excessive above normal 과도한	혈액 속에 콜레스테롤이 정상 이상으로 많음
hyperlipidemia 고지혈증 [hàipərlìpədí:miə]	hyper- = excessive above normal 과도한 lipid/o = fat 지방	혈액 내에 지방성분이 정상보다 많은 상태
leukemia 백혈병 [lu:kí:miə]	leuk/o = white 흰색	암의 한 형태로 간주됨. 백혈구가 종양성으로 증식하여 병적인 유약백혈구가 혈액 속에 유출하는 질환
	-penia	Deficient; decrease **결핍, 감소**
erythrocytopenia 적혈구감소증 [erəθrosàitəpí:niə]	erythr/o = red 붉은 cyt/o = cell 세포	적혈구 수의 감소
leukocytopenia 백혈구감소증 [lu:kosàitəpí:niə]	leuk/o = 흰색 cyt/o = cell 세포	백혈구 수의 감소
pancytopenia 범혈구감소증 [pansitopí:niə]	pan- = all 범, 전체 cyt/o = cell 세포	백혈구, 적혈구, 혈소판이 모두 감소된 상태
thrombocytopenia 저혈소판증 [θrɑ̀mbousàitəpí:niə]	thromb/o = clot 응고 cyt/o = cell 세포	혈액 응고세포의 감소
	-phoresis	transmission, carry **운반하다**
electrophoresis 전기영동법 [ilèktroufərí:sis]	electr/o = electric 전기	전기장 안에서 하전된 입자가 양극 또는 음극 쪽으로 이동하는 현상을 이용하여 아미노산, 뉴클레오타이드, 단백질 등과 같은 하전된 물질을 분리하거나 분석하는 방법
	-poiesis	production, manufacture, formation **생산, 형성**
erythropoiesis 적혈구생성 [iriθroupoií:sis]	erythr/o = red 적, 빨간색	적혈구 생성 혈액세포 생성
hematopoiesis 조혈 [hì:mətoupɔií:sis]	hemat/o = blood 혈액	혈액세포 생성

용어(Term)	용어 분석(Term Analysis)	의미(Meaning)
	-poietin	hormones regulating the production of blood cells **혈액세포의 생산을 조절하는 호르몬**
erythropoietin 적혈구생성소, 조혈인자 [irìθroupɔ́iətən]	erythr/o = red 빨간색	신장에서 만들어지는 적혈구 생산을 자극하는 당단백호르몬
	-stasis	stopping; controlling **정지, 멈춤**
hemostasis 지혈 [hìməstéisis]	hem/o = blood 혈액	지혈
	-immune	immunity; safe **면역, 안전**
autoimmune disease 자가면역질환 [ɔ̀:touimjú:n dizí:z]	auto- = self 자기, 스스로	면역체계에 의해서 자기 몸 안의 세포를 파괴하는 면역반응

약 어 Abbreviations

약 어	Full Term	의 미
ABO	Three main blood groups	3가지 혈액형
CBC	Complete blood count	전체혈구계산
Diff	Differential count(laboratory test to determine the number of different types of white blood cels)	감별계산(백혈구의 여러 종류의 수를 결정하는 임상분석방법)
Eos	Eosinophil	호산구
ESR	Erythrocyte sedimentation rate	적혈구침강속도
Hb, Hgb	Hemoglobin	헤모글로빈
HCT, HcT	Hematocrit	적혈구용적률
Lymphs	Lymphocytes	림프구
Mono	Monocyte	단핵구
PMN	Polymorphonuclear	다형핵의
Polys	Polymorphonuclear leukocytes	다형핵백혈구
RBC, rbc	Red blood cell	적혈구
Segs	Segmented neutrophils	분절 다형핵백혈구
WBC, wbc	White blood cell	백혈구
Ab	Antibody(a protein substance, formed by lymphocytes, that is stimulated by the presence of antigens in the body. An antibody then helps neutralize or inactivate the antigen that stimulated its formation.)	항체(몸 안에 있는 항원의 작용에 의해 생기며 림프구에 의해 형성되는 단백질, 그 항체는 생성을 자극한 항원을 중화 또는 불활성화한다.)
Ag	Antigen(a foreign substance that stimulates the production of an antibody)	항원(항체의 생성을 자극하는 외부 물질)
AIDS	Acquired immune deficiency syndrome	후천성 면역 결핍증
HIV	Human immunodeficiency virus (the agent attacking the immune system and causing AIDS)	인체면역결핍바이러스(AIDS의 원인이고 면역계를 공격하는 virus)
Ig	Immunoglobulin(antibody occurring naturally in the body)	면역글로불린(몸 안에서 자연적으로 생기는 항체)

연습문제 Exercises

1. 혈장 속 혈장단백질 성분의 이름을 쓰시오(3가지).

albumin (알부민), globulin (글로불린), fibrinogen (섬유소원)

2. 다음 용어들의 차이점을 서술하시오.

① Plasma and serum

plasma(혈장) : (혈액 내 액체 성분)

serum(혈청) : (혈장에서 섬유소원과 다른 혈액응고인자를 제외한 액체성분)

② Eosinophils, basophils, and neutrophils

eosinophil(호산구) : (독성물질을 중화시킬 수 있는 화학물질을 혈류에 분비함)

basophil(호염기구) : (염증반응을 야기시키는 천연독성물질인 히스타민을 분리함)

neutrophil(호중구) : (포식작용을 통해 박테리아나 다른 해로운 물질을 잡아먹음)

③ A,B,AB, and O type blood

type A혈액은 A 항원을 가진다.

type B혈액은 B 항원을 가진다.

type AB혈액은 A와 B 항원을 가진다.

type O혈액은 항원이 없다.

3. 다음 의학 용어를 정의하시오.

① phagocyte (포식세포) : 큰 단핵세포로서 림프절이나 혹은 다른 여러 기관에 분포하며, 침범한 병균이나 바이러스가 들어간 병든 세포 등을 잡아먹고 이를 분해하는 기능을 가지고 있다.

② thymosin (티모신) : 골수에서 T 림프구를 생산하도록 자극한다.

③ pharyngeal tonsil (인두편도) : 코 인두의 뒷벽에 있는데, 그 표면은 술잔세포를 많이 갖고 있는 거짓 중층 섬모 원주 상피로 덮여 있다.

④ T lymphocyte (T 림프구) : 세포성면역에 관여하며, 주로 바이러스병에 대한 면역기능이나, 알레르기(면역반응 4번형) 등에 관여한다.

⑤ B lymphocyte (B 림프구) : 체액 성면역에 관여하여, 항원 항체 반응을 일으키는 항체를 생산하고 주로 세균감염에 대한 면역기능을 담당한다.

4. 4가지 림프절의 이름을 쓰시오.

cervical lymph node [경림프절(목림프절)]

submandibular lymph node [악하림프절(턱밑림프절)]

axillary lymph node [액와림프절(겨드랑림프절)]

inguinal lymph node [서혜림프절(샅고랑림프절)]

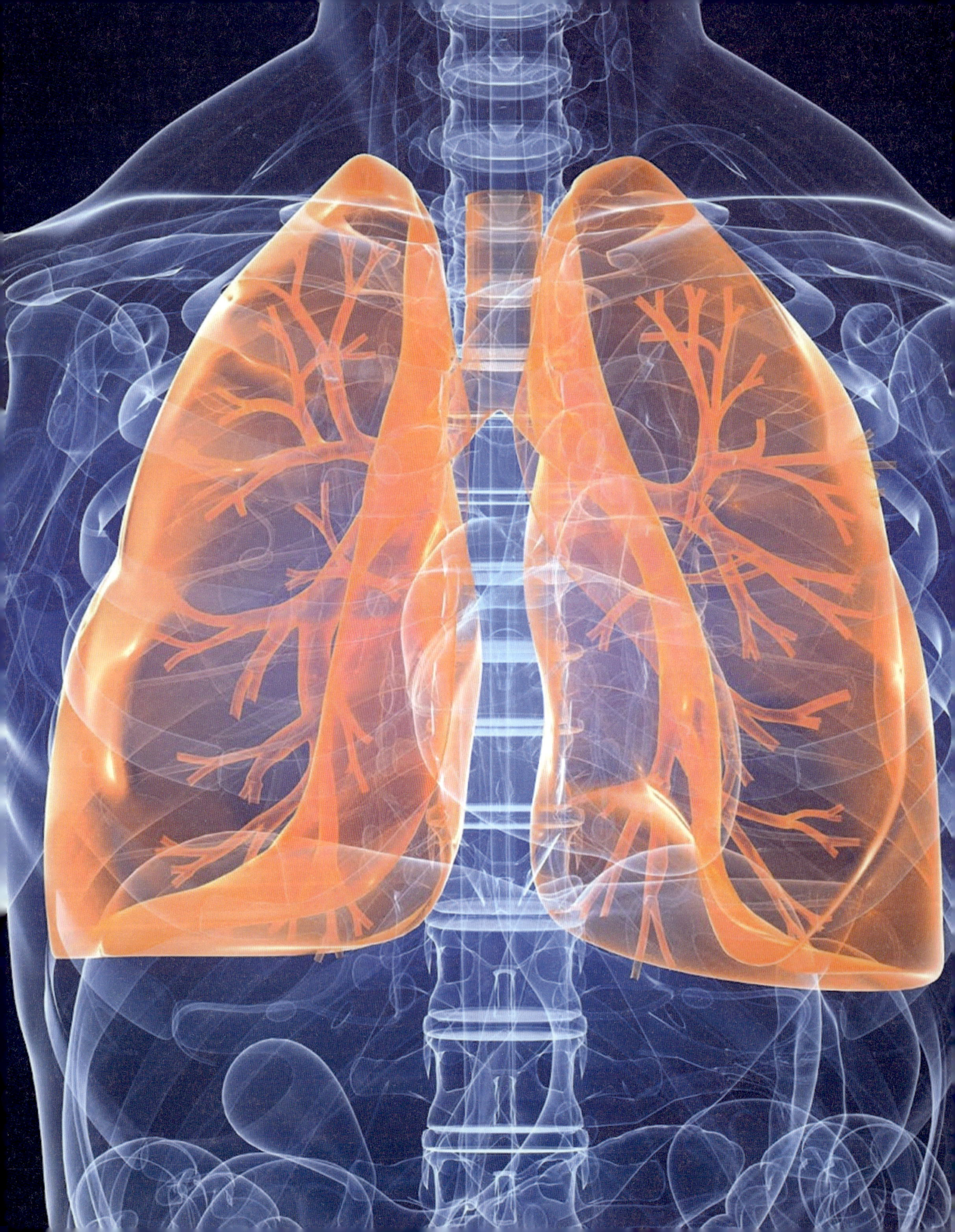

Respiratory System

Chapter 14

호흡기계

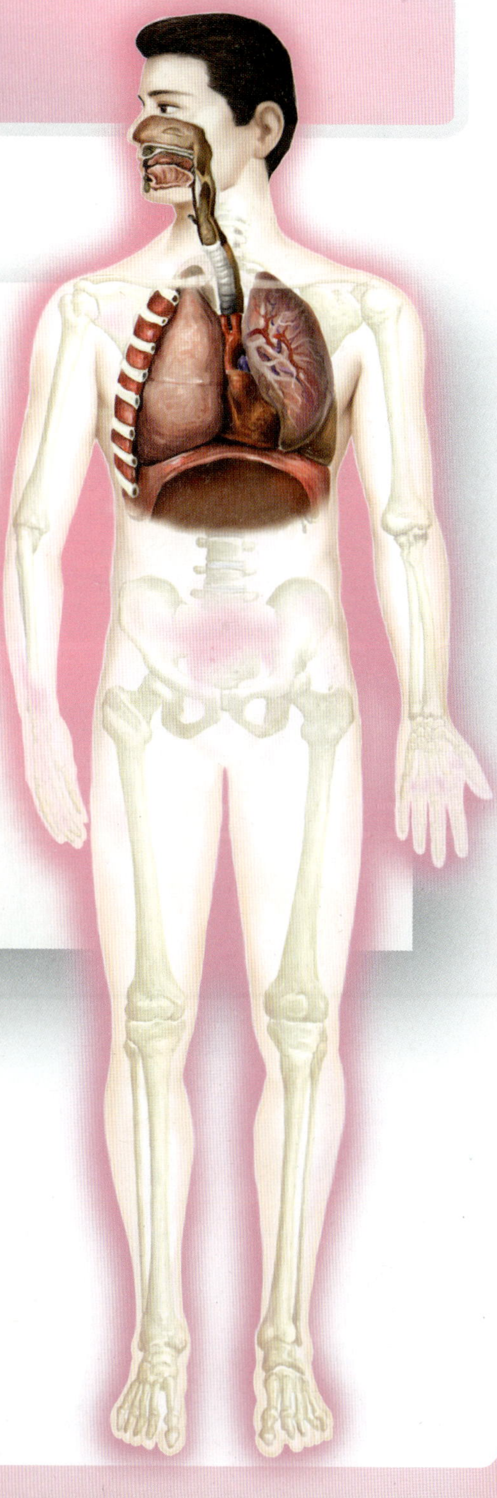

구성 Composition

- 들어가기
- 해부학적 용어
- 증상과 질병 용어
- 수술과 처치 용어
- 검사와 중재 용어
- 주요 용어 분석과 의미
- 약어
- 연습문제

학습목표

- 상 · 하부호흡기계의 구조, 이름, 위치를 확인한다.
- 호흡기계와 관련된 단어를 분석하고 이해한다.
- 호흡기계와 관련된 해부학적 용어를 발음하고 정의한다.
- 호흡기계와 관련된 증상과 수술용어를 발음하고 정의한다.
- 호흡기계와 관련된 약어의 의미를 정의한다.

들어가기 Prolog

호흡기계는 공기 중의 산소를 혈액에 보내고 혈액의 이산화탄소를 공기 중으로 내보내는 호흡작용을 하는 기관으로 상부호흡기계는 코, 비강, 인두, 후두로 구성되며 하부호흡기계는 기관, 기관지, 폐로 구성된다.

이 장에서는 호흡기계의 구조와 기능을 이해하고 관련된 용어를 학습하고자 한다.

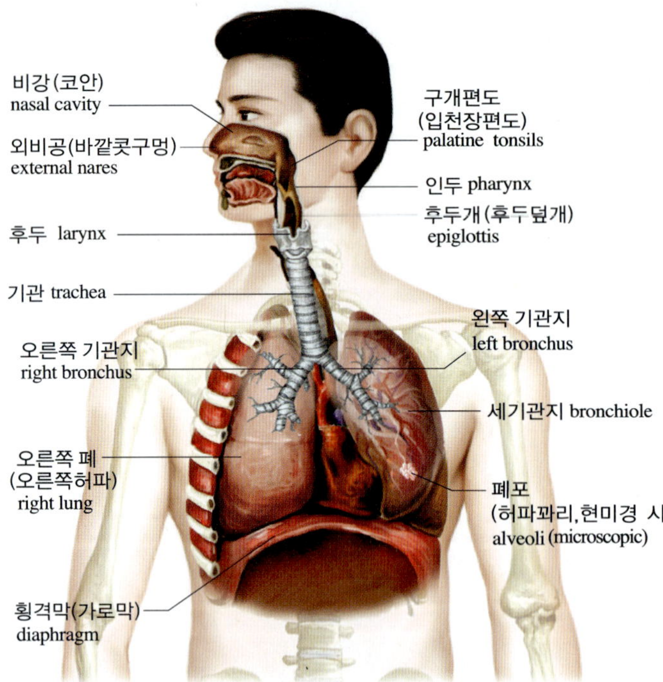

그림 14-1 호흡기계의 구조

해부학적 용어 Anatomical Terms

코, 비강, 부비동 Nose, Nasal cavity and Paranasal Sinuses

Nose 코

연골(cartilage)과 뼈(nasal bone)로 이루어진 딱딱한 구조물로서 내부는 점막과 미세한 털로 구성된 조직이다. 공기는 코를 통해 들어가서 털로 덮인 비강의 점막을 지나 가온 · 가습되며, 코의 세포에는 섬모(cilia)가 있어서 먼지와 이물질을 배출한다.

Nasal septum 비중격(코 사이막)

코안을 좌우의 반으로 나누는 중격이다.

Nasal cavity 비강(코 안)

콧구멍에서 목젖 윗부분에 이르는 코 안의 빈 곳을 뜻한다.

Paranasal sinuses 부비동(코곁동굴)

두개골 내의 콧구멍과 통하며 점막으로 덮여진 공기로 채워진 공간으로, 호흡 시 공기를 데워 주는 기능 및 소리를 낼 때 공명을 시켜 준다.

Frontal sinus 전두동(이마굴)

이마뼈의 미간 부위에 있고 코 안의 앞 위쪽에 위치한다.

Ethmoidal sinus 사골동(벌집굴)

사골동 속에 공기를 가지고 있는 작은 공간이다.

Maxillary sinus 상악동(위턱굴)

부비동 중에서 가장 크고, 상악골 가운데 있는 한 쌍의 부비동이다.

Sphenoidal sinus 접형골동(나비굴)

접형골체의 앞에 위치하는 한 쌍의 부비동이다.

Memory key

- 코는 비중격에 의해 2개의 외비강으로 나뉘어져 있고, 부비동은 전두동, 사골동, 상악동, 접형골동으로 구성된다.

인두, 후두, 기관 Pharynx, Larynx and Trachea

Pharynx 인두

음식물과 공기가 지나가는 근육형 통로로, 공기는 코 안으로 들어와서 인두를 통해 후두로 통하고 음식물은 입으로부터 인두로 들어와서 식도로 통하게 된다.

Nasopharynx 비인두(코인두)

연구개의 높이보다 상부에 있는 코 안의 바로 뒷부분이다.

Oropharynx 구인두(입인두)

혓바닥, 편도, 후인두벽을 포함하는 인두 중앙부이다.

Laryngopharynx 후두인두

인두와 후두가 연결되는 부위이다.

Adenoid 아데노이드

인두편도가 병적으로 비대한 것으로 성인의 경우 거의 퇴화되어 있다.

Tonsil 편도

입속 양쪽 구석에 퍼져있는 림프 소절이다.

Palatine tonsil 구개편도(입천장편도)

입천장에 있는 림프절이며 구인두의 연구개(soft palate) 양쪽에 위치한다.

Pharyngeal tonsil 인두편도

인두의 뒤벽에 있는 림프조직이다.

Lingual tonsil 설편도(혀편도)

혀뿌리부의 점막표면에 있는 사마귀 모양의 돌기이다.

Larynx 후두

발성과 호흡작용을 하는 인두와 기관 사이에 위치한 관이다.

Epiglottis 후두개(후두덮개)

공기가 드나드는 통로로 이물질이 기관으로 들어가는 것을 막고 자동으로 닫히는 연골로 된 관이다.

Vocal cords 성대

후두의 중앙부에 있는 소리를 내는 작은 기관이다.

Glottis 성문, 성대문

후두부에 있는 발성장치이다.

Laryngeal cartilage 후두연골

3개의 단독연골과 3쌍으로 된 연골로 6종 9개로 구성된다. 후두의 외형을 유지하는 후두골격이다.

Thyroid cartilage 갑상연골(방패연골)

후두연골 중 가장 크며, 후두 앞쪽에 튀어나와 있는 후두융기(Adam' s apple)를 뜻한다.

Cricoid cartilage 윤상연골(반지연골)

후두의 아래와 뒤를 형성하고 있는 반지모양의 연골이다.

Trachea 기관

식도 앞쪽 윤상연골에서 시작하여 폐로 이어지는 10~11 cm 정도 길이의 통로로 16~20개의 말발굽 모양의 기관연골(tracheal cartilage)이 고리를 포개어 놓은 모양을 하고 있고, 연골과 연골은 고리인대로 이어져 있다.

Memory key

- 인두는 비인두, 구인두, 후인두로 구성되며, 후두는 C자 모양의 연골로 둘러싸여 있다.

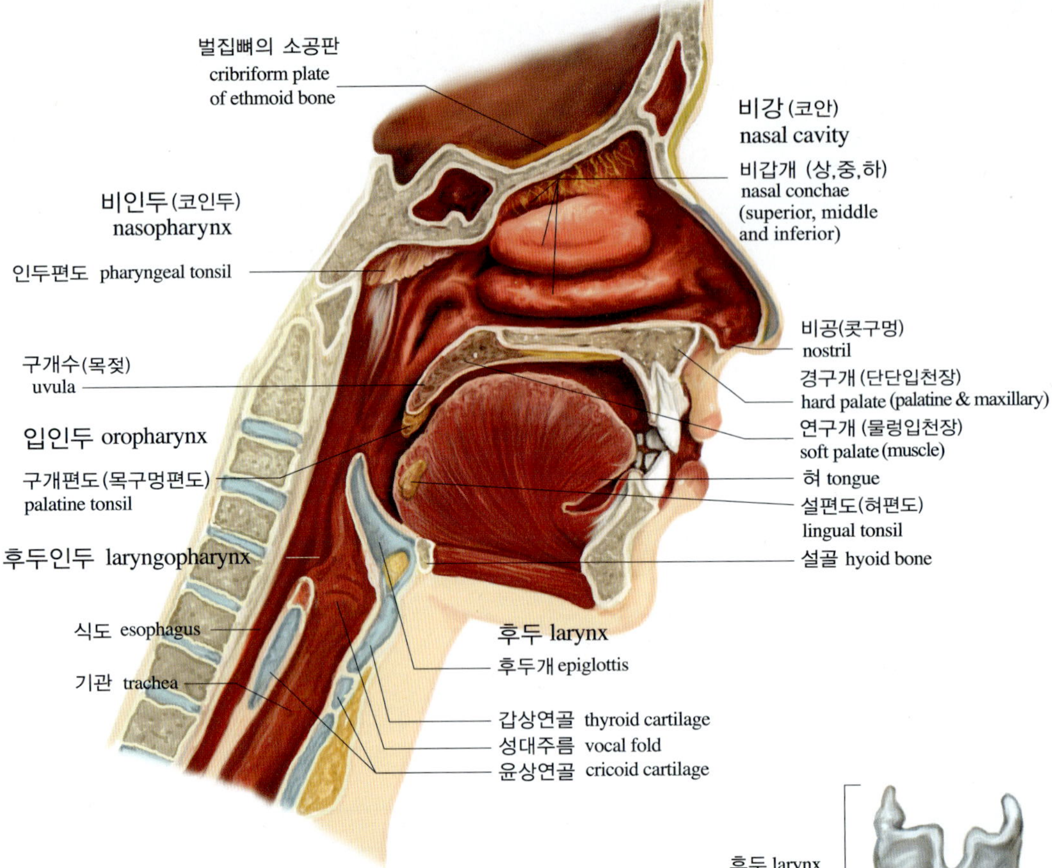

그림 14-2 상부호흡기계의 구조

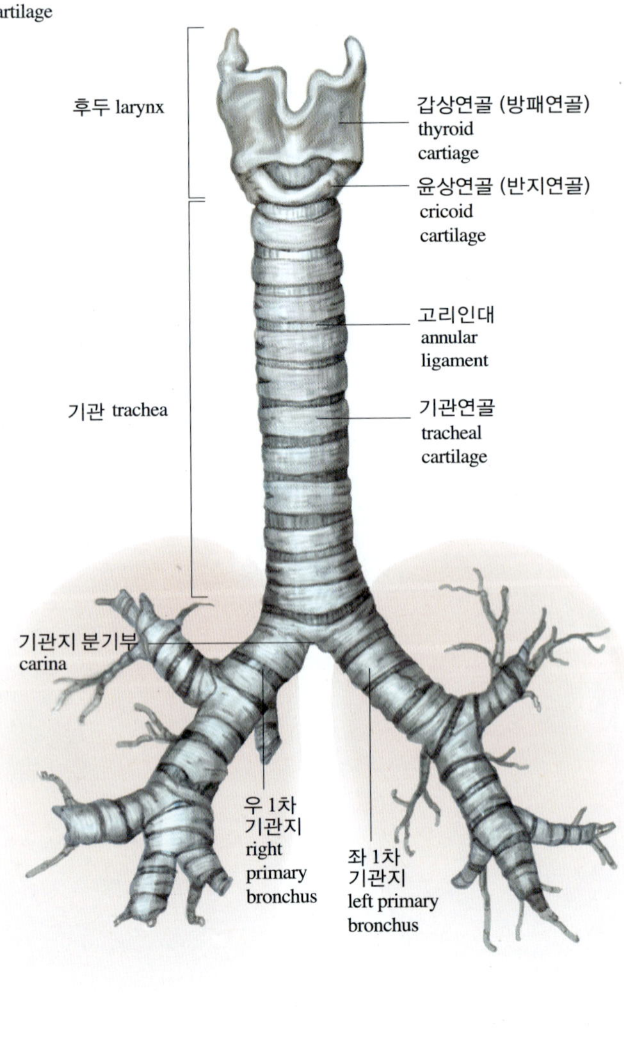

그림 14-3 후두, 기관 및 기관지

기관지와 폐 Bronchus and Lung

Carina 기관지 분기부, 용골

기관에서 좌 · 우측 기관지로 갈라지는 부분이다.

Bronchus 기관지

종격동 내에 위치하며, 제 4 흉추의 높이에서 좌 · 우 기관지로 갈라지면서 폐 안으로 공기가 전달되는 기관이다.

기관지는 배상세포(goblet cell)로 이루어져 있어서 이물질을 잡아내는 점액을 분비하고 기관지를 덮고 있는 섬모(cilia)는 이물질이 삼켜지거나 배출되도록 움직인다.

Bronchioles 세기관지

기관지 나무의 가장 작은 부분으로 직경 1 mm 이하의 하부기관지를 뜻한다.

Alveolar ducts 폐포관(허파꽈리관)

호흡세기관지에서 나오는 포도송이 모양과 비슷한 관으로 폐포낭이 둘러싸고 있다.

Alveolar sac 폐포낭(허파꽈리주머니)

폐포관을 둘러싸고 있으며, 가스교환의 기본단위인 폐포덩어리이다.

Alveoli 폐포(허파꽈리)

호흡세기관지에서 나온, 세기관지 끝에 있는 공기주머니로 산소와 이산화탄소의 교환이 이루어진다.

Lung 폐(허파)

흉막강 안에 있는 2개의 반월뿔형 모양의 실질기관으로 오른쪽 폐는 3개의 엽, 왼쪽 폐는 2개의 엽으로 구성된다.

Apex of lung 폐첨(허파꼭대기)

폐의 위쪽 둥그스름하게 솟은 부분이다.

Base of lung 폐저(허파바닥)

폐의 아래쪽 편평한 부분을 말한다.

Memory key

- 기관지는 제 4 흉추 높이에서 좌우로 갈라지며, 점액을 분비하고 섬모는 이물질이 배출되도록 움직인다.

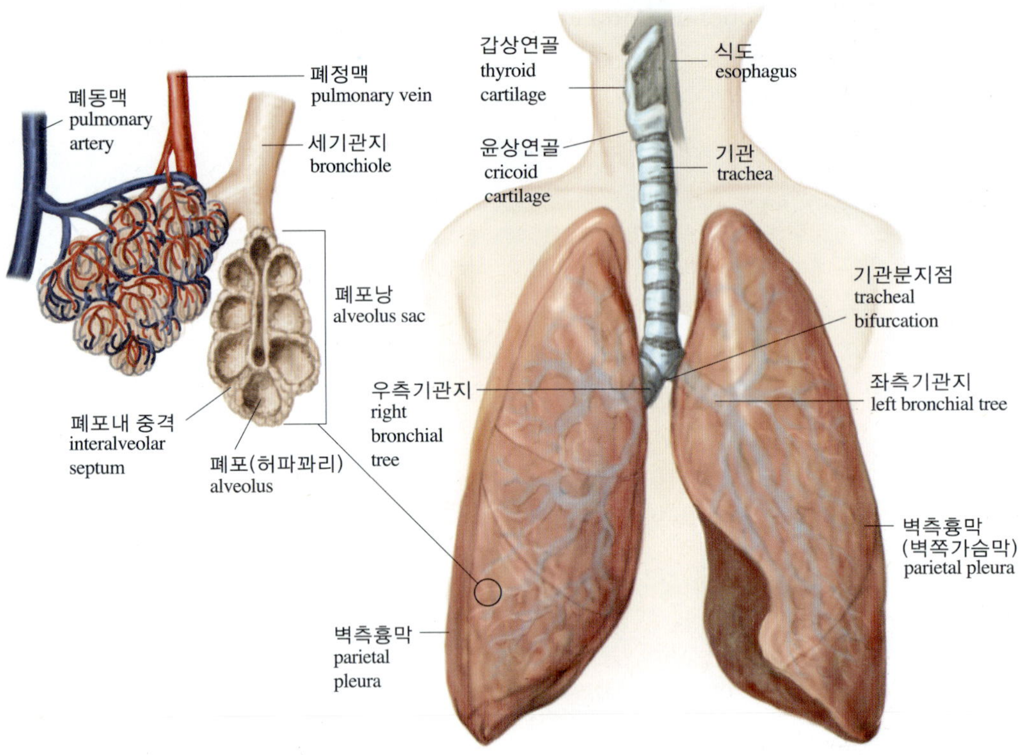

그림 14-4 하부 호흡기계의 구조

흉막 및 종격동 Pleural and Mediastinal Cavities

Pleura 흉막(가슴막)

폐를 둘러싸고 있는 얇고 투명한 2겹의 막이다. 장측흉막과 벽측흉막은 표면이 젖어 있는 유리로 된 두 개의 얇고 평평한 판같이 서로 달라붙지 않고 미끄러지면서 지나가지만 그것들을 떼어놓으려고 하면 약간의 저항이 생긴다.

Parietal pleura 벽측흉막(벽쪽가슴막)

폐와 흉벽 내면을 덮고 있는 막이다.

Visceral pleura 장측흉막(내장쪽가슴막)

좌 · 우 폐의 표면을 직접 싸고 있는 막이다.

Pleural cavity 흉막강(가슴막안)

흉막을 분리하는 공간으로, 소량의 윤활제 역할을 하는 흉막액(pleural fluid)이 들어 있어 숨을 쉴 때 폐의 마찰을 막기 위한 윤활유 역할을 한다.

Diaphragm 횡격막, 가로막

복강과 흉강을 나누는 근육성 막이다.

Mediastinum 흉막강, 종격동, 가슴세로칸

좌우의 흉강 사이에서 양쪽 폐를 분리하고 있는 조직과 기관으로, 앞쪽은 흉골, 뒤쪽은 흉추, 측면은 좌 · 우폐, 상방은 인두에서부터 하방은 횡격막에까지 위치한다. 심장, 대동맥, 기관, 식도, 흉선 등의 구조물을 포함한다.

Memory key

- 종격동(mediastinal cavity)은 심장, 대동맥, 기관 및 식도를 포함하는 양쪽 폐 사이 흉강의 중앙 부분이며, 흉막강에는 흉막액(pleural fluid)이 들어있다.

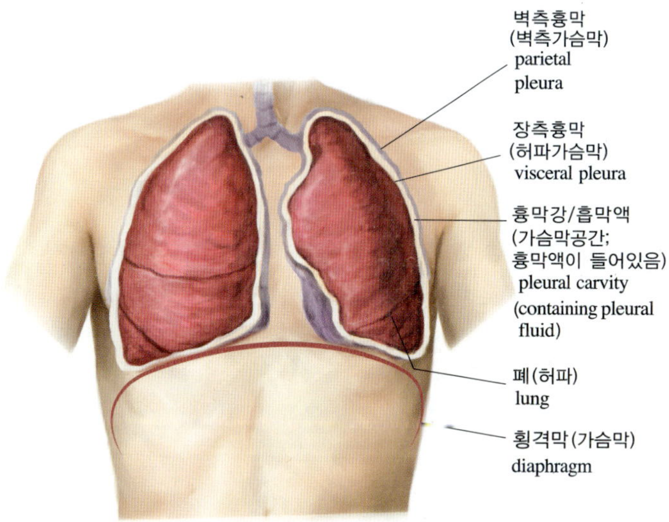

그림 14-5 흉막의 구조

증상과 질병 용어 Terms for symptoms and Diseases

Adenoiditis 아데노이드염

아데노이드의 급성, 만성 염증이다.

Anoxia 무산소증

조직 속의 산소가 완전히 없는 상태를 뜻한다.

Aphonia 무음성증, 발성불능

발성기관의 장애로 목소리가 나오지 않는 증상이다.

Apnea 무호흡

일정시간 이상 호흡이 정지하는 병적인 상태이다.

Asbestosis 석면폐증

석면의 흡입으로 폐의 섬유화가 나타나는 질환이다.

Aspiration 흡인

폐로 음식물이나 이물질이 들어가는 것이다.

Asthma 천식

기관지의 과민반응으로 인한 기관지의 가역적 경련상태로, 기침발작, 천명음, 짧은 호흡과 기도의 수축을 특징으로 하는 호흡기계 질환이다.

Atelectasis 무기폐

폐포가 찌그러져서 허탈된 상태이다.

Bradypnea 서호흡(느린 호흡)

호흡이 비정상적으로 느린 증상이다.

Bronchiectasis 기관지 확장증

기관지와 세기관지의 근육과 탄력조직이 파괴되어 영구적으로 확장된 질환이다.

Bronchitis 기관지염

기관지 점막에 염증이 생긴 상태이다.

Bronchiolitis 세기관지염

세기관지와 폐포의 염증을 뜻한다.

Bronchospasm 기관지경련

천식이나 기관지염에 의해 초래되는 기관지벽 평활근의 경련이다.

Cheyne stokes respiration 체인 스토크 호흡

호흡의 깊이가 규칙적으로 증감하며 무호흡기 상태가 나타나는 호흡이다.

Chronic obstructive pulmonary disease 만성폐쇄성 폐질환

폐기종, 만성기관지염을 특징으로 하는 기관지의 지속적 폐쇄에 의한 공기흐름의 장애를 의미한다.

Cough 기침

폐포 내의 공기가 기침중추의 흥분으로 기도를 통해 폭발적으로 소리를 내며 튀어나오는 현상이다.

Crackles 악설음, 나음

흡기 시 머리카락 비비는 소리와 같은 고음의 짧고 바삭거리는 비정상적인 호흡음이 들리는 증상이다.

Cyanosis 청색증

혈액 내 산소부족에 의해 피부색이 푸르게 변하는 것이다.

Cystic fibrosis 낭성 섬유증

다량의 점액을 생산하는 외분비샘의 유전적 질환이다.

Dyspnea 호흡곤란

숨쉬기가 어렵거나 힘든 상태이다.

Dysphonia 음성장애, 발성장애

후두부의 장애에 의해 나타나는 발성장애이다.

Emphysema 폐기종

조직이나 기관에 공기가 병적으로 축적된 것이다.

Empyema 농흉, 축농(증)

흉강 내 고름이 생기는 질환이다.

Epistaxis 비출혈, 코피

코에서 피가 나는 증상이다.

Eupnea 정상호흡

정상적인 호흡을 뜻한다.

Hemoptysis 객혈

기도출혈이 원인이 되어 입으로 혈액을 배출한다.

Hemothorax 혈흉

흉막강 내에 혈액이 고여 있는 상태이다.

Hiccup 딸꾹질

횡격막의 반복적인 불수의적 경련과 성문의 닫힘으로 공기 유입이 차단되어 나타나는 소리이다.

Hydrothorax 흉수증

흉막강 내에 물이 고여 있는 상태이다.

Hypercapnia 과탄산혈증

혈액 속에 이산화탄소가 많은 상태이다.

Hyperpnea 과호흡

과도한 호흡이 발생하는 증상이다.

Hypocapnia 저탄산혈증

혈액 속에 이산화탄소가 적은 상태이다.

Hypopnea 저호흡

호흡이 부족한 상태이다.

Hyperventilation 과호흡증후군(과다환기)

폐포 내에 유입하는 공기의 양이 증대되는 상태이다.

Hyperresonance 과다공명(과공명음)

타진 시 들리는 높고 낮은 음조의 공명음을 뜻한다.

Hypoventilation 과소환기

폐포 내에 유입하는 공기의 양이 감소되는 상태이다.

Hypoxemia 저산소혈증

혈액 중의 산소함유량이 부족한 상태이다.

Hypoxia 저산소증

조직 속의 산소가 정상치 이하로 감소한 상태이다.

Laryngitis 후두염

바이러스성 감염에 의해 후두에 염증이 발생한 것이다.

Lung abscess 폐 농양

폐 내에 고름집이 생긴 것이다.

Lung cancer 폐암

폐에 발생하는 암이다.

Metabolic acidosis 대사성 산증

신체 내의 비휘발성 산의 증가 또는 중탄산 이온의 상실로 혈액의 pH가 저하된 상태를 뜻한다.

Metabolic alkalosis 대사성 알칼리증

신체 내의 비휘발성 산의 감소 또는 중탄산 이온의 증가에 의해 혈액의 pH가 상승한 상태를 뜻한다.

Obstructive sleep apnea 폐쇄성 수면무호흡증

무호흡을 초래하는 수면 동안의 반복적인 인두의 허탈이다.

Orthopnea 기좌호흡, 좌위호흡

누워서 숨쉬기가 힘들고 앉아서 숨쉬기가 가능한 상태이다.

Pansinusitis 범부비동염

부비동 전체의 염증을 의미한다.

Paradoxical respiration 역리호흡(액창성 호흡)

숨을 들이쉴 때 폐가 수축하고 내쉴 때 팽창하는 비정상적인 호흡현상이다.

Paroxysmal nocturnal dyspnea 발작성 야간호흡곤란

밤에 기대어 있는 자세에서 발작적으로 나타나는 호흡곤란이다.

Pharyngitis 인두염

세균이나 바이러스 감염 등에 의한 인두점막 및 림프조직의 염증이다.

Pleural effusion 흉막삼출, 가슴막삼출

호흡시 예리한 통증을 특징으로 하는 흉막의 염증을 뜻하며, 염증의 결과로 가슴막강 사이에 수분이 빠져 나온 상태이다.

Pleural friction rub 흉막마찰음

흉막의 두 층이 마찰되면서 발생되는 음이다.

Pleurisy 흉막염(가슴막염)

흉강과 표면에 삼출물을 동반하는 흉막의 염증이다.

Pneumoconiosis 진폐증

규산, 석면 등의 먼지가 폐에 쌓이면 폐의 섬유성 증식을 일으켜 진폐증이 된다.

Pneumonia 폐렴

폐렴 구균, 바이러스 등에 의해 생기는 폐의 염증이다.

Pneumothorax 기흉

흉막강 안에 공기나 가스가 들어있는 상태이다.

Pulmonary abscess 폐 농양

폐 내에 고름이 생긴 것이다.

Pulmonary edema 폐 부종

폐 울혈에 의해 폐포 내에 장액성 누출액이 찬 상태이다.

Pulmonary embolism 폐색전(증)

혈전, 공기, 지방덩어리와 같은 이물질로 인하여 폐동맥으로의 순환이 막히는 상태이다.

Pyothorax 농흉

흉강 안에 고름이 있는 상태이다.

Pursed lip breathing 입술 오므린 호흡

이산화탄소 배출을 위해 입술을 오므리고 호기를 길게 하는 호흡방법이다.

Rales 나음

액체가 들어 있는 세기관지나 폐포로 공기가 지나가면서 들리는 비정상적인 호흡음이다.

Respiratory acidosis 호흡성 산증

호흡에 의한 탄산가스의 배출이 저하되어 PCO_2가 정상 이상으로 상승하고 pH가 정상 이하인 상태이다.

Respiratory alkalosis 호흡성 알칼리증

호흡에 의한 탄산가스의 과잉배출로 PCO_2가 정상 이하로 떨어지고 pH가 정상 이상인 상태이다.

Rhinorrhea 콧물, 비루

코에서 분비되는 점액이다.

Rhonchi 건성수포음

액체가 축적된 기도에서 만들어지는 비정상적인 호흡음이다.

Silicosis 규폐증

모래, 규소, 돌가루의 흡입으로 양쪽 폐에 광범위한 결절성 섬유증이 일어나는 질환이다.

Sinusitis 부비동염

바이러스 세균, 진균 감염과 알레르기 비염에 의해 발생한 부비동의 염증이다.

Sneezing 재채기

코 안의 신경이 자극을 받아 갑자기 코로 숨을 내뿜는 반응이다.

Sputum 객담

폐에서 후두에 이르는 사이에서 생기는 분비물이다.

Stridor 협착음

상기도의 폐쇄에 의해 발생되는 거친 고음이다.

Tactile fremitus 촉각진탕음

흉부검진 시 흉벽에서 느껴지는 진동음이다.

Tachypnea 빈호흡(빠른호흡)

호흡수가 비정상적으로 많은 호흡을 뜻한다.

Tonsillitis 편도염

편도에 나타나는 염증이다.

Upper Respiratory Infection 상기도감염

비강, 인두, 후두의 감염이다.

Wheeze 천명음

기도의 협착에 의해 발생하는 호흡음이다.

수술과 처치 용어 Terms for Surgery and Treatment

Adenoidectomy 아데노이드절제술

아데노이드를 절제하는 수술이다.

Bronchoplasty 기관지성형술

기관지를 외과적으로 복원하는 수술이다.

Cricothyroidotomy 윤상갑상연골절개술

상부기도폐색의 응급치료로 공기구멍을 확보하기 위해 피부와 윤상갑상연골을 절개하는 것이다.

Decortication 흉막 피질박리술

흉강의 섬유화된 기질막을 제거하는 수술이다.

Laryngectomy 후두절제술

후두를 절제하는 수술이다.

Laryngoplasty 후두성형술

후두의 성형수술이다.

Laryngostomy 후두개구술

후두 안에 인공적인 통로를 형성하는 수술이다.

Lobectomy 폐엽절제술

폐의 엽을 떼어내는 수술이다.

Pleurectomy 흉막절제술, 가슴막절제술

벽쪽 흉막을 잘라내는 수술이다.

Pleurodesis 흉막유착술, 가슴막유착술

내장쪽 흉막과 벽쪽 흉막의 유착을 조성하는 처치이다.

Pneumonectomy 폐절제술

한쪽 폐의 전체를 떼어내는 수술이다.

Pulmonary Embolectomy 색전제거술

폐동맥의 색전을 제거하는 수술이다.

Rhinoplasty 코성형술

코의 외과적 복원수술이다.

Segmental resection, Segmentectomy 폐 부분절제술

폐의 일부 구역을 떼어내는 수술이다.

Septoplasty 비중격성형술

비중격의 외과적 복원수술이다.

Septotomy 비중격절개술

비중격을 절개하는 수술이다.

Thoracotomy 개흉술

흉강을 절개하는 수술이다.

Thoracoplasty 흉곽성형술

갈비뼈를 절제하고 흉벽은 안쪽으로 이동시켜서 병이 있는 허파를 허탈시키는 수술이다.

Tonsillectomy 편도선절제술

편도를 절제하는 수술이다.

Tracheoplasty 기관성형술

기관을 외과적으로 복원하는 수술이다.

Tracheostomy 기관개구술

기관에 인공적인 통로를 형성하는 수술이다.

Tracheotomy 기관절개술

기관을 절개하는 수술이다.

Uvulectomy 구개수절제술(목젖절제술)

목젖의 외과적 제거를 목적으로 하는 수술이다.

Uvulopalatopharyngoplasty 구개수 구개인두 성형술

수면성 무호흡을 수반하거나 혹은 수반하지 않는 코골이 환자에게서 불필요한 입천장 및 입천장인두조직을 외과적으로 절개하는 것이다.

Video-assisted Thoracic Surgery (VATS) 비디오 흉강경 수술

가슴절개를 크게 하지 않고 최소화할 목적으로 가는 흉강경을 흉부로 삽입하여 비디오를 통해 확대한 화면을 보면서 하는 수술이다.

Wedge resection 쐐기절제술

조직을 쐐기모양으로 제거하는 것이다.

검사와 중재 용어 Terms for Test and Intervention

Acid-Fast Bacilli(AFB) smear AFB 도말검사

결핵의 요인인 *acid-fast bacilli*균의 존재 여부를 결정하기 위한 객담검사이다.

Arterial Blood Gas Analysis 동맥혈 가스분석검사

동맥혈 속에 존재하는 산소, 이산화탄소와 그 외 다른 가스에 대한 검사이다.

Bronchography 기관지 조영술

기관지에 카테터를 통해 조영제를 주입 후 촬영하는 검사이다.

Bronchoscopy 기관지 내시경

내시경을 통한 기관지의 시각적 검사이다.

Continuous Positive Airway Pressure 지속적 기도 양압법

자발적인 호흡을 하는 환자에게 호흡주기 동안 압력유지를 위해 인공호흡기를 사용하는 것이다.

Chest computed tomography 흉부 컴퓨터 단층촬영

이온화된 X-ray를 조사하여 흉부의 단면영상을 구성하는 검사방법이다.

Laryngoscopy 후두경

내시경을 통한 후두의 시각적 검사이다.

Lung biopsy 폐생검

폐의 조직편을 채취하여 병리조직학적으로 검사하는 방법이다.

Mediastinoscopy 종격동내시경

흉골 절개를 통해 삽입된 내시경을 통한 종격동 검사이다.

Polysomnography 수면다원검사

수면 동안에 기록되는 과정을 검사하는 방법이다.

Positron Emission Tomography (PET) 양전자 방출 단층촬영

양전자 방사선 핵종을 정맥 주사하여 방사성 물질 대사가 일어나는 부위를 영상화시키는 방법이다.

Purified Protein Derivative test (PPD) 정제단백질 유도체 검사

투베르쿨린을 피내로 주사하여 결핵균에 노출여부를 확인하기 위한 검사이다.

Pulmonary angiography 폐동맥 조영술

폐혈관 내에 조영제를 넣고 방사선 촬영을 하는 검사이다.

Pulmonary function test 폐기능검사

호흡기계의 기능이나 질환을 결정하기 위한 호흡능력을 측정하는 검사이다.

Thoracoscopy 흉강경검사

내시경을 통한 흉막강의 검사이다.

Tracheostomy 기관절개술

흉벽의 외과적 절개술이다.

Thoracentesis 흉강천자(술)

흉강 내에 비정상적으로 고인 액체를 뽑는 검사이다.

Ventilation/Perfusion scan 환기관류검사

폐색전증이나 그 외 다른 질환을 진단하는데 이용되는 핵의학 검사이다.

주요 용어 분석과 의미 Analysis and Meaning of Key Terms

질병관련 용어 Diseases

용어(Term)	용어 분석(Term Analysis)	의미(Meaning)
	adenoid/o	adenoids **인두편도**
adenoiditis 아데노이드염 [ædənɔidáitis]	-itis = inflammation 염증	아데노이드의 급성 및 만성 염증
	alveol/o	aveolus; air sacs **폐포, 꽈리**
alveolitis 폐포염 [ælviəláitis]	-itis = inflammation 염증	폐포의 염증
	bronchi/o, bronch/o	bronchus **기관지**
bronchiectasis 기관지확장증 [brὰŋkiéktəsis]	-ectasis = dilation 확장, 늘어나는	기관지의 내강 일부가 확장되고 변형되는 병으로 기침발작, 점액 및 농성물질의 배출이 특징이다.
bronchitis 기관지염 [brɑːŋkáitis]	-itis = inflammation 염증	기관지 점막의 염증에 의해 기관지의 정상적인 활동이 저해되는 호흡기병
	bronchiol/o	bronchioles **세기관지**
bronchiolitis 세기관지염 [brὰŋkiouláitis]	-itis = inflammation 염증	세기관지에 염증이 생겨서 호흡곤란을 일으키는 병이다. 세기관지는 기관지로부터 폐포로 공기를 운반하고 폐포는 혈액에 산소를 공급해 준다.

용어(Term)	용어 분석(Term Analysis)	의미(Meaning)
	laryng/o	larynx, voice box **후두**
laryngitis 후두염 [lærindʒáitis]	-itis = inflammation 염증	바이러스성 감염에 의한 후두의 염증으로 발열, 전신쇠약감, 후두 건조, 후두통, 쉰 목소리 등의 증상이 있으며 후두부종이 동반되면 호흡곤란 발생
	pneumat/o, pneum/o	air, respiration, lungs **공기, 호흡, 폐**
pneumoconiosis 진폐증 [n*j*ù:mo*u*kò*u*nióu-sis]	coni/o = dust 먼지 -osis = abnormal condition 비정상적 상태	먼지의 흡입으로 인한 폐의 비정상적 상태
	pneumon/o, pulmo/o	lungs **폐**
pneumonia 폐렴 [n*j*u:móunjə]	-ia = state of, 상태	폐구균, 포도상구균, 연쇄상구균과 같은 박테리아에 의한 폐의 감염과 염증
	rhin/o	nose **코**
rhinitis 비염 [raináitis]	-itis = inflammation 염증	코 점막의 염증
	sinus/o	sinuses **부비동**
pansinusitis 범부비동염 [pænsainəsáitis]	Pan- = all 모든 -itis = inflammation 염증	모든 부비동의 염증
	tonsill/o	tonsils **편도**
tonsillitis 편도염 [tɑ̀nsəláitis]	-itis = inflammation 염증	편도의 염증

어근 Prefixes

용어(Term)	용어 분석(Term Analysis)	의미(Meaning)
	adenoid/o	adenoids **인두편도**
adenotome 인두편도절제도 [ǽdinətoum]	-tome = instrument used to cut 절개할 때 사용하는 기구	아데노이드를 절단하는 데 사용하는 기구
	bronchi/o, bronch/o	bronchus **기관지**
bronchodilator 기관지확장제 [brὰŋkədiléitər]	-or = person or thing 무언가를 하는 물건이나 사람 dilat/o = dilation, widening 확장, 넓히기	기관지 수축을 완화시키기 위해 기관지를 확장시키는 약물
bronchoscopy 기관지내시경 [brὰŋkάskəpi]	-scopy = process of visual examination 육안검사과정	기관지의 육안검사과정
	muc/o	mucus **점액막의 끈적이고 걸쭉한 분비물**
mucolytic 점액분해의 [mjù:koulítik]	-lytic = destruction 분해, 분리	걸쭉한 점액을 분해하여 내뱉을 수 있는
	nas/o, rhino	nose **코**
nasolacrimal 비루의 [néizoulǽkriməl]	-lacrim/o = lacrimal apparatus, 눈물분비기관의, 눈물 -al = pertaining to ~의	코와 눈물분비기관의
nasopharyngeal 비강인두의 [nèizoufəríndʒiəl]	-pharyng/o = pharynx 인두 -al = pertaining to ~의	비강인두의
	ox/o	oxygen **산소**
anoxia 무산소(증) [ænάksiə]	a- = not 없는 -ia = state of 상태	산소의 부족
hypoxia 저산소(증) [haipά:ksiə]	hypo- = deficient, abnormal decrease 부족한, 비정상적인 감소 -ia = state of 상태	산소의 결핍
	pector/o	chest **가슴**
pectoral 가슴의 [péktərəl]	-al = pertaining to ~의	가슴의

용어(Term)	용어 분석(Term Analysis)	의미(Meaning)
	pharyng/o	pharynx; throat **인두, 목구멍**
pharyngoglossal 설인두의 [færiŋgouglɔ́:səl]	gloss/o = tongue 혀 -al = pertaining to ~의	인두와 혀에 관련된
	pleur/a, pleur/o	pleura; pleural cavity **흉막강**
pleuralgia 흉막통 [pluræ̃ldʒiə]	-algia = pain 통증	흉막의 통증
	rhin/o	nose **코**
rhinorrhea 비루 [ràinərí:ə]	-rrhea = discharge 분비물	코의 분비물, 콧물
rhinoplasty 비 성형수술 [ráinəplæ̀sti]	-plasty = surgical reconstruction, surgical repair 외과적 복원 수술	코의 외과적 개조, 미용이나 복원 목적을 위한 코 성형수술
	spir/o	breathing **호흡**
spirometer 폐활량계 [spàiərámitər]	-meter = instrument used to measure 측정에 사용되는 기구	폐의 공기흐름과 용적을 측정하기 위해 사용되는 기구
	steth/o	chest **가슴**
stethoscope 청진기 [stéθəskòup]	-scope = instrument used to examine 진찰에 사용되는 기구	호흡음을 듣는 데 사용되는 기구
	thorac/o	chest **가슴**
thoracentesis 흉강천자(술) [θɔ̀:rəsentí:sis]	-centesis = surgical puncture to aspirate fluid 액체를 흡인하기 위한 외과적 천자	흉막강에서 액체를 제거하는 외과적 처치
thoracoplasty 흉곽성형술 [θɔ́:rəkouplæ̀sti]	-plasty = surgical reconstruction, surgical repair 외과적 복원 수술	흉곽의 외과적 복원 수술

접미사 Suffixes

용어(Term)	용어 분석(Term Analysis)	의미(Meaning)
	-capnia	carbon dioxide **탄소**
hypercapnia 고탄산혈증 [haipərkǽpniə]	hyper = abnormal increase 비정상적 증가	혈액 내 이산화탄소 양 증가
hypocapnia 저탄산혈증 [haipɔ́kǽpniə]	hypo = abnormal decrease 정상치보다 감소	혈액 내 이산화탄소 양 감소
	-ectomy	surgical excision **외과적 절제술**
pneumonectomy 폐절제술 [njù:mounéktəmi]	pneumon/o = lungs 폐	한쪽 폐의 전체 적출
adenoidectomy 아데노이드절제술 [ædənɔ̀idéktəmi]	adenoid/o = adenoids 인두편도	**인두편도선의 절제** 아데노이드 조직이 호흡곤란 등 임상적 문제를 일으킬 때 이것을 절제하는 것
lobectomy 폐엽절제술 [loubéktəmi]	lob/o = lobe 엽	폐의 한 엽의 절제
tonsillectomy 편도절제술 [tɑ̀nsəléktəmi]	tonsili/o = tonsils 편도	편도를 외과적으로 떼어내는 것
	-metry	measurement **측정하는 방법**
spirometry 폐활량측정(법) [spairámtiri]	spir/o = breathing 호흡	폐의 공기흐름과 용적을 측정하는 과정
	-phonia	voice **소리**
aphonia 발성불능 [eifóuniə]	a- = not 없는	발성기관의 병이나 기능장애로 목소리가 나오지 않는 것
dysphonia 발성장애 [disfóuniə]	dys- = difficult 어려운, 나쁜	말하기가 어려운 상태
	-pnea	breathing **호흡**
apnea 무호흡 [æpní:ə]	a- = not 없는	호흡이 없는 상태

용어(Term)	용어 분석(Term Analysis)	의미(Meaning)
bradypnea 서호흡(느린호흡) [brædipníːə]	brady- = slow 느린	호흡이 비정상적으로 느린 것
dyspnea 호흡곤란 [dispníːə]	dys- = difficult 어려운, 나쁜	숨쉬기가 어렵거나 힘든 상태
orthopnea 기좌호흡 [ɔ́ːrθəpníːə]	ortho- = straight 곧은, 일직선상의	누워서 숨쉬기가 힘들고 앉아서 숨쉬기가 가능한 상태
tachypnea 빈호흡 [tækipníːə]	tachy- = fast 빠른, 급속한	호흡이 비정상적으로 빠른 것
	-ptysis	spitting **토하다**
hemoptysis 객혈 [himáptəsis]	hem/o = blood 혈액	피를 토하는 것
	-rrhea	discharge **분비물**
rhinorrhea 비루 [ràinəríːə]	rhin/o = nose코	코의 분비물
	-spasm	sudden, involuntary contraction **갑작스런 수축**
bronchospasm 기관지수축 [bráŋkəspæ̀zəm]	bronchi/o, bronch/o = Bronchus 기관지	갑작스런 불수의적 기관지의 수축
laryngospasm 후두수축 [ləríŋgouspæ̀zəm]	laryng/o = Larynx, voice box 후두	갑작스런 후두의 불수의적 수축
	-stomy	forming a new opening **인공적인 통로를 만드는 것**
laryngostomy 후두개구술 [læriŋgástəmi]	laryng/o = larynx, voice box 후두	목과 인두간 영구적 통로를 형성하는 것
tracheostomy 기관개구술 [trèikiástəmi]	trache/o = trachea, windpipe 기관, 숨통	기관에 인공적인 통로는 만드는 것
	-thorax	chest **가슴**
hemothorax 혈흉 [hiːməθɔ́ːræks]	hem/o = blood 혈액	흉막강 내에 혈액이 고여 있는 상태

용어(Term)	용어 분석(Term Analysis)	의미(Meaning)
pneumothorax 기흉 [njù:mouθɔ́:ræks]	pneum/o = air 공기	흉막강 내에 공기가 고여 있는 상태
pyothorax 농흉, 고름집 [pàiəθɔ́:ræks]	py/o = pus 농, 고름	흉막강 내에 농이 고여 있는 상태
	-tomy	process of cutting **절개과정**
thoracotomy 개흉술, 가슴절개술 [θɔ̀:rəkɑ́təmi]	thorac/o = chest 가슴	흉강의 절개과정
sinusotomy 부비동절개술 [sainəsátəmi]	sinus/o = sinuses 부비동/굴	부비동 안을 절개하는 과정

약 어 Abbreviations

약 어	Full Term	의 미
ABGA	Arterial Blood Gas Analysis	동맥혈 가스분석
AFB	Acid Fast Bacillus	항산성균
ARDS	Acute Respiratory Distress Syndrome	급성 호흡곤란증후군
COPD	Chronic Obstructive Pulmonary Disease	만성 폐쇄성 폐질환
CPAP	Continuous Positive Airway Pressure	지속성 기도 양압
DPI	Dry Powder Inhaler	건성 분말흡입기
DVT	Deep vein thrombosis	심부 정맥 혈전증
ERV	Expiratory Reserve Volume	호기 보유량
FEV	Forced Expiratory Volume	최대 호기량
FRC	Functional Residual Capacity	기능적 잔기량
FVC	Forced Vital Capacity	노력성 폐활량
IC	Inspiratory Capacity	흡기량
IPPB	Intermittent Positive Pressure Breathing	간헐적 양압호흡
IPPV	Intermittent Positive Pressure Ventilation	간헐적 양압환기
IRV	Inspiratory Reserve Volume	흡기 보유량
LLL	Left Lower Lobe	좌측하엽

약 어	Full Term	의 미
LUL	Left Upper Lobe	좌측상엽
MDI	Metered Dose Inhaler	적정 용량 흡입기
MDR	Multi Drug Resistant	다약제 내성
MEFR	Maximal Expiratory Flow Rate	최대호기율
NPPV	Noninvasive Positive Pressure Ventilation	비침습성 양압호흡법
NSCLC	Non Small Cell Lung Carcinoma	비소세포폐암
OSA	Obstructive Sleep Apnea	폐쇄 수면 무호흡증
PCP	Pneumocystis (Carinii) Pneumonia	폐낭포성 기관분기부 폐렴
PEEP	Positive End Expiratory Pressure	호기말 양압
PEFR	Peak Expiratory Flow Rate	최대호기율
PFT	Pulmonary Function Test	폐기능검사
PIP	Peak Inspiratory Pressure	최대흡기압
PPD	Purified Protein Derivative	정제 단백질 유도체
RLL	Right Lower Lobe	우측하엽
RML	Right Middle Lobe	우측중엽
RUL	Right Upper Lobe	우측상엽
RV	Residual Volume	잔기량
SCLC	Small Cell Lung Cancer	소세포폐암
SOB	Shortness of Breath	가쁜 호흡, 숨참
TB	Tuberculosis	결핵
TLC	Total Lung Capacity	전폐용량
TV	Tidal Volume	일호흡량
URI	Upper Respiratory Infection	상부호흡기 감염
VC	Vital Capacity	폐활량

연습문제 Exercises

1. 다음 호흡기계의 해부학적 용어의 이름을 쓰시오.

① Nasal septum	비중격, 코 사이막
② Ethmoidal sinuses	사골동, 벌집굴
③ Laryngopharynx	후두인두
④ Tonsil	편도
⑤ Larynx	후두
⑥ Epiglottis	후두개, 후두덮개
⑦ Vocal cord	성대
⑧ Thyroid cartilage	갑상연골, 방패연골
⑨ Bronchioles	세기관지
⑩ Alveolar sacs	폐포낭, 꽈리주머니
⑪ Parietal pleura	벽측흉막, 벽쪽가슴막
⑫ Pleural cavity	흉막강, 가슴막공간
⑬ Diaphragm	횡격막, 가로막

2. 다음 수술용어의 의미를 쓰시오.

① Bronchoplasty	기관지성형술
② Cricothyroidotomy	윤상갑상연골절개술
③ Laryngectomy	후두절제술
④ Laryngoplasty	후두성형술
⑤ Lobectomy	폐엽절제술
⑥ Pleurectomy	흉막절제술, 가슴막절제술
⑦ Pleurodesis	흉막유착술, 가슴막유착술
⑧ Pneumonectomy	폐절제술
⑨ Thoracotomy	개흉(술)
⑩ Total laryngectomy	전 후두절제술
⑪ Tracheoplasty	기관성형술
⑫ Uvulectomy	구개수절제술, 목젖절제술
⑬ Wedge resection	쐐기절제술

3. 다음 중 틀린 단어를 바르게 쓰시오.

① Trachia — trachea

② Preula — pleura

③ Dyspnia — dyspnea

④ Pneumosorax — pneumothorax

⑤ Ashma — asthma

⑥ Bronchoscophy — bronchoscopy

⑦ Trachostomy — tracheostomy

⑧ Thorasentecis — thoracentesis

⑨ Neumonia — pneumonia

⑩ Spiromeetor — spirometer

⑪ Bronchiecktasis — bronchiectasis

⑫ Pansinucitis — pansinusitis

4. 다음 약어의 full term을 쓰시오.

① ABGA — arterial blood gas analysis

② ARDS — acute respiratory distress syndrome

③ COPD — chronic obstructive pulmonary disease

④ CPAP — continuous positive airway pressure

⑤ DVT — deep vein thrombosis

⑥ PIP — peak inspiratory pressure

⑦ TV — tidal volume

⑧ TLC — total lung capacity

⑨ URI — upper respiratory infection

⑩ VC — vital capacity

5. 다음에 해당하는 의학용어를 써 넣으시오.

- ~pnea를 이용하여 다음 의미를 가진 의학용어를 완성하시오.

① 호흡이 없는 상태 apnea

② 숨쉬기가 어렵거나 힘든 상태 dyspnea

③ 누워서 숨쉬기가 힘들고 앉아서 숨쉬기가 가능한 상태 orthopnea

④ 호흡수가 비정상적으로 많은 상태 tachypnea

- ~ectomy를 이용하여 다음 의미를 가진 의학용어를 완성하시오.

⑤ 아데노이드의 절제 adenoidectomy

⑥ 한쪽 폐의 전체를 떼어내는 수술 pneumonectomy

⑦ 후두를 절제하는 수술 laryngectomy

⑧ 폐동맥의 색전을 제거하는 수술 embolectomy

- Bronchi/o를 이용하여 다음 의미를 가진 의학용어를 완성하시오.

⑨ 기관지의 확장 bronchiectasis

⑩ 기관지의 염증 bronchitis

⑪ 기관지 내시경 검사 bronchoscopy

- Pneumon/o를 이용하여 다음 의미를 가진 의학용어를 완성하시오.

⑫ 흉막강 안에 공기나 가스가 들어있는 상태 pneumothorax

⑬ 폐렴 구균, 바이러스 등에 의해 생기는 폐의 염증 pneumonia

⑭ 규산이나 석면 등의 먼지가 폐에 쌓여 폐의 섬유성 증식을 일으키는 질환 pneumoconiosis

Digestive System

Chapter 15 소화기계

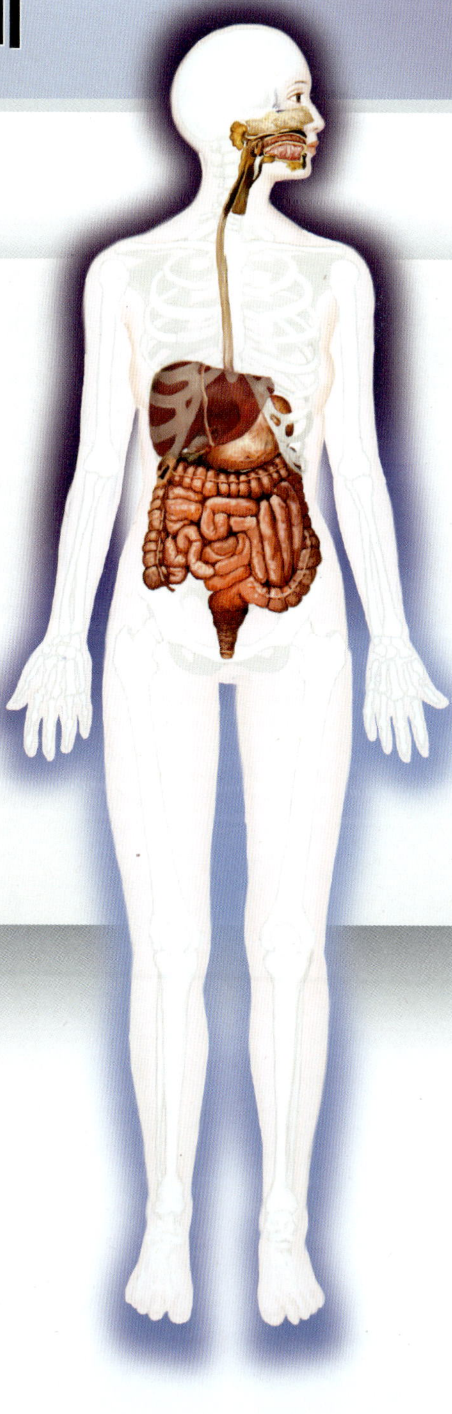

구성 Composition

- 들어가기
- 해부학적 용어
- 증상과 질병 용어
- 수술과 처치 용어
- 검사와 중재 용어
- 주요 용어 분석과 의미
- 약어
- 연습문제

학습목표

- 소화관(alimentary canal)의 정의와 기능을 서술한다.
- 부속 소화계통(accessory digestive system)의 정의와 기능을 서술한다.
- 소화 과정(digestive process)을 인지하며 연관된 단어를 습득한다.
- 각 소화기계의 기능들을 안다.
- 소화기계에 연관된 검사 및 용어를 설명할 수 있다.
- 소화기계에 연관된 질병과 치료법을 설명할 수 있다.
- 소화기계에 연관된 약어들을 설명할 수 있다.

들어가기 Prolog

소화기관은 소화관(alimentary canal)과 부속 소화계통(accessory digestive system)으로 나뉜다. 소화관은 음식물을 분해하여 작은 분자로 만들고, 주변 혈액으로 흡수시킨다.

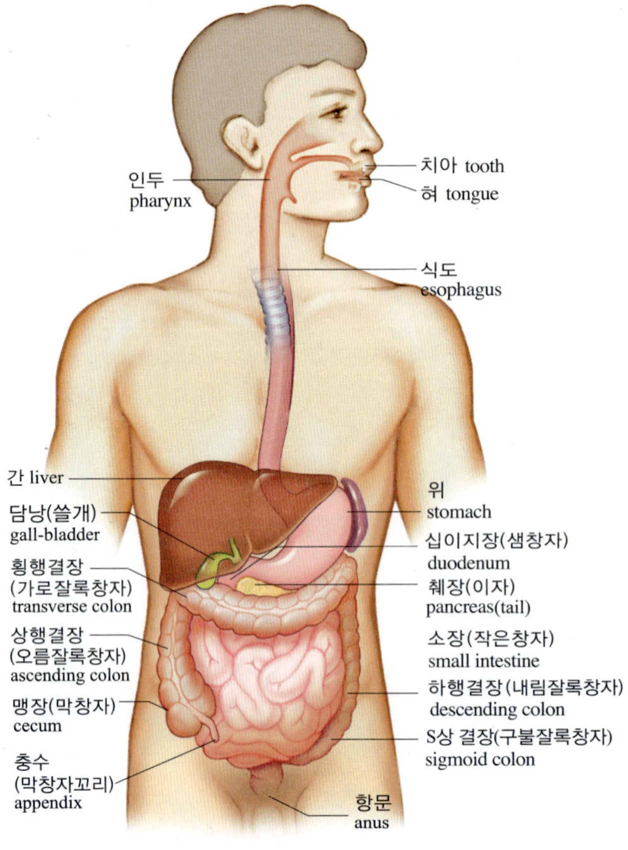

그림 15-1 소화기계

소화관에 속하는 기관으로는 입(mouth), 인두(pharynx), 식도(esophagus), 위(stomach), 소장(small intestine), 대장(large intestine)이 있다. 대장은 항문(anus)과 연결된다.

부속 소화계통에는 치아(tooth), 혀(tongue), 담낭(gallbladder)과 몇 가지의 소화분비선(타액선: salivary glands, 간: liver, 췌장: pancreas)이 속해 있다. 부속 소화계통의 기관에서는 음식물을 작은 분자로 분해하는 작용을 한다.

구강 Oral Cavity

구강은 소화기계(digestive system)의 시작지점으로, 입술(lip), 구개(palate, 입천장), 치은(gingiva, 잇몸), 타액선(salivary glands, 침샘), 치아(teeth, tooth), 혀(tongue, 설)로 구성되어 있다.

구강은 크게 세 가지 기능을 가지고 있다.

첫째, 소화기계의 첫 관문으로, 음식물을 섭취한다. 아래턱의 운동, 치아의 작용, 볼, 혀와 입술의 협동작용으로 음식을 씹고, 침의 전분소화효소로 녹말을 분해하는 소화과정을 거친 뒤, 음식물을 식도로 전달한다.

둘째, 입으로 소리를 내는 구음작용이다. 입안에서 모음의 소리가 공명되며, 음색이 더해진다. 자음은 혀, 연구개, 입술, 볼 등이 움직여 입안에 좁아지는 부위가 생기면서 소리가 난다.

셋째, 음식의 맛을 느끼는 미각작용이다. 맛을 느끼는 것은 혀의 특별한 기능이지만 입안의 다른 점막 부위도 미각을 느낄 수 있다고 알려져 있다.

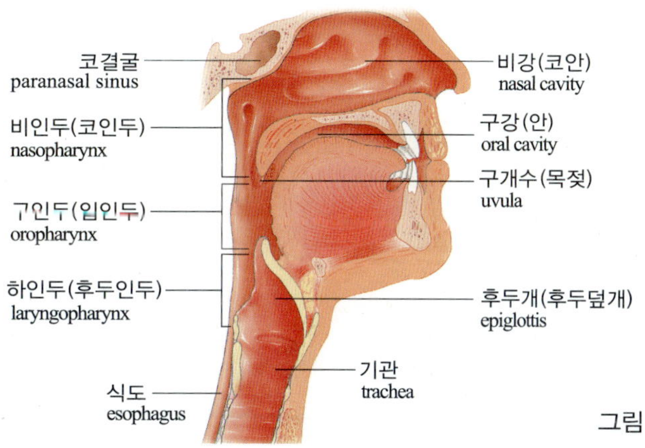

그림 15-2 구강의 위치

Memory key

- **구강의 기능** : 음식을 담아 잘게 씹고 침과 섞는 역할을 하며, 맛을 느끼고, 소리를 내며 호흡에 관여한다.

위장관의 활동 Gastrointestinal tract activities

위장관의 활동은 섭취, 추진(이동), 기계적 소화, 화학적 소화, 흡수, 배설을 포함한다. 화학적 소화가 이루어지는 부분은 효소가 만들어지는 부분과 일치하거나 효소를 받는 부분 또는 효소나 부속 소화계통의 분비물을 만드는 부분과 일치한다. 위장관의 점막은 점액을 분비하여 위장을 보호하고 윤활작용을 한다.

Ingestion 섭취

입을 통해서 음식물의 섭취가 시작된다.

Propulsion 추진

음식물의 소화관을 통한 이동을 의미하며, 연하(swallowing)와 장의 연동운동(peristalsis)을 통하여 음식물이 섞이며 이동하게 된다.

Mechanical digestion 기계적 소화

음식물의 효소(enzyme)에 의한 분해를 위한 준비과정이며 치아에 의한 음식물의 분해, 혀에 의한 음식물과 침의 혼합, 위에서의 분해효소와의 음식물의 결합, 장의 수축운동 등이 있다. 잘게 잘려진 음식물과 분해효소의 결합은 장에서의 흡수율을 증가시킨다.

Chemical digestion 화학적 소화

효소(enzyme)를 통한 음식물의 분해를 뜻한다. 이는 입에서 시작하여 소장에서 끝낸다.

Absorption 흡수

소화된 음식물이 수동수송(passive transport)을 통하여 혈관(blood)과 림프(lymph)로 흡수됨을 말한다. 소장(small intestine)에서 거의 모든 흡수가 이루어진다.

Defecation 배설

항문(anus)을 통한 음식물의 배설작용을 의미한다.

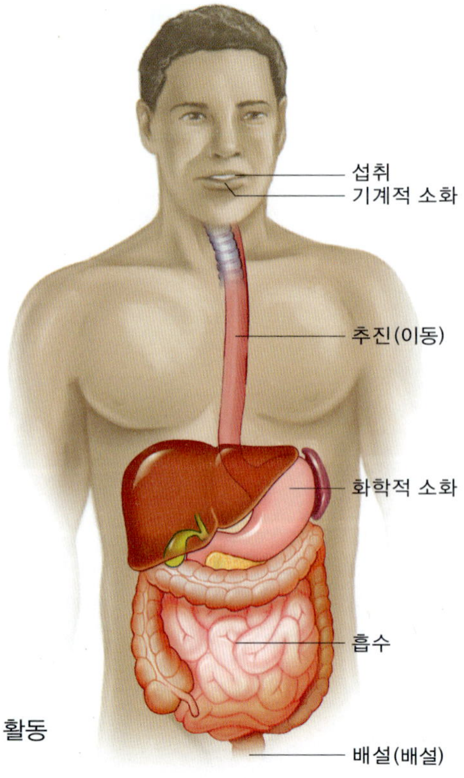

그림 15-3 위장관의 활동

해부학적 용어 Anatomical Terms

구강 Oral cavity

Lips 입술, 구순

입의 외측 경계 부위에 있는 근육 주름으로 감각기능이 있어 음식의 감도 및 온도를 알 수 있으며, 소화기의 입구에 해당한다.

Cheek 뺨

얼굴의 양쪽 관자놀이에서 턱 위까지의 살이 많은 부분이다. 구강의 양쪽 벽을 형성하고 있으며, 혀(tongue)와 함께 음식을 씹는(저작, mastication) 것을 돕는다. 그 밖에도 숨쉬는 작용도 한다.

Buccal cavity 협강

뺨(cheek)과 다른 쪽의 이(tooth, 치아)와 잇몸(gum)으로 둘러싸인 입안의 부분이다.

Frenulum lingua 설소대

혀의 정중선 부분에 위치하며 구강저와 혀를 이어주는 주름으로 이것이 선천적으로 짧을 경우를 설소대단축증(ankyloglossia)이라 한다.

Palate 구개(입천장)

구강의 윗벽으로 앞쪽 경구개와 뒤쪽 연구개로 구성되어 있다.

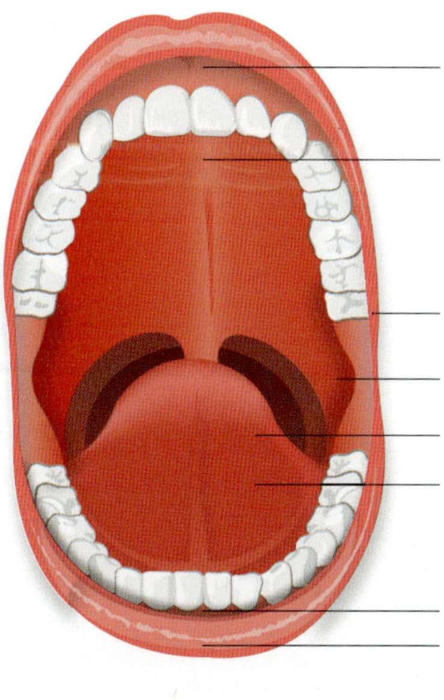

그림 15-4 구강 앞면

- **Hard palate 경구개**

구강의 윗벽인 구개(palate) 중 앞부분의 2/3의 딱딱한 부분을 말한다.

- **Soft palate 연구개**

구개의 뒷부분으로 구개의 1/3을 차지한다.

Uvula 구개수(목젖)

연구개의 상벽 중앙부가 후하방으로 길게 돌출한 목젖을 말한다. 입안과 인두(pharynx)의 경계부이며 음식물이 들어오면 인두의 뒷벽에 붙는다.

Gingiva 치은(잇몸, Gum)

점막으로 구성되며, 치조돌기를 덮고 있다.

Salivary glands 타액선(침샘)

입안의 샘(gland)으로 아밀라아제(amylase), 말타아제(maltase) 등 소화액을 분비한다. 이하선(귀밑샘, parotid gland), 설하선(혀밑샘, sublingual gland), 악하선(턱밑샘, submandibular gland) 등의 큰 침샘과 여러 작은 침샘으로 이루어진다.

- **Parotid gland 이하선(귀밑샘)**

  가장 큰 역삼각형의 침샘으로 외이도의 앞쪽 아래에 위치해 있으며 길이는 4~5 cm, 너비 3 cm, 두께 2 cm 가량 된다.

- **Sublingual gland 설하선(혀밑샘)**

  혀 밑에 위치한다.

- **Submandibular gland 악하선(턱밑샘)**

  침샘 중 두 번째로 크며 턱 아래에 있으며, 와튼관(Wharton s duct)을 통해 분비한다.

Memory key

- 타액선은 크게 이하선, 악하선, 설하선으로 구성된다. 침은 타액 아밀라아제를 포함하며, 이것으로부터 탄수화물의 소화가 시작된다.

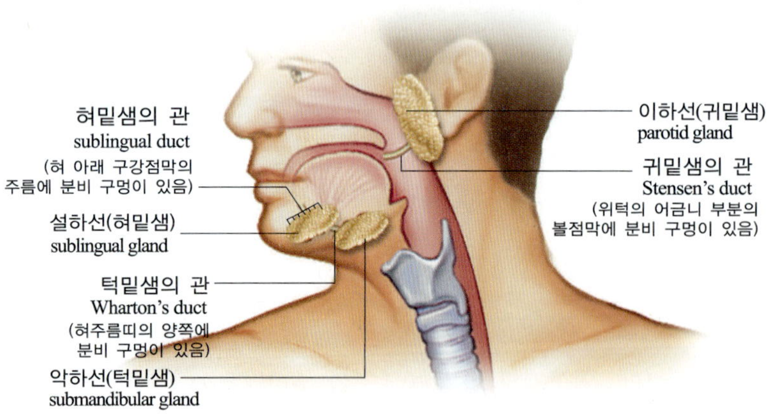

그림 15-5 타액선과 침샘

Teeth 치아

치아는 상악골(위턱뼈, maxilla)과 하악골(아래턱뼈, mandible)의 치조돌기 위에 배열되어 있는 경조직성 기관이다. 치아는 치관(치아머리, crown), 치경(치아목, neck), 치근(치아뿌리, root)으로 나누며, 3층의 석회조직인 에나멜질(enamel), 상아질(dentin), 시멘트질(cementum)로 구성된다. 치아를 기능과 모양을 근거로 분류하면 절치(앞니, incisor), 견치(송곳니, canine, cuspid), 소구치(작은어금니, premolar, bicuspid), 대구치(큰어금니, molar, multicuspid)로 나눈다.

Enamel 법랑질(에나멜질)

치아의 치경(치아목, neck)과 치관(치아머리, crown)을 덮는 가장 외부의 층으로 부서지기 쉬운 하얀 조직이다.

Dentin 상아질

에나멜질 아래에 위치하며 누르스름한 색을 띠며, 에나멜질보다 다소 부드럽고, 치아의 대부분을 차지한다.

Cementum 백악질(시멘트질)

뼈의 특수한 형태로 혈관이 없고 치아의 치근(root)을 덮고 있다.

Dental pulp 치수(치아속질)

상아질(dentin) 속의 치수강(치아속질공간, dental cavity)을 채우고 있는 부드러운 결합조직으로 신경과 혈관이 있다.

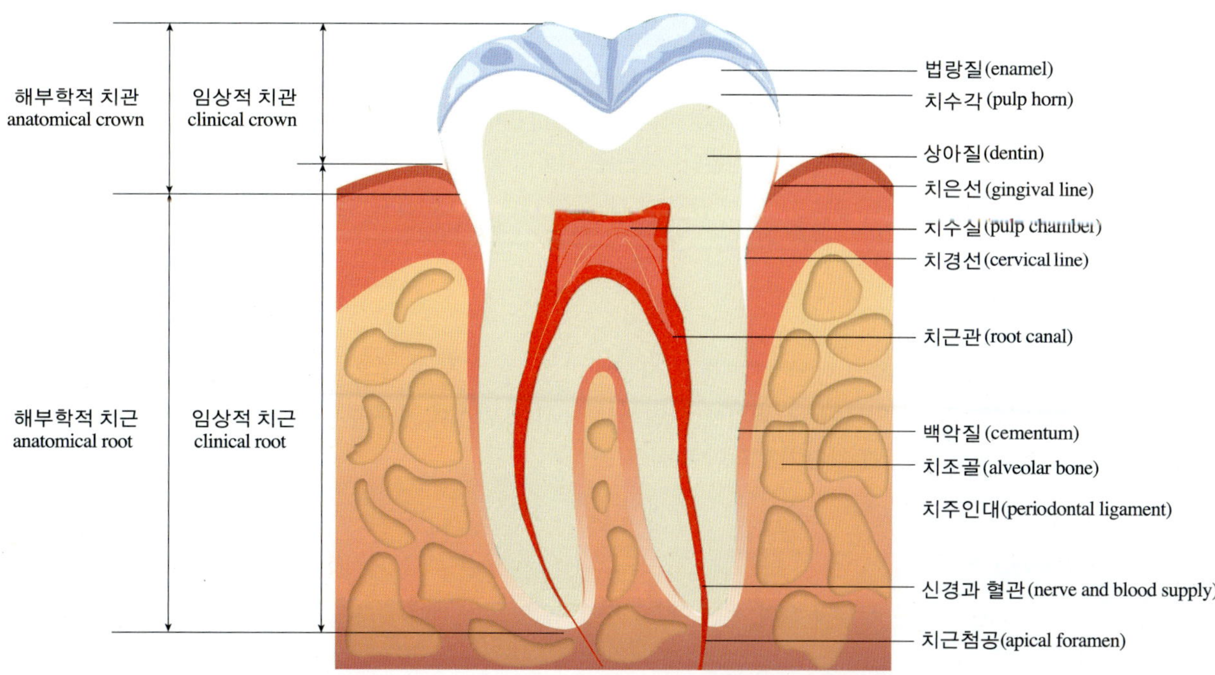

그림 15-6 치아 구성 조직

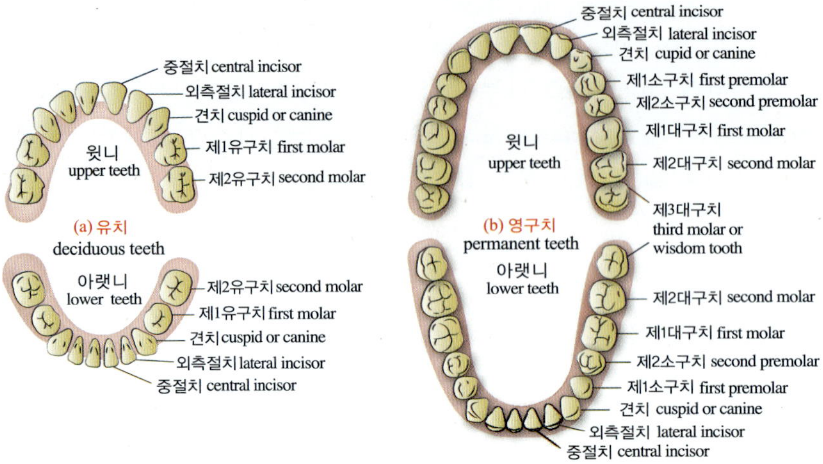

그림 15-7 유치와 영구치

Deciduous teeth 유치(젖니)

생후 6개월부터 3세 정도까지 돋아 나오는 20개의 처음 나는 치아를 말한다.

Permanent teeth 영구치(간니)

생후 6세 무렵부터 치조부에서 나와, 일생 동안 기능을 하는 치아를 말한다.

Memory key

- 치아의 유형에는 절치, 견치, 소구치, 대구치가 있다. 안에서부터 치아는 치수, 법랑질, 상아질, 시멘트질로 구성된다. 치관은 잇몸의 위에, 치근은 잇몸 아래에 위치한다.

Tongue 혀, 설

구강(oral cavity) 아래쪽에 있는 길고 둥근 살덩어리로, 우리 몸의 근육 중 가장 가동성이 풍부하다. 음식물의 섭취나 씹기에 관여하는 동시에 발성에 중요한 역할을 하며 또한 미각이나 촉각 등의 감각기로서의 역할을 한다.

Memory key

- 혀의 거친 부분은 유두라 하며, 쓴맛, 신맛, 짠맛, 단맛을 느끼게 한다.

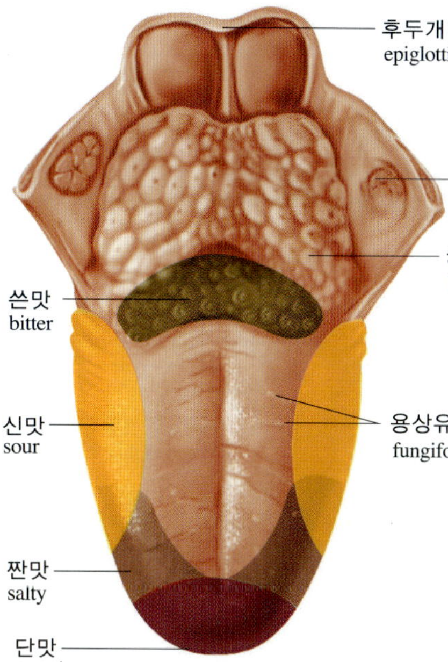

그림 15-8 혀의 부위별 미각

인두 Pharynx, 식도 Esophagus, 위 Stomach

Pharynx 인두

음식물은 입으로부터 뒤쪽으로 구부인두(입인두, oropharynx)를 거쳐 후두부인두(후두인두, laryngopharynx)를 지나게 된다. 인두는 음식, 액체, 그리고 공기의 이동 통로이다. 그러나 비부인두(코인두, nasopharynx)는 음식물 소화의 기능을 갖고 있지 않다.

Oropharynx 구부인두

구강과 식도 사이의 관으로 음식물과 공기가 통과한다.

Laryngopharynx 후두부인두

입천장과 식도 사이를 의미한다.

Nasopharynx 비부인두

비강이 끝나고 구강과 이어지는 부분을 의미한다.

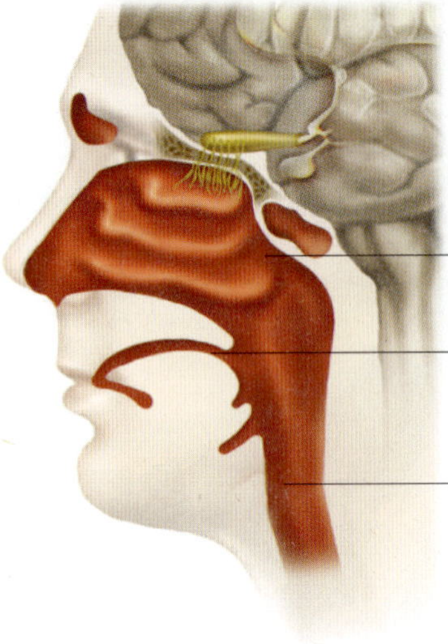

그림 15-9 인두

Esophagus 식도

식도는 근육으로 이루어진 튜브 모양의 길이 약 25cm의 관이다. 음식물이 지나가지 않을 때에는 관이 수축되어 있다가 음식물이 후두부인두를 지날 때는 후두개(epiglottis)가 인두를 폐쇄하며 식도로 이동하게 도와준다. 식도는 긴 관으로 흉곽(thorax), 종격(mediastinum)을 지나며 식도열공(esophageal hiatus)을 통하여 횡격막(diaphragm)을 지나 복부(abdomen)로 들어가게 된다.

식도는 분문구(cardiac orifice)에서 위와 만나게 된다. 음식물은 연동운동에 의해 식도를 향해 내려가고, 하부식도 괄약근을 통해 위로 들어간다.

Stomach 위

식도의 바로 아래에 위치한 기관으로, 식도관(GI tract)이 확장되어 위를 형성하게 된다. 위는 임시 보관창고라 불리며, 단백질의 분해가 시작되는 장소로서 음식물을 연한 미색 반죽 형태의 유미즙(chyme)으로 소화하게 한다.

위는 복막강(복막안, peritoneal cavity)의 왼쪽 상부(upper left quadrant)에 있으며, 간(liver)과 횡격막(diaphragm)에 의하여 많은 부위가 가려진다. 성인의 위 크기는 15~25 cm로 다양하며, 지름과 부피는 얼마나 많은 양의 음식물이 들어 있느냐에 따라 달라지게 된다.

Rugae (위벽, 장의) 주름

위가 비어 있는 상태에는, 위 장벽은 점막을 수축시켜서 종주름(longitudinal fold)을 형성하여 주름(rugae)을 형성하게 된다.

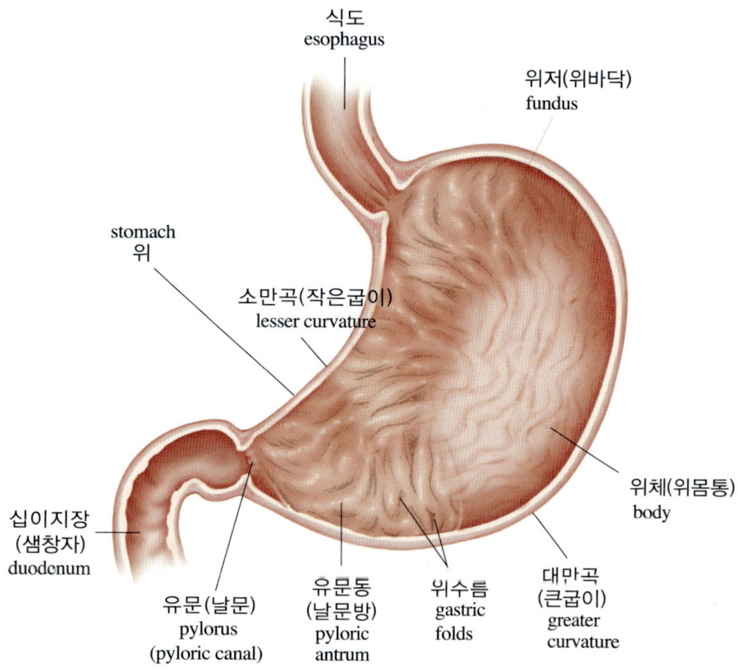

그림 15-10 위

Cardiac region, cardia 분문부(들문)

이는 심장과 가깝다는 의미를 갖고 있으며, 음식물이 식도로부터 위로 들어가는 입구(분문구, cardiac orifice)의 주변을 의미한다.

Fundus 위저(위바닥)

반구 모양(dome-shaped)의 부분이며, 횡격막(diaphragm)의 아래에 존재하며, 분문부의 상측방(superolaterally)에 존재한다.

Body 위몸통(체)

위의 중간부뷰을 의미하며, 밑으로 깔때기 모양의 유문부(pyloric region)까지 연결된다. 깔때기형태의 유문동(날문방, pyloric antrum)이 점차 얇아져서 유문관(pyloric canal)을 만들고, 이는 유문(pylorus)에서 끝나게 된다.

Pylorus 유문(날문)

십이지장(duodenum; 소장의 제일 첫 부분)까지 유문괄약근(pyloric sphincter)에 의해 이어지게 되며 이는 위의 공복(stomach emptying)을 관리한다.

Greater curvature 대만곡(큰굽이)

위의 측면의 볼록한 부분을 의미한다.

Lesser curvature 소만곡(작은굽이)

위의 안쪽의 오목한 표면부분을 의미한다.

Memory key

- 음식물은 하부식도 괄약근을 통해 위로 들어오고, 유문괄약근을 통해서 소장으로 이동한다.
- 음식물은 유미즙을 형성하기 위해 위액과 혼합된다.

소장과 대장 Small and Large Intestines, 복막 Peritoneum

Small intestine 소장(작은창자)

위에서 항문에 이르는 소화관의 가장 긴 부분(약 6 m)으로 몸에서 가장 중요한 소화기관이다. 이 기관에서는 영양분을 소화, 흡수하는 작용이 함께 일어나게 된다.

Duodenum 십이지장(샘창자)

상대적으로 고정적인 형태를 갖고 있으며 유문에서 공장에 이르는 말굽 모양의 부위이다. 손가락 12개를 옆으로 늘여 놓은 길이라는 의미이며, 이자의 윗부분을 감싸는 형태로 이루어져 있다.

Jejunum 공장(빈창자)

공장은 2.5 m 정도의 길이이며, 십이지장에서부터 회장(돌창자, ileum)까지를 말한다.

Ileum 회장(돌창자)

3.5 m 정도의 길이이며, 대장(large intestine)과 회맹판(ileocecal valve)에서 만난다.

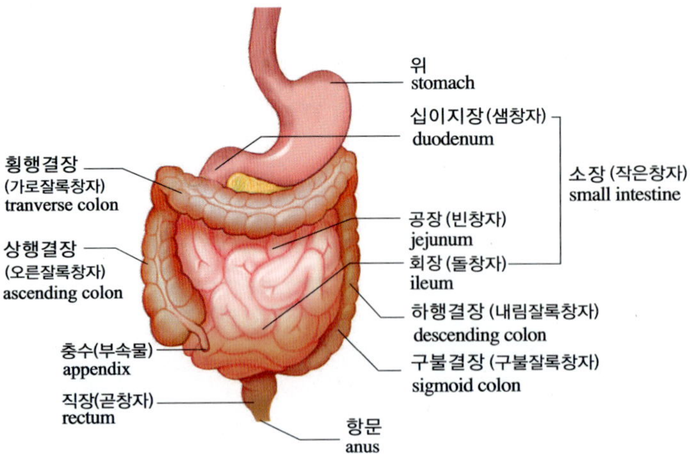

그림 15-11 소장과 대장

Memory key

- 소장은 십이지장, 공장, 회장의 3부분으로 이루어져 있다.
- 노폐물은 회맹판을 통해서 대장으로 들어간다.

Large intestine 대장(큰창자)

대장은 소장을 삼면으로 둘러싸고 있으며, 회맹판에서 항문까지의 길이로 지름은 6 cm 정도로 소장의 지름보다 굵고, 길이는 약 1.5 m이다. 대장에서는 음식물이 소화된 후 남은 나머지 물을 흡수하며, 배설물의 형태로 음식물 분해 후 찌꺼기들을 제거한다.

Cecum 맹장(막창자)

대장의 시작 부위와 충수(막창자꼬리, appendix)가 붙어 있다.

Vermiform appendix 충수(막창자꼬리)

맹장의 약간 아래 끝에 늘어진 가는 맹관으로 충양돌기라고도 한다. 급성충수염이 발생했을 때 특히 압통이 나타나는 곳을 맥버니 점(McBurney s point)라고 한다.

Colon 결장(잘록창자)

대장의 일부분으로 직장과 맹장을 연결하는 부위인 상행결장(ascending colon), 횡행결장(transverse colon), 하행결장(descending colon), S상결장(sigmoid colon)을 지칭하고, 흔히 대장과 동의어로 사용하기도 한다.

Rectum 직장(곧창자)

대장의 끝에서 항문까지를 의미하며, 대략 20cm이다.

Anus 항문

직장에서 바로 이어진 부위이며, 외부로 분비물을 분비하는 기능을 한다. 소화기관의 마지막 부분이다.

Peritoneum 복막(배막)

복부내장을 싸고 있는 장막이다. 복막은 벽쪽 복막과 내장쪽 복막으로 나뉘는데, 이 사이의 공간을 복막강(peritoneal cavity)이라고 하며, 이 복막의 변형으로 창자간막(mesentery), 잘록창자간막(mesocolon), 그물망(omentum) 등이 있다.

• Mesentery 장간막(창자간막)

소장을 후복벽에 부착시키고 있는 막이다.

• Mesocolon 결장간막(잘록창자간막)

결장을 후복벽에 부착시키고 있는 막이다.

• Omentum(greater, lesser) 그물망(대망, 소망)

위와 복강 내 장기들을 연결시키는 복막이다.

Memory key

• 대장은 직경이 6cm, 길이가 약 1.5m이며, 맹장, 결장, 직장으로 구성되어, 수분 및 비타민 K와 B를 흡수하고 노폐물을 제거한다.

간, 담도계 및 췌장 Liver, Biliary system and Pancreas

Liver 간

횡격막 아래 복부의 오른쪽 윗부분에 위치하며 몸에서 가장 큰 장기이다. 간동맥은 간으로 동맥혈액을 공급하고, 간문맥은 소화관으로부터 영양분이 풍부한 정맥성 혈액을 간으로 운반한다.

간의 주요기능은 담즙을 생산하고, 문맥계통으로부터 영양소를 받아들여 당원의 합성과 분해 및 저장을 하는 탄수화물 대사, 지방산을 산화시키는 지방 대사, 암모니아, 요소의 생성과 혈액응고인자와 같은 혈장단백질을 합성하는 단백질 대사, 혈구형성, 비타민과 철의 저장, 해독작용에 관여한다. 간에서 형성된 답즙은 좌,우 간관을 통해 나와서 총담관을 거쳐 담낭에 저장되거나 십이지장으로 분비된다.

Memory key

• 간은 담즙을 생산하여 소화를 돕고, 해로운 물질들을 해독작용하며, 당, 비타민 A · D · E · K 및 철과 구리를 저장한다.

Hepatic duct 간관

간에서 만들어진 담즙이 담낭으로 이동하는 관이다.

Gallbladder 담낭, 쓸개

간의 오른쪽 엽에 위치하는 배 모양의 주머니로 담즙을 저장한다.

Common bile duct 총담관

간에서 나온 총간관과 담낭에서 나온 담낭관이 합류하는 곳이다. 췌관과 합류하여 십이지장 내로 연결, 담즙을 십이지장 내로 공급하는 역할을 한다.

Pancreas 췌장(이자)

이자는 부드러운 올챙이 형태의 분비기관으로 십이지장에 둘러싸여 있다. 외분비와 내분비 기능을 공유하고, 소화과정에서 매우 중요한 기능을 하는 췌장액을 분비하여 십이지장에 보내며, 내분비 기능에서 β세포는 인슐린(insulin)을, α세포는 글루카곤(glucagon)을 분비한다.

Sphincter of oddi 오디 괄약근

총담관의 개구부에 있는 괄약근으로, 담즙과 췌장액이 십이지장으로 공급되는 것을 조절한다.

Ampulla of vater 바터 팽대부

췌장관과 총담관이 합쳐져서 십이지장으로 들어가는 부위로 길이가 1.5 cm 정도 되는, 약간 넓어져 있는 부분이다.

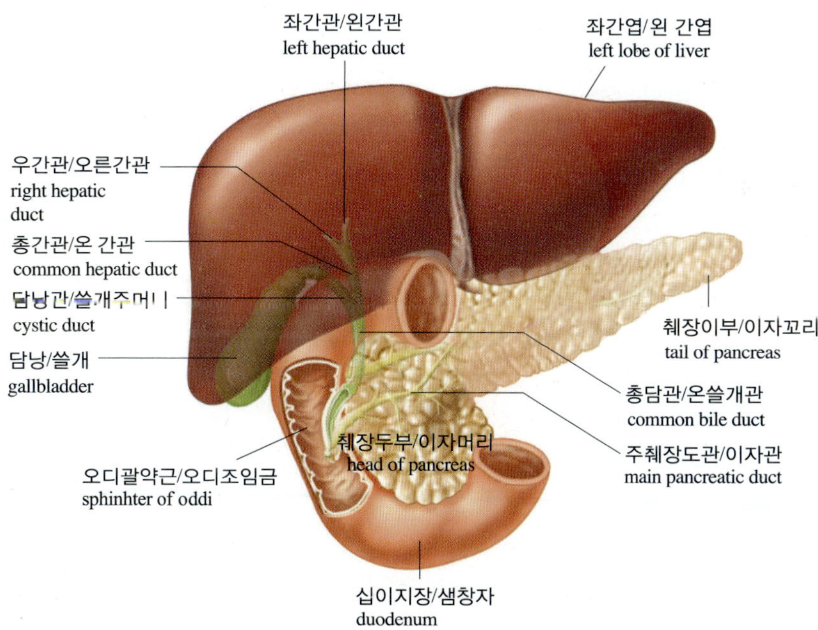

그림 15–12 담도계, 췌장

Memory key

췌장은 혈당을 조절하는 인슐린과 글루카곤을 분비하며, 십이지장으로 췌장액을 배출한다.

증상과 질병 용어 Terms for Symptoms and Diseases

구강 Oral Cavity

Symptoms 증상 용어

- Aphagia 연하불능(증)

  음식을 전혀 삼키지 못하는 상태이다.

- Dysphagia 연하곤란(연하장애)

  음식물을 삼킬 때 통증이 있거나 음식물이 잘 넘어가지 못하는 상태이다.

- Glossodynia 설통

  혀에 국한된 지속적 통증으로 화끈거리고 얼얼하거나 따끔따끔한 느낌이다.

- Xerostomia 구내건조증, 구강건조증

  침 분비량의 감소로 나타나며, 침의 분비장애, 전신질환, 입안점막 건조, 정신성 · 심인성 긴장이나 흥분으로 발생할 수 있다.

- Halitosis 구취(입냄새)

  입안 또는 입을 통해 내뿜어지는 불쾌한 냄새로, 치태나 입안의 병, 위장병이 원인이다.

- Leukoplakia 백반증

  구강점막이나 혀 등에 나타나며, 흔히 악성 세포암의 전조증상이 되기도 한다.

- Ptyalism, hypersalivation, sialorrhea 유타증(유연증)

  타액분비가 과다한 증상이다.

- Dental plaque 치태

  치아나 보철물 표면에 형성되는 세균성 침착물이다.

- Dental calculus 치석

  치아나 보철물 표면에 침착된 치태가 석회화된 부착물이다.

Inflammation and infection 염증성 질환

- **Cheilitis, chilitis 구순염**(입술염)

  입술의 염증성 질환이다.

- **Stomatitis 구내염**(입안염)

  세균, 바이러스, 곰팡이 등에 의한 감염으로 인해 입안 점막에 염증이 생기는 질환이다.

- **Aphthous stomatitis 아프타성 구내염**

  구강궤양(canker sore)라고도 부르며, 입안 점막에 궤양이 생기는 구내염이다.

- **Glossitis 설염**(혀염)

  혀의 염증으로 작은 수포나 균열이 생기고 점막이 위축되거나 유두가 소실된다. 혀끝이나 혀의 가장자리에 흰색 또는 회백색의 반점이 생긴다.

- **Periodontal disease 치주질환**(치주병)

  치주 조직의 기능을 침해하는 병적 상태로 치태 안의 세균이 원인이다.

- **Pulpitis 치수염**

  치수의 염증성 질환이다.

- **Uvulitis 구개수염**

  구개의 염증성 질환이다.

- **Parotitis, parotiditis 이하선염**

  이하선의 염증성 질환이다.

- **Epidemic parotitis, mumps 유행성 이하선염, 볼거리**

  이하선염 중 파라믹소 바이러스(*paramyxo virus*)에 의해 아동들에게 급성으로 발병하며, 타액의 비말을 통해 전파하고 전염성이 강하다. 늦겨울이나 봄에 잘 발생하며, 예방접종이 보편화되면서 발생빈도가 급격히 감소하였다.

- **Sialadenitis 타액선염**

  타액선의 염증성 질환이다.

Congenital anomalies 선천성 질환

- **Cleft palate 구개열**(구개파열, 구개피열)

  위턱을 만드는 구개돌기가 붙지 않은 상태이다. 즉, 구개(口蓋)나 입술의 중간 부위가 붙지 않고 벌어진 상태를 의미한다.

- Cleft lip, harelip 구순열(토순, 구순피열)

윗입술의 선천적 파열 혹은 결손을 말한다. 윗입술의 붉은 부분(홍순, vermilion)을 포함하며, 입술 전체와 콧구멍까지 확장되기도 한다. 입술성형술(cheiloplasty)을 시행하기도 한다.

- Dental caries 치아우식(증)

입안에 서식하는 박테리아에 의해 설탕, 전분 등이 분해되면서 생기는 산(acid)에 의해 치아의 법랑질이 손상되어 충치가 생기는 것을 말한다.

Tumors 종양

- Epulis 치은종, 에플리스

잇몸(gingiva)에 발생하는 모든 종양이다.

- Tongue cancer 설암

혀에 발생하는 암이다.

인두, 식도, 위 Pharynx, Esophagus and Stomach

Symptoms 증상 용어

- Anorexia 식욕부진

음식물에 대한 욕구가 줄어들거나 없어지는 것을 말한다.

- Dyspepsia 소화불량

소화기관의 기능장애와 관련하여 주로 상복부 중앙에 소화장애 증세가 있는 경우를 말한다. 한 가지 증상만 일컫는 것이 아니며, 속쓰림, 조기포만감, 만복감, 상복부팽만감, 구역(또는 오심) 등의 여러 증상을 포함한다.

- Regurgitation 역류(토출)

삼킨 음식이 입으로 되돌아 올라오는 현상이다. 심장판막 결함으로 인한 혈액의 역류를 뜻하기도 한다.

- Emesis 구토

위의 내용물을 식도와 입안을 거쳐 갑자기 입 밖으로 토해내는 현상이다.

- Nausea 오심(구역)

구토가 나올 것 같은 느낌이다.

- Eructation, belching 트림

위 속의 가스가 식도를 지나 입안에서 반사적으로 소리를 내며 역류하는 현상이다.

- Bulimia 대식증, 폭식(증), 식욕항진

식욕의 항진에 따라 비정상적으로 다량의 식품을 섭취하는 상태이다.

- Hematemesis 토혈

상부 소화관 내 출혈로 인해 피를 토하는 증상이다.

- Polyphagia 다식증(대식증)

식욕중추의 흥분에 의해 식욕이 비정상적으로 항진되어 대량의 음식물을 섭취하는 병적 증상이다.

Inflammation and infection 염증성 질환

- Adenotonsilitis 아데노이드 편도선염

세균 또는 바이러스에 의해 구인두와 비인두에 나타나는 질환이다.

- Pharyngitis 인두염

인두의 염증이다.

- Tonsillitis 편도염

편도의 염증이다.

- Esophagitis 식도염

식도의 염증이다.

- Gastritis 위염

위염은 위의 내벽에 생기는 염증을 말한다. 이는 급성 위염과 만성 위염으로 나뉜다. 증상은 위의 고통 또는 타는 듯한 느낌이 밤이나 식간에 주로 발생한다. 혈변, 배탈 등의 증상이 일어날 수 있다.

- Gastroduodenitis 위십이지장염

위, 십이지장의 염증이다.

- Gastroenteritis 위장염, 위소장염

많은 질병에서 오는 위와 장의 염증으로 식욕부진, 오심, 구토, 복통, 설사 등의 증상이 나타난다.

Disorder and disease due to metabolisms, growth, nutrition or unknown causes 대사, 성장, 영양 혹은 원인미상에 의한 증상 및 질환

- Esophageal ring 식도륜

얇은 테 모양의 조직이 식도를 둘러싸는 경우를 말한다. 증상은 음식물을 삼키기 어려우며, 목에 무엇인가 걸려있는 느낌을 받게 된다.

• Esophageal spasm 식도 연축

식도 근육의 비정상적인 수축에 의하여 음식물을 삼키기 어려우며, 고통을 동반한다. 증상은 가슴뼈 아래로 고통이 느껴지며, 또한 턱과 팔로 퍼져나갈 수도 있다. 음식물을 삼키기 어려우며, 음식물이 역류할 수도 있다.

• Achalasia 이완불능증

이완불능증이란 하부식도괄약근(lower esophagus sphincter; LES)이 열리지 않아 음식물을 삼킬 수 없는 질병을 말한다. 음식물을 삼키기 힘들어지며, 자는 동안 침 또는 음식물이 역류한다. 입냄새가 심해지며 음식물을 섭취하지 않아도 가슴에 통증과 속쓰림이 생기고, 영양실조와 체중감량이 나타난다.

• Esophageal varices 식도정맥류

간경변, 간실질 질환, 십이지장 궤양 또는 급성 췌장염과 간문맥항진증에 의한 식도 혈관의 확장이다.

• Esophagotracheal fistula 식도기관루

식도와 기관 사이의 비정상적인 통로이다.

• Gastroesophageal reflux disease(or acid reflux)(GERD) 위-식도 역류 질환

위의 산이 역류하여 식도에 손상을 가하는 상태를 의미한다. 속쓰림이 자주 일어나며 가슴과 위에 고통이 가해진다.

• Gastric ulcer 위궤양

위궤양은 매우 고통스러운 궤양으로 위벽이나 소장의 벽에 발생한다. 증상은 고통 또는 타는 듯한 느낌을 위에서 느끼게 되며, 주로 식간과 저녁에 많이 발생한다.

• Duodenal ulcer 십이지장궤양

소장의 입구에 생긴 궤양으로 위궤양의 종류 중 가장 흔하다(십이지장 점막이 손상되어 가장 표면에 있는 점막층보다 깊이 패이면서 점막 근층 이상으로 손상이 진행된 상태).

• Peptic ulcer 소화성 궤양

소화기관의 점막이 헐어서 점막 아랫부분까지 드러나는 질병이다.

• Gastroptosis 위하수증

위가 아래로 처진 것(위하수는 X선 검사로 보면 서 있을 때 위각부가 위의 운동과는 관계없이 배꼽 부위 아래로 처진 것을 말함)이다.

• Pylorospasm 유문경련(유문연축)

유문괄약근이 경련성으로 수축하여 생기는 질환이다.

• Pyloric stenosis 유문 협착

위유문부의 내강협착상태이다.

Tumor 종양

• Zollinger-Ellison syndrome 졸린저 엘리슨 증후군

췌장의 비베타세포(non-β cell)에서 발생하는 내분비 종양의 하나이다. 비베타세포에서 분비되는 가스트린은 위산의 분비를 조절하는 호르몬으로, 졸린저 엘리슨 증후군은 비베타세포에서 종양이 발생하여 위산이 과분비되고, 이로 인해 심한 소화성 궤양을 초래하는 질환이다.

• Stomach cancer 위암

위암은 악성종양이 위의 내벽에 비정상적으로 자라는 경우를 말한다. 증상은 음식을 먹을 때 고통을 느낄 수 있고, 혈변, 진한 색의 대변, 식욕감퇴, 만성소화불량, 구토, 구취, 피로, 체중감소 등의 증상을 보인다.

소장, 대장 및 복막 Small and Large Intestines, Peritoneum

Symptoms 증상 용어

• Borborygmus 복명

위, 장속에서 나는 소리로 장관에 있는 가스와 액체가 장의 연동을 따라 이동할 때 생기는 장 내의 잡음이다.

• Flatus, Flatulence 팽만, 방귀

대장 내의 공기 또는 가스로, 장을 통과하여 직장을 통해 항문으로 배출된다.

• Constipation 변비

정상적으로 배변이 이루어지지 않는 증상이다.

• Diarrhea 설사

대장의 활동이 증가하여 대변에 물기가 많아지는 상태이다.

• Steatorrhea 지방변, 지방설사

대변에 지방 함유량이 정상보다 많은 상태이다.

• Tympanites 고창증, 가스팽만

위, 장관 내 가스의 과다축적으로 인해 복부가 팽창하는 대사장애로 복막염, 장티푸스 질환에서도 볼 수 있다.

• Ascites 복수

복강에 많은 양의 단백질과 다른 세포를 함유한 액체가 차는 것이다.

- Tenesmus 이급후증, 뒤무직

  배변, 배뇨가 시원하게 되지 않음으로써 긴장이 계속되고 요의와 변의를 느끼는 증상을 말한다.

- Melena 혈변, 흑색변

  비정상적인 소화기관의 흑색변, 소화된 피를 함유하고 있는 대변을 말한다.

- Colic 산통

  옆구리에 발작적으로 생기는 심한 통증을 말하며, 결석 등에 의한 요관의 급성폐색으로 신우내압이 상승, 신우뇨관 평활근의 연동 항진 또는 연축이 생기기 때문이다.

- Hemoperitoneum 복강 내 출혈, 혈복강

  복강 내 출혈이 생긴 상태이다.

- Pruritus ani 항문소양증

  항문 주위 피부의 가려움증이다.

- Hematochezia 혈변배설

  피가 섞인 대변을 배출하는 것으로 보통 결장 또는 직장의 출혈로 야기된다.

Inflammation and infection 염증성 질환

- Appendicitis 충수염

  충수의 염증이다.

- Enteritis 장염, 소장염

  장의 염증이다.

- Duodenitis 십이지장염

  십이지장의 염증이다.

- Ileitis 회장염

  회장의 염증이다.

- Colitis 대장염

  대장의 염증이다.

- Ulcerative colitis 궤양성 대장염

  증상은 하루 수십 회의 출혈성, 화농성, 점액성 변이 특징이고, 치료는 상태와 부위에 따라 결장절제술(colectomy)과 회장조루술(ileostomy)을 시행하게 된다.

- Enterogastritis 위장염

  위 및 장의 염증이다.

• Enterocolitis 소장결장염

대장과 소장의 염증이다.

• Ileocolitis 회결장염

회장과 결장의 염증이다.

• Diverticulum 게실, 곁주머니

내장 장기의 근육벽 일부가 국소적으로 확장한 것으로 소화관에서는 식도, 위, 장 어디든 생기며, 부위는 십이지장, 결장에 많다.

• Diverticulitis 게실염

대장의 벽에 생긴 게실 내에 장의 내용물이 고여 발생하는 염증이다.

• Proctitis, rectitis 직장염, 직장항문염, 곧창자염

감염, 부상, 약물, 알레르기, 방사선, 부상 등에 의한 직장과 항문의 종창, 발적 및 인접 장기로부터 염증의 파급 등에 의하여 일어나며 뒤무직, 점혈변을 동반한다.

• Peritonitis 복막염

복강 및 복강 내 장기를 덮고 있는 얇은 막인 복막에 발생한 종창이다.

Disorder and disease due to metabolisms, growth, nutrition or unknown causes 대사, 성장, 영양 혹은 원인미상에 의한 증상 및 질환

• Volvulus 장염전, 창자 꼬임

장이 스스로 꼬이는 것으로 장폐색을 유발한다.

• Intussusception 장중첩증, 장겹침증

망원경을 접을 때처럼 장의 한 부분이 장의 안쪽으로 말려들어간 상태이다.

• Intestinal obstruction, Ileus 장폐색

장폐색은 탈장이니, 장유착, 장중첩증, 장염전 등으로 인한 기계적 폐색과 복부 수술 후 연동운동이 정지되어 나타나는 마비성 장폐색 등이 있는데, 증상은 복부 팽창과 심한 변비, 구토와 복통, 심한 발한 등이 나타난다.

• Enterolith 장결석, 장석

장에 돌처럼 딱딱한 물체가 생긴 상태이다.

• Polyp 용종

점막표면에 발생하는 버섯 모양의 종양이다.

• Lactose intolerance 유당분해효소 결핍증

음식에 들어있는 당분을 몸에서 흡수하지 못하여 발생하는 질병으로, 주로 유당분해효소인 락타아제(lactase)가 결여되어 발생한다.

• Irritable bowel syndrome 과민성 대장 증후군

식사나 가벼운 스트레스 후 복통, 복부팽만감과 같은 불쾌한 소화기 증상이 반복되며, 설사 혹은 변비 등의 배변장애 증상을 가져오는 대장과 소장의 만성적인 질환이다.

• Rectocele, proctocele 직장탈출, 직장헤르니아

직장의 일부가 질내 또는 질벽을 통해 체외로 튀어나온 상태이다.

• Hernia 헤르니아, 탈장

장기가 제자리에 있지 않고 다른 조직을 통해 돌출되거나 빠져나오는 증상이다.

• Hiatal hernia, hiatus hernia 열공탈장

횡격막 상의 식도 열공을 통해 복부 내 장기의 일부가 흉곽 내로 탈장된 상태이다.

• Inguinal hernia 서혜탈장

서혜관 내로부터 탈출하는 헤르니아로 간접헤르니아(indirect hernia)와 직접헤르니아(direct hernia)가 있다.

• Umbilical hernia 제대탈장

배꼽에서 장관의 일부가 탈출한 것이다.

• Anal fissure 항문열상

항문연에서 동통을 동반하는 선상의 궤양이다.

• Anal fistula 항문루

항문선의 안쪽과 항문 바깥쪽 피부 사이에 터널이 생겨 바깥쪽 구멍을 통해 분비물이 나오는 현상이다.

• Hemorrhoid 치질, 치핵

항문 주위 정맥의 확장으로 발생하며, 항문괄약근을 중심으로 위쪽 내부에 생기면 내치핵(internal hemorrhoids)이라 하고, 외부로 나타난 것은 외치핵(external hemorrhoids)이라 한다.

• Peritoneal abscess 복막농양

염증성 산출물이 복막에 존재하는 상태이다.

Tumors 종양

• Colorectal cancer 결장직장암

대장의 암, 종양이다.

간, 담도계 및 췌장 Liver, Biliary system and Pancreas

Symptoms 증상 용어

- Fatty liver 지방간

  간에 지방이 축적된 상태이다.

- Hepatomegaly 간종대, 간비대

  간질환으로 간이 정상보다 크게 된 상태이다.

- Hepatomalacia 간연화증

  간의 비정상적인 연화가 일어난 상태이다.

- Hyperbilirubinemia 과빌리루빈혈증(빌리루빈과잉혈증)

  혈액 속에 빌리루빈의 총 농도가 정상보다 많아진 상태이다.

- Jaundice, Icterus 황달

  혈액 속의 과도한 빌리루빈에 의해 피부, 점막, 눈의 흰자위가 노랗게 착색되는 질환으로 오심, 구토, 위통과 짙은 색의 소변을 동반한다.

- Acholia 무담즙증

  담즙의 부재 또는 감소가 나타난다.

- Glycosuria 당뇨

  소변에 비정상적으로 포도당이 발견되는 질환이다.

- Cholelithiasis, gallstones 담석증

  담낭에 결석이 생기는 증상이다.

- Choledocholithiasis 총담관결석증

  총담관에 담즙색소와 칼슘으로 구성된 결석이 생기는 질환이다.

- Cholestasis 담즙분비정지

  담즙시스템의 문제로 간에서 장으로의 담즙 흐름이 정체되는 현상이다.

- Hypoglycemia 저혈당증

  혈당이 정상수치 이하로 감소하는 증상이다.

- Hyperglycemia 고혈당증

  혈액 내 포도당이 정상보다 증가하는 증상이다.

- Hypocholesterolemia 저콜레스테롤혈증

  혈액 내 콜레스테롤이 정상보다 낮은 상태이다.

• Hypercholesterolemia 고콜레스테롤혈증

혈액 내 콜레스테롤이 정상보다 증가한 상태이다.

Inflammation and infection 염증성 질환

• Hepatitis 간염

간의 염증상태로 원인에 따라 바이러스성 간염(viral hepatitis), 알코올성 간염(alcoholic hepatitis), 중독성 간염(toxipathic hepatitis) 등으로 구분하며, 일반적 증상은 피로, 관절통, 오심, 식욕부진, 황달 등이 나타난다.

• Viral hepatitis 바이러스성 간염

바이러스 감염에 의해 발생하는 간염이다. 바이러스 간염은 A형, B형 그리고 C형으로 분류된다.

• Cholangitis 담관염, 쓸개관염

세균의 침입이나 결석 또는 종양에 의한 담관의 폐색으로 인한 담관의 염증이다.

• Cholecystitis 담낭염, 쓸개염

급성, 만성의 담낭 염증이다.

• Pancreatitis 췌장염, 이자염

췌장에 생기는 염증이다.

Disorder and disease due to metabolisms, growth, nutrition or unknown causes 대사, 성장, 영양 혹은 원인미상에 의한 증상 및 질환

• Hydrops of gallbladder 담낭수종

담낭에 장액이 차 있는 비정상적인 상태이다.

• Biliary stricture 담도협착

총담관 또는 담관 협착. 주로 담관 내에 있는 담석이 원인이나 담관의 염증, 담관 내의 낭, 췌장과 십이지장의 종양, 국소성 회장염, 췌장염, 회충 등이 원인이다.

• Diabetes mellitus 당뇨(병)

인슐린의 분비량이 부족하거나 정상적인 기능이 이루어지지 않는 등의 대사질환으로, 다식(polyphagia), 다음다갈(polydipsia), 다뇨(polyuria), 과혈당증(hyperglycemia), 당뇨(glycosuria) 등의 증상이 있다.

• Empyema of gallbladder 담낭축농

담낭에 고름이 모여 있다.

Tumors 종양

- Hepatoma 간암

  간비대를 초래하는 간의 악성종양이다.

- Cholangioma 담관종, 담관암, 쓸개관암

  담관의 암이다.

- Carcinoma of pancreases 췌장암

  췌장의 암. 식욕상실, 장내 가스, 전신쇠약, 체중감소, 위통증이나 요통, 간질환(황달), 가려움증, 당뇨의 징후 등의 증상이 나타난다.

수술과 처치 용어 Terms for Surgery and Treatment

구강 Oral Cavity

Cheiloplasty 입술(구순)성형술, 순성형술

주로 구순열에 대해서 이루어지는 성형수술인데 구순의 외상, 수암, 종양 등에 의한 구순결손에 대해서 이루어지는 수술도 포함된다.

Stomatoplasty 구강(구내)성형술

구강의 성형수술이다.

Palatoplasty 구개성형술

구개열에 대해서 이루어지는 성형수술로, 많은 종류의 수술방법이 있으나, 대부분 입천장의 코 쪽 점막과 입천장 근육, 그리고 구강 쪽 점막을 직질히 분리히어 다시 재건해주는데, 이것은 대부분 생후 12개월에서 18개월 전후에 시행한다.

Glossoplasty 설성형술

혀의 성형술이다.

인두, 식도 및 위 Pharynx, Esophagus and Stomach

Adenotonsillectomy 아데노이드 편도절제술

아데노이드와 편도를 절제하는 수술이다.

Esophagectomy 식도절제술

식도의 일부 또는 전체를 절제한다.

Esophagostomy 식도절개술

식도를 잘라 여는 수술이다.

Esophagoplasty 식도성형술

식도 벽의 결함이 생긴 부분을 고치는 수술이다.

Anastomosis 문합(술), 연결

장을 연결하여 내용물이 통과할 수 있도록 하는 수술이다. 창자의 끝과 끝, 또는 끝과 옆 등 연결하는 장소에 따라 끝끝연결, 끝옆연결, 옆옆연결 등으로 구별한다.

문합술에는 식도위문합술(esophagogastrostomy), 분문유문문합술(gastrogastrostomy), 위십이지장문합술(gastroduodenostomy), 위창자문합술(gastroenterostomy), 위공장문합술(gastrojejunostomy), 위결장문합술(gastrocolostomy) 등이 있다.

Gastrostomy 위조루술, 위루형성술

영양분 공급을 위하여 수술을 통하여 외부에서 위로 통하는 개구부를 만드는 것을 말한다.

Gastrotomy 위절개술

위 절개로 위 내의 이물적출이나 위출혈의 검색 및 지혈 등을 꾀하는 방법이다.

Gastrectomy 위절제술

위의 부분 또는 모든 부위를 절제하는 수술을 말한다. 위절제술에는 전체 위절제술(total gastrectomy), 부분 위절제술(subtotal gastrectomy), 유문방절제술(동절제술, antrectomy) 등이 있다.

Gastropexy 위고정술

위의 위치가 잘못되어 있는 것을 바로 잡기 위하여 위를 외과적으로 복벽이나 다른 조직에 고정하는 수술이다.

Gastroplasty 위형성술

위의 크기를 줄이기 위해 시행하는 수술로 위 또는 식도의 아랫부분을 주로 수술한다. 주로 고도비만환자나 위나 식도의 아랫부분에 문제가 있는 환자를 위한 치료법으로, 위장의 상부에 수직으로 실리콘 밴드를 두른 작은 주머니를 만드는 수술방법이다.

Pyloroplasty 유문형성술

유문협착증이 있을 때 시행하는 유문성형술로 위 내용물을 수송하기 위해 실시한다.

Pyloromyotomy 유문근층절개술

유문근을 분리하기 위한 수술로 유문협착증이 있을 때 위의 근육층을 절제하는 수술이다.

Vagotomy 미주신경절단술

위벽의 미주신경을 절단하는 수술로, 미주신경의 자극이 위에 전달되지 못하게 하여 염산의 분비와 위의 운동을 감소시키기 위한 수술이다.

Gastric gavage 위관영양

코로부터 위까지 이르는 비위관을 통해 영양을 공급하는 것이다.

Gastric lavage 위세정, 위세척

위관을 입에서 식도를 통해 위에 삽입하여 멸균증류수나 생리식염수로 위 내용물을 입 밖으로 씻어내는 방법이다. 수술 전후에 자극제를 제거하거나 삼킨 독성물질을 제거한다.

소장, 대장 및 복막 Small and Large Intestines, Peritoneum

Appendectomy 충수절제술

수술에 의한 충수(vermiform appendix)를 절제하는 수술이다.

Cecectomy 맹장절제술

맹장을 절제하는 수술이다.

Colectomy 결장절제술

결장 전체 또는 일부를 절제하는 것이다.

Hemorrhoidectomy 치질절제술

치질 부위를 절제하는 수술이다.

Diverticulectomy 게실절제술

게실을 절제하는 것이다.

Celiotomy, laparotomy 개복술, 배벽(절개)술

복강을 열고 그 병의 부위를 확인하여 진단을 내리고, 질병의 정도를 판별하기 위한 수술이다.

Colostomy 결장조루술, 결장루설치술

신체 내의 대변을 배출하기 위해 결장과 복벽 사이에 결장루를 만드는 수술이다.

Ileostomy 회장루조루술, 회장루형성술

궤양성 대장염, 국소성 회장염, 대장암 등의 경우 결장절제술을 한 후 대변배출을 위해 복벽에 개구부를 설치하는 수술이다.

Enterostomy 장조루술, 창자 창냄술

내장에 인공적으로 누관을 만들어 내장을 직접적으로 외계와 교통하게 하는 수술을 말한다.

그밖에도 회결장문합술(ileocolostomy), 소장결장문합술(enterocolostomy), 결장결장문합술(colocolostomy) 등이 있다.

Cecopexy 맹장고정술

맹장을 고정하는 수술이다.

Enterorrhaphy 장봉합술

장의 봉합수술이다.

Enterolysis 장유착박리술, 창자박리술

장의 고리 사이 또는 장과 복벽 사이의 유착을 분리하는 수술이다.

Herniorrhaphy 헤르니아 봉합술

헤르니아의 봉합수술이다.

Polypectomy 용종절제술

용종의 절제수술이다.

Proctoplasty 직장성형술

직장 또는 항문의 성형수술이다.

Proctectomy 직장절제술

직장의 절제수술이다.

간, 담도계 및 췌장 Liver, Biliary system and Pancreas

Liver biopsy 간생검

간의 조직을 약간 잘라내어 현미경으로 검사한다.

Hepatotomy 간절개술

간을 절개하는 수술이다.

Hepatectomy 간절제술

간 전체 또는 부분을 절제하는 수술이다.

Hepatorrhaphy 간봉합술

간의 봉합을 목적으로 하는 수술이다.

Cholecystotomy 담낭절개술

담낭의 절개수술로 결석제거, 배액을 위한 수술이다.

Cholecystectomy 담낭절제술

담낭을 제거하는 수술. 담낭절제술 후 담즙은 담관과 십이지장으로 직접 이동하게 된다.

Cholecystostomy 담낭조루술

담낭의 담즙을 배액하기 위해서 외부 구멍을 뚫는 수술이다.

Cholecystogastrostomy 담낭위문합술

담낭과 위 사이를 외과적으로 연결하는 수술이다.

Choledochoduodenostomy 총담관십이지장문합술

외과적으로 총담관과 십이지장 사이를 연결하는 수술이다.

Choledochotomy 총담관절개술

담석의 존재여부 확인 및 제거를 위한 총담관의 절개수술이다.

Choledocholithotomy 총담관결석제거술

결석 제거를 위한 총담관의 절개수술이다.

Choledocholithotripsy 총담관결석분쇄술

총담관 내의 담석을 분쇄한다.

Sphincteroplasty(Oddi) 오디괄약근형성술

오디괄약근의 협착 성형수술이다.

Radical pancreatoduodenectomy 췌장암의 절제수술

췌장암 수술로, 췌장 두부(head), 십이지장과 위의 말단부위, 총담관하단부를 절제한 후 남아있는 췌장, 위, 총담관을 공장에 문합해 주는 췌장, 위, 총담관, 공장 문합수술이다.

Sphincteroplasty(Vater) 바터괄약근성형술

바터괄약근의 협착 성형수술이다.

Pancreatectomy 췌장절제술

췌장의 전체 또는 일부의 절제이다.

Pancreaticoduodenectomy 췌십이지장절제술

췌장의 머리부분과 췌장을 둘러싸고 있는 십이지장을 함께 절제하여 연결시키는 수술이다.

Whipple's operation 휘플 수술

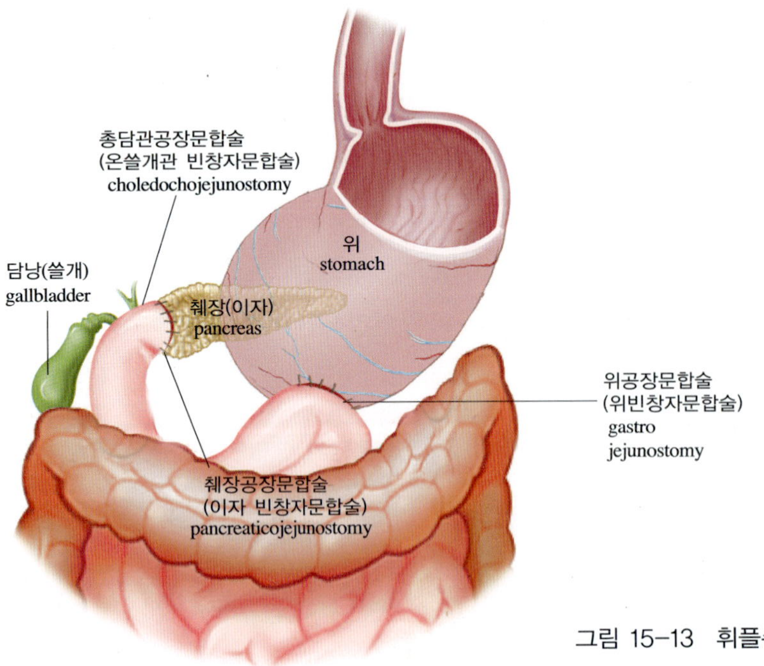

그림 15-13 휘플수술

검사와 중재 용어 Terms for Test and Intervention

Endoscopy 내시경검사

내시경이란 끝에 광원과 렌즈를 부착한 가늘고 긴 관을 말하며, 내시경을 검사하고자 하는 신체기관 및 장기에 밀어넣은 후 직접 눈으로 관찰하는 검사이다. 검사 중 이상이 있는 경우 조직검사를 통해 진단한다.

Esophagoscopy 식도경검사

내시경을 입을 통해 식도에 삽입하여 검사하는 방법이다.

Gastroscopy 위경검사, 위내시경검사

위내시경을 통한 위 내부검사이다.

Duodenoscopy 십이지장경검사

내시경을 통한 십이지장검사이다.

Endoscopic ultrasonography 내시경적 초음파검사 (EUS)

고주파의 초음파 진동자를 내시경 직시하에 체강 내로 삽입하여 소화관 및 그 주변 장기의 병변을 진단하기 위한 검사이다. 내시경검사와 비슷하나 내시경 끝에 초음파 장치가 부착되어 있어 식도벽 구조를 초음파로 확인가능하다.

Abdominocentesis, paracentesis 복강천자술

복강에 천자(구멍을 뚫음) 시술을 하는 것이다.

Peritoneocentesis 복막천자

치료적 목적으로 복수를 배액시키기 위해 복막을 천자하는 시술이다.

Laparoscopy 복강경검사

복강경을 이용한 복강검사이다.

Colonoscopy 결장경검사

항문을 통해 결장경을 삽입하여 결장을 검사하는 것이다.

Sigmoidoscopy 구불결장경검사

S상 결장 내시경을 항문을 통해 삽입하여 항문, 직장, S상 결장의 병변을 진단하고 필요시 생검을 하기 위한 검사이다.

Gastrointestinal series 위장관 촬영술(G.I series)

위와 십이지장관 내의 종양, 궤양, 비정상적인 상태를 조사하기 위한 검사로 바륨(barium)을 마신 다음 검사부위의 형광투시나 X-ray로 촬영하는 방법이다.

Liver function test 간기능검사

간 손상의 정도와 존재여부, 간질환의 경과를 파악하기 위한 검사로, 간세포의 손상시 효소(enzyme)치가 증가한다. 종류로는 SGOT(serum glutamic oxalacetic transaminase or AST), SGPT(serum glutamic pyruvic transaminase or ALT), ALP(alkaline phosphatase), serum bilirubin 등이 있다.

주요 용어 분석과 의미 Analysis and Meaning of Key Terms

용어(Term)	용어 분석(Term Analysis)	의미(Meaning)
	an/o	anus 항문
perianal 항문 주위의 [periéinəl]	peri- = around ~주위에 -al = pertaining to ~ 에 속하다	항문 주위의
	append/o, appendic/o	Appendix 충수돌기
appendectomy 충수절제술 [æ̀pəndéktəmi]	-ectomy = excision 절제	충수돌기의 절제
	bil/i	bile 담즙
biliary 담도의 [bília ri]	-ary = pertaining to ~에 속하다	담즙에 속하다.
	bucc/o	cheek 뺨,볼
buccal mucosa 볼 점막 [bʌ́kəl mju:kóusə]	-al = pertaining to ~에 속하다 mucosa = mucous membrane 점막	뺨의 점막
	cec/o	cecum 맹장
cecopexy 맹장고정술 [sí:kəpéksi]	-pexy = surgical fixation	맹장의 외과적 고정

용어(Term)	용어 분석(Term Analysis)	의미(Meaning)
	cheil/o	Lips **입술**
cheilorrhaphy 입술봉합 [kailɔ́ːrəfi]	-rrhaphy = suture 봉합	입술 봉합
	cholangi/o	bile duct **담관**
cholangiography 담관조영술 [kəlændʒiάgrəfi]	-graphy = process of recording 기록하는 과정	담관을 기록하는 과정
	cholecyst/o	gallbladder **담낭**
cholecystitis 담낭염 [kóuləsìstitis]	-itis = inflammation 염증	담낭의 염증
	choledoch/o	common bile duct(CBD) **총담관**
choledochotomy 총담관절개술 [kalidəkóutəmi]	-tomy = incision 절개	총담관의 절개
	col/o, colon/o	colon **결장**
colostomy 인공항문형성술 [kəlάstəmi]	-stomy = new opening 새로운 개구	대장과 복벽 사이의 새로운 개구 형성술
	dent/o, odont/o	tooth **치아**
edentulous 무치의 [iːdéntjulas]	e- = without ~이 없는 -ous = pertaining to ~에 속하는	치아 없이
	duoden/o	duodenum **십이지장/샘창자**
duodenal 십이지장의 [djùːədíːnəl]	-al = pertaining to ~에 속하는	십이지장에 속하는
	enter/o	small intestine, intestine **소장, 장**
gastroenterology 위장병학 [gæ̀strouèntərάlə-dʒi]	gastr/o = stomach 위 -logy = 학문	질병과 치료를 포함한 위와 소장의 학문
	esophago/o	esophagus **식도**
gastroesophageal [gæ̀strouisafədʒíəl] reflux(GER) 위식도역류	gastr/o = stomach 위 re- = back 뒤 -flux = flow 흘러가다	위 내용물이 식도 쪽으로 거꾸로 흐르는 현상

용어(Term)	용어 분석(Term Analysis)	의미(Meaning)
	gastr/o	stomach 위
nasogastric [nèizougǽstrik] tube 비루관	nas/o = nose 코 -ic = pertaining to ~에 속하는	물질을 제거하거나 주입하기 위하여 코로 집어 넣어 위장까지 이르는 관
	gingiv/o	gum 치은
gingivitis 치은염 [dʒìndʒəváitis]	-itis = inflammation 염증	치은의 염증
	gloss/o	tongue 혀
glossectomy 설절제술 [glɑséktəmi]	-ectomy = excision 절제	혀의 절제
	hepat/o	liver 간
hepatocellular 간세포의 [hèpetouséljuːlər]	cellul/o = cell 세포 -ar = pertaining to ~에 속하는	간세포에 속하는
	herni/o	hernia 탈장
herniorrhaphy 탈장봉합술 [hə́ːrniɔ́ːrəfi]	-rrhaphy = suture 봉합	탈장봉합
	ile/o	ileum 회장, 돌창자
ileostomy 회장루형성술 [ileostə́mi]	-stomy = new opening 새로운 개구	회장과 복벽 사이에 새로 개구 형성
	jejun/o	jejunum 공장/빈창자
jejunal 공장의 [dʒiːdʒúːnəl]	-al = pertaining to ~에 속하는	공장에 속하다.
	labi/o	lips 입술
labioglossopharyn- geal 순설인두의 [la′be-o-glos′o- fah-rin′je-al]	gloss/o = tongue 혀 pharyng/o = throat, pharynx 목구멍, 인두	입술과 혀와 인두에 속하는
	lapar/o	abdomen 배
Laparoscope 복강경 [lǽpərəskòup]	-scope = instrument used to visually examine 육안적 검사를 위해 사용되는 기구	배의 안을 육안으로 보기 위해 사용되는 기구

용어(Term)	용어 분석(Term Analysis)	의미(Meaning)
	lingu/o	**tongue 혀**
sublingual 설하 [sʌblíŋgwəl]	sub- = under 아래 -al = pertaining to ~에 속하는	혀의 밑에 속하는
	lith/o	**stone 돌, 결석**
lithotripsy 쇄석술 [lìθoutripsi]	-tripsy = crushing 분쇄하는	기관으로부터 배출되기 충분하게 담석을 분쇄하는 것
	orex/i	**appetite 식욕**
anorexia 식욕부진 [æ̀nərέksiə]	a(n)- = no, not, lack of 아닌, 없는, 부족한 -ia = condition 상태	식욕을 잃다.
	or/o	**mouth 입, 구강**
oral 경구의 [ɔ́:rəl]	-al = pertainging to ~에 속하는	입에 속하다.
	pancreat/o	**pancreas 췌장**
pancreatitis 췌장염 [pǽŋkriətáitis]	-itis = inflammation 염증	췌장에 염증
	peritone/o	**peritoneum 복막**
ventriculoperito-neal shunt 뇌실복강지름술	ventricul/o = ventricles of the brain 뇌의 실 shunt = a device used to divert the flow of fluid 지름길, 액의 흐름을 전환하는데 사용	뇌실로부터 복강까지 척수의 흐름을 전환하는 문합술
	pharyng/o	**throat,pharynx 목구멍, 인두**
pharyngeal 인두의 [fəríndʒiəl]	-eal = pertaining to ~에 속하는	인두에 속하는
	proct/o	**rectum 직장**
proctoclysis 직장관주 [praktə́klisis]	-clysis = washing, irrigation 세정, 관주	직장을 세척
	pylor/o	**pylorus 유문**
pylorospasm 유문연축 [pailɔ́urəspæzəm]	-spasm = sudden, involuntary contraction 갑작스런 무의식의 수축	갑작스런 무의식 중의 유문 수축

용어(Term)	용어 분석(Term Analysis)	의미(Meaning)
	rect/o	rectum **직장**
rectostenosis 직장협착증 [rēk′tō-stə-nō′sis]	-stenosis = narrowing,stricture 좁은부분, 협착	직장이 좁거나 협착상태
	sialaden/o	salivary gland **타액선**
sialadenitis 침샘염 [sàiəlædináitis]	-itis = inflammation 염증	타액선에 염증
	sigmoid/o	Sigmoid colon **S상결장, 구불잘록창자**
sigmoidoscopy 구불창자내시경 검사 [sigmɔ́idəskòupi]	-scopy = process of visual examination 시각적 검사과정	S상 결장을 시각적으로 검사하는 과정
	steat/o	fat **지방**
steatorrhea 지방변 [stìːətəríə]	-rrhea = discharge,flow 분비물, 흐름	대변에 지방 분비물
	stomat/o	mouth **입**
stomatitis 구내염 [stòumətáitis]	-itis = inflammation	입안에 염증
	viscer/o	internal organs **속, 내장기**
visceroptosis 내장하수증 [vìsərəptosis]	-ptosis = drooping 늘어진	속 장기의 내부가 늘어진

약 어 Abbreviations

약 어	Full Term	의 미
UPPP	uvulopalatopharyngoplasty	구개수인두구개성형술
LAUP	laser assisted uvuloplasty	레이저구개수성형술
LRPP	laser resection palato pharyngoplasty	코골이레이저성형술
a.c.	ante cibum (before meals)	식사 전
BM	Bowel movement	창자운동
b.i.d.	bis in die (twice a day)	하루에 두 번
EGD	esophagogastroduodenoscopy	식도위십이지장내시경검사
GERD	gastroesophageal reflux disease	위-식도 역류질환
GI	gastrointestinal	위장의
GTT	glucose tolerance test	포도당부하검사
HAV	hepatitis A virus	A형 간염 바이러스
HBV	hepatitis B virus	B형 간염 바이러스
HCV	hepatitis C virus	C형 간염 바이러스
BE	barium enema	바륨 관장
CBD	common bile duct	총 담관
LFT	liver function tests	간 기능 검사
BS	bowel sound	장에서 나는 소리
PUD	peptic ulcer disease	소화성 궤양
GB	gall bladder	쓸개, 담낭
N&V	nausea and vomiting	구역과 구토
NPO	nil per os (nothing by mouth)	입으로 섭취 금지
p.o.	per os (by mouth)	입으로 복용
p.c.	post cibum (after meals)	식사 후
TPN	total parenteral nutrition	총 비경구적 영양
UGI series	upper gastrointestinal series	위 조영검사

연습문제 Exercises

1. 다음 의미의 의학용어를 쓰시오.

① 배변 defecation

② 침샘 salivary glands

③ 식도 esophagus

④ 위 stomach

⑤ 위염 gastritis

⑥ 장폐색 bowel obstruction, intestinal obstruction

⑦ 대장절제술 colectomy

⑧ 충수절제술 appendectomy

⑨ 간절제술 hepatectomy

⑩ 췌십이지장절제술 pancreaticoduodenectomy

2. 다음 각각의 의미에 맞는 의학용어를 쓰시오.

① 식욕이 약해지거나 없어지는 것

anorexia

② 내시경으로 식도, 위, 십이지장을 검사하는 것

esophagogastroduodenoscopy

③ 간세포에서 기원하는 간세포암종

hepatoma

④ 삼키기 어려운 것

dysphagia

⑤ 위 점막의 염증성 질환

gastritis

3. 다음 약어의 full term을 쓰시오.

① BM bowel movement 창자운동

② EGD esophagogastroduodenoscopy 식도위십이지장 내시경 검사

③ GERD gastroesophageal reflux disease 위-식도 역류질환

④ HCV hepatitis C virus C형 간염 바이러스

⑤ CBD common bile duct 총담관

⑥ PUD peptic ulcer disease 소화성 궤양

⑦ GB gallbladder 쓸개, 담낭

⑧ TPN total parenteral nutrition 촉진 비경구적 영양

⑨ UGI upper gastrointestinal 상부 위장관

⑩ NPO nil per os (nothing by mouth) 입으로 먹이지 마시오

4. 다음 정의에 해당하는 용어를 쓰시오

① Surgical creation of a passage between the sigmoid colon and the rectum

sigmoidoproctostomy(S자 결장 직장문합술)

② Surgical creation of a passage between the duodenum and the ileum

duodenoileostomy(십이지장 소장문합술)

③ Surgical creation of a passage between the stomach and the jejunum

gastrojejunostomy(위공장문합술)

④ Endoscopic examination of the colon

colonoscopy(결장내시경술)

⑤ Inflammation of the colon

colitis(결장염)

⑥ Surgical creation of an opening into the ileum

ileostomy(회장루형성술)

⑦ Plastic repair of the pylorus

pyloroplasty (유문성형술)

⑧ Radiographic study of the bile ducts

cholangiography(담관조영술)

⑨ Radiographic study of the gallbladder

cholecystography(담낭조영술)

⑩ Condition of having a stone in the common bile duct

choledocholithiasis(총담관결석증)

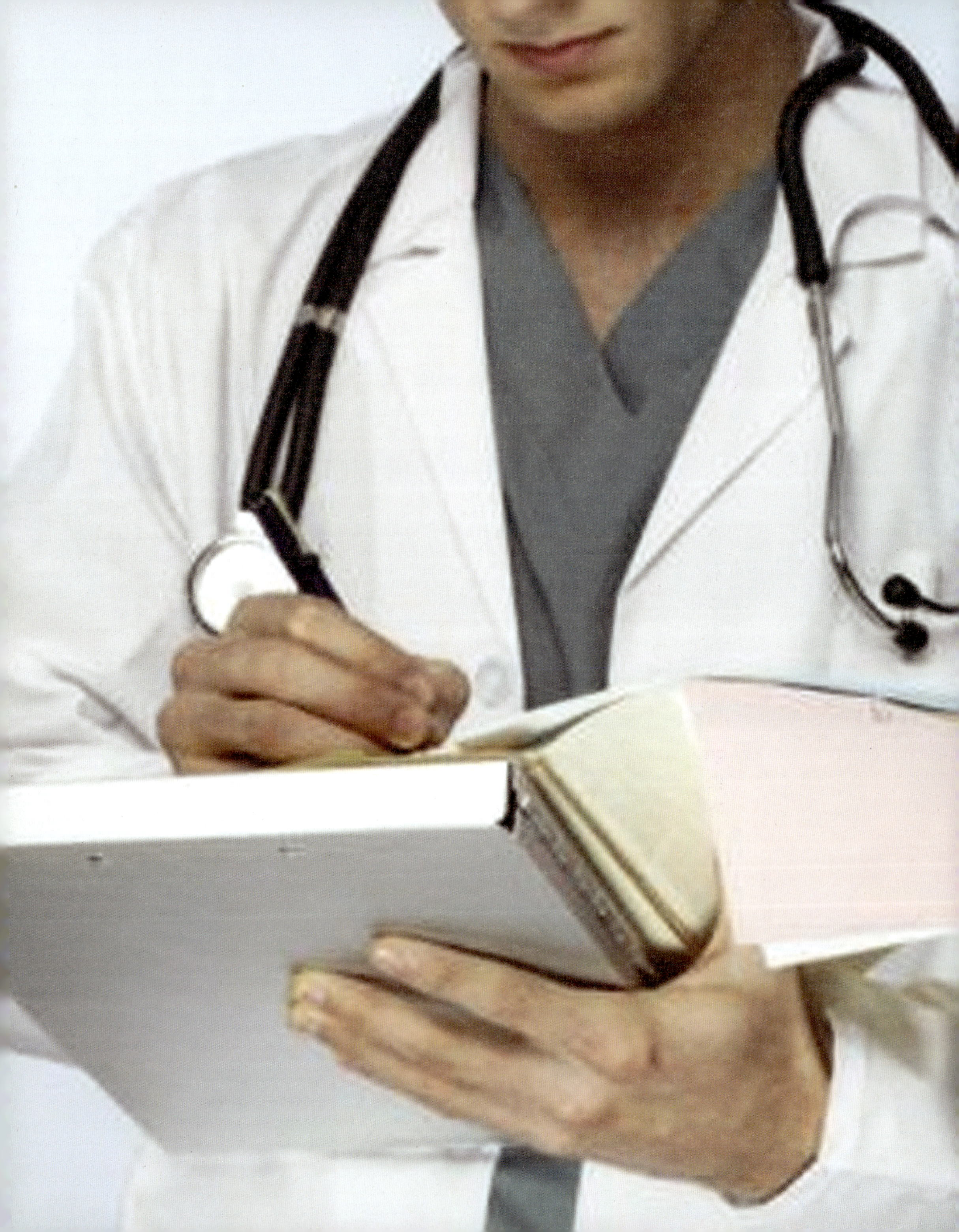

ESSENCE MEDICAL TERMINOLOGY

Urinary System

Chapter 16

비뇨기계

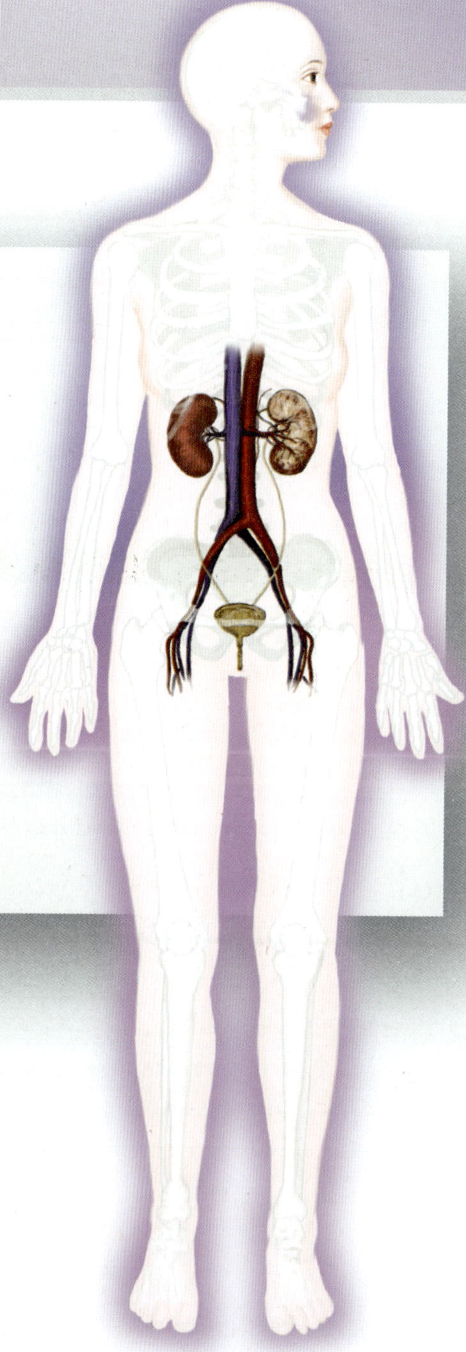

구성 Compostion

- 들어가기
- 해부학적 용어
- 증상과 질병 용어
- 수술과 처치 용어
- 검사와 중재 용어
- 주요 용어 분석과 의미
- 약어
- 연습문제

학습목표

- 비뇨기계의 해부학적 구조와 기능을 이해한다.
- 비뇨기계의 질환을 알아본다.
- 비뇨기계 치료 및 수술용어를 알아본다.
- 비뇨기계 관련 의학용어의 발음과 정의를 숙지한다.
- 비뇨기계 관련 약어를 숙지한다.

들어가기 Prolog

비뇨기계(urinary system)는 신진대사 과정에서 생성되는 배설물을 제거하는 배설기관 중의 하나로 가장 중요한 기능은 요소(urea), 요산(uric acid) 등의 물질을 혈액으로부터 제거하여 소변으로 배출하는 것이며, 그 밖에, 체액의 물(water), 염분(salts), 산(acids) 등의 평형을 적절하게 유지하는 전해질균형(electrolyte balance) 기능을 한다.

비뇨기계는 뇨(urine)를 형성하는 2개의 신장(kidney)과 이를 운반하는 2개의 요관(ureter), 뇨를 저장하는 방광(urinary bladder) 그리고 요도(urethra)로 구성된다.

해부학적 용어 Anatomical Terms

Kidney 신장(콩팥)

척추의 요추(lumbar) 부위의 복막과 후복벽 사이에 위치하는 강낭콩 형태의 장기이며 피질과 수질로 구성된다. 신장의 기능적 단위는 콩팥단위(신장단위, nephron)이며, 한 개의 콩팥단위는 토리(사구체)와 신장세관으로 구성된다. 신장은 혈액으로부터 노폐물을 배설하고 수분과 전해질의 균형유지를 돕는 기능을 한다.

- **Cortex 피질(겉질)**

  신장의 바깥 부위(outer region)로 장기의 겉을 덮고 있으며 신장소체(renal corpuscle)와 콩팥세관(renal tubule)으로 구성된다.

- Medulla 수질(속질)

  신장의 안쪽 부위(inner region)로 신장피라미드(신추체, renal pyramid)와 집합세관이 위치한다.

- Calyx 콩팥잔, 신배

  수질의 삼각형 모양의 신추체가 모여 신배를 이룬다.

- Pelvis 신우(콩팥깔때기)

  신배(calyx)가 모여 신우(pelvis)를 이룬다. 요관을 지나 소변을 모으는 깔대기 모양의 저장소이다.

- Hilum 신문(콩팥문)

  신장으로 가는 요관, 신정맥, 신동맥, 신경, 림프관이 통과하는 부분이다.

Nephron 신단위(콩팥단위)

신장의 기본 단위로 3부분으로 형성되며 신장의 피질(cortex)부분에 위치한다. 한쪽 신장에 약 100~125만 개의 네프론이 있다. 기능은 혈액을 여과하여 노폐물을 제거하고 유용한 물질은 재흡수한다. 그 밖의 물질은 소변을 통해 체외로 배출시킨다.

[네프론의 구성]

- Glomerulus 신사구체(토리)

  신장의 피질에 있는 모세혈관의 집합체로, 혈액이 여과되는 과정을 통해 소변이 형성된다.

- Bowman's capsule 사구체주머니(보우만낭, 토리주머니)

  토리(사구체)를 둘러싸고 있는 낭으로 콩팥(신장) 내 요세관의 시작 부위이다.

- Tubule 관

  신사구체에서 걸러진 소변이 내려가는 관으로서 근위곡세뇨관(proximal convoluted tubule), 헨레루프(Henle's loop), 원위곡세뇨관(distal convoluted tubule)으로 구성되며, 집합관(collecting duct)에서 모아진다.

Memory key

- 비뇨기계는 뇨(urine)를 형성하는 2개의 신장(kidney)과 이를 운반하는 2개의 요관(ureter), 뇨를 저장하는 방광(urinary bladder), 요도(urethra)로 구성된다.

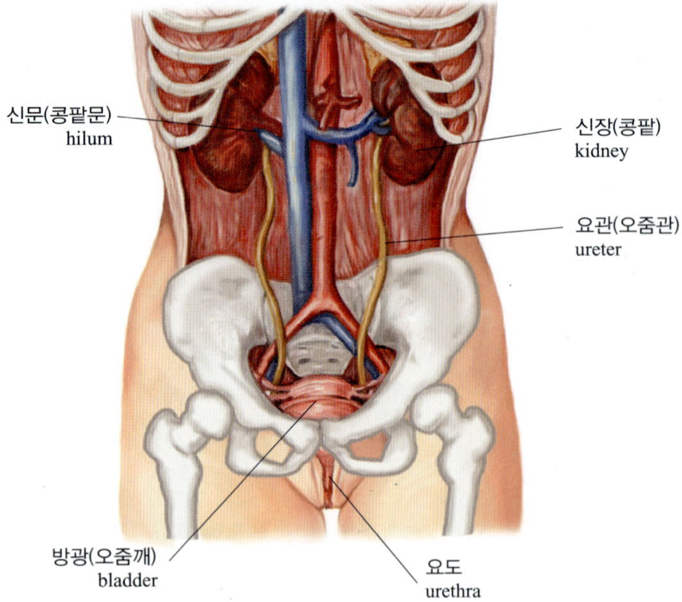

그림 16-1 비뇨기계의 기관들

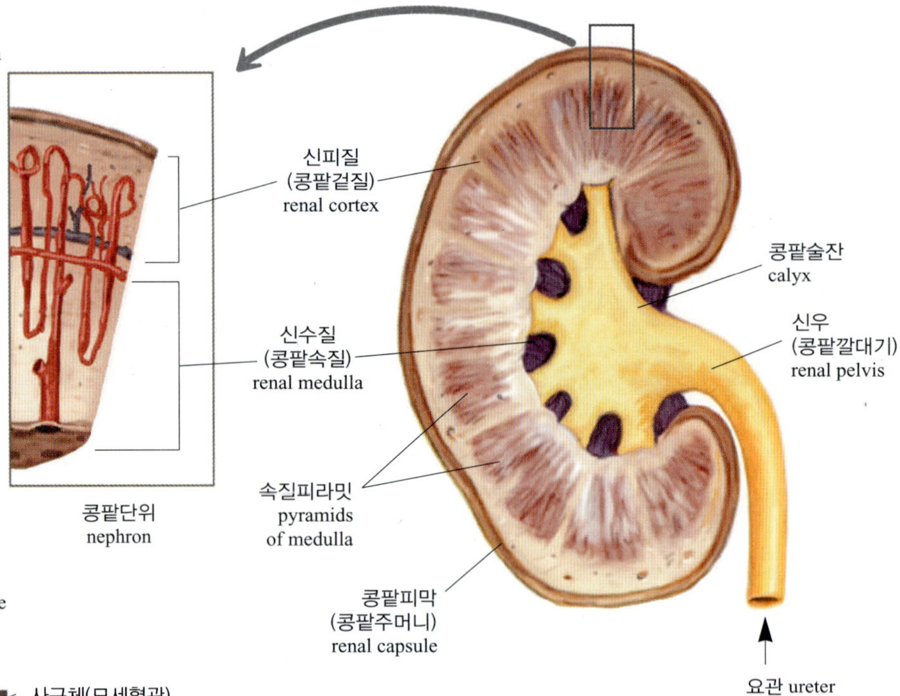

그림 16-2 콩팥의 구조와 콩팥단위(신단위)

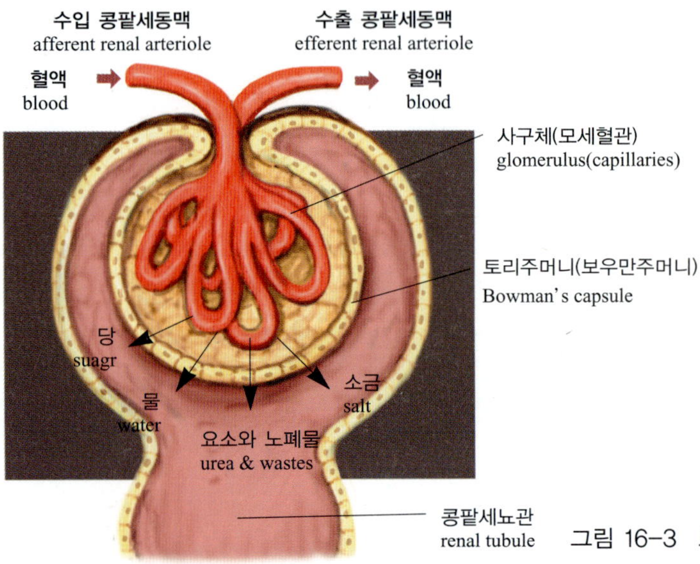

그림 16-3 토리(사구체)와 보우만낭(Glomerulus & Bowman's capsule)

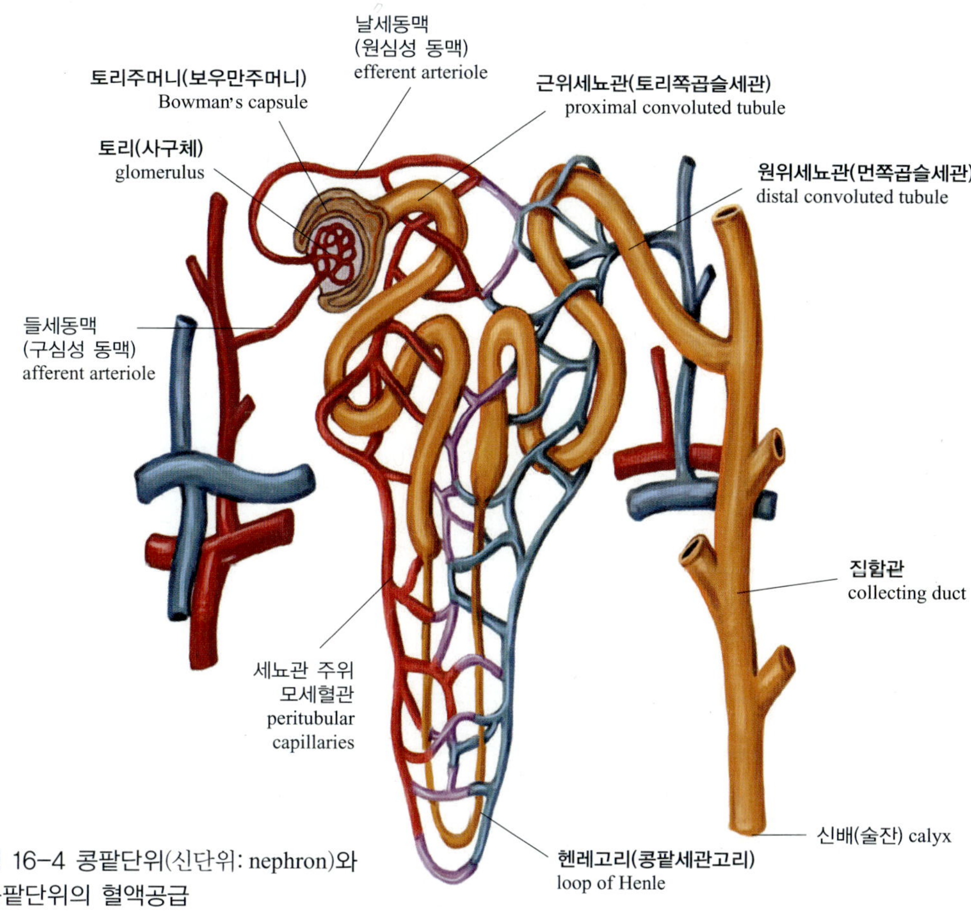

그림 16-4 콩팥단위(신단위: nephron)와 콩팥단위의 혈액공급

Ureter 요관

두 개의 관이 있으며, 길이는 약 26~33 cm로, 신장에서 형성된 요를 방광으로 운반한다.

Urinary bladder 방광

신장에서 형성된 요를 일시적으로 저장했다가 체외로 배설시키는 역할을 하며 소변이 가득차게 되면 두꺼워진 근육 벽이 얇아지며 방광의 크기가 커진다.

Trigone 방광삼각

방광 내 두 개의 요관과 요도가 형성하는 삼각형의 공간으로 이 부위에는 주름이 없는 것이 특징이다.

Urethra 요도

방광의 요를 체외로 배설하는 관으로 비뇨기의 가장 아랫부분이다. 요도의 길이는 남성은 약 20 cm, 여성은 3~5 cm로, 여성의 경우 요도염(urethritis) 발생률이 높다. 남성은 소변 배설과 정액 사출 통로로 이용된다.

Urinary meatus 요도구

소변이 밖으로 나가는 통로이다.

Urine 소변

노란색(yellow) 혹은 호박색(amber)을 띤 액체로 비중은 1.002~1.035이며 pH는 6.5 정도이다. 정상소변에서는 당(glucose), 케톤(ketone), 단백질(protein), 빌리루빈(bilirubin), 세균(bacteria), 원주체(cast) 등은 검출되지 않아야 하며, 적혈구(RBC)와 백혈구(WBC)는 0~3개 정도 검출될 수 있다. 소변은 하루에 1,500~1,800 mL 정도가 배설된다.

Urine Formation & Pathway 소변생성 및 배출경로

신동맥(콩팥동맥, renal artery)을 통해 들어온 혈액은 사구체를 통해 요소, 크레아티닌(creatinine), 물, 소금, 설탕 등이 보우만낭으로 여과되는데 이때 알부민과 같은 단백질이나 세포는 포함되지 않아야 한다.

여과된 액체는 관(tubule)을 통과하는 도중 필요한 물질인 수분 및 전해질과 영양소는 재흡수하게 되며, 신배(calyx), 신우(pelvis)를 통해 요관(ureter)으로 내려가 방광(urinary bladder)과 요도(urethra)를 통해 체외로 배출된다.

Memory key

- 소변의 배출경로는 신동맥을 통해 들어온 혈액이 토리를 통해 보우만낭으로 여과되어, 신배, 신우, 요관을 거쳐 방광으로 들어가 요도를 통해 체외로 배출된다.

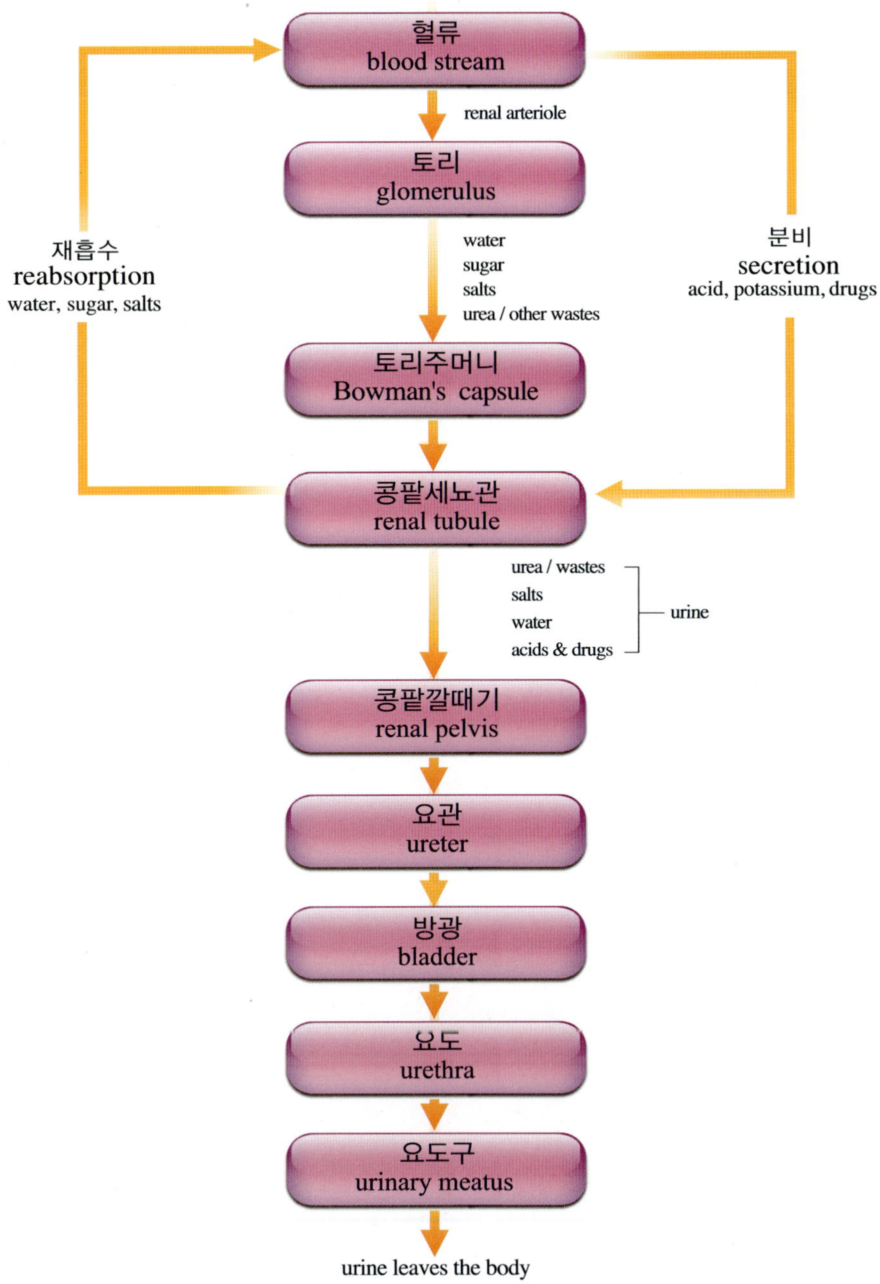

그림 16-5 소변형성 및 배출경로

증상과 질병 용어 Terms for Symptoms and Diseases

증상 용어 Symptoms

Micturition 배뇨

소변을 보는 증상을 의미한다.

Diuresis 이뇨

소변 형성과 배설이 증가되는 현상으로 당뇨병과 요붕증에서 볼 수 있다.

Dysuria 배뇨곤란

배뇨가 어렵거나 배뇨 시에 통증을 느낀다.

Anuresis 배뇨장애

배뇨가 되지 않는 상태이다.

Enuresis 유뇨증, 야뇨증

불수의적인 방뇨로서, 특히 야뇨증(nocturnal enuresis)을 말한다.

Urinary stasis 요 정체

소변 흐름이 정지 또는 지체되는 경우에 해당한다.

Urinary incontinence 요실금

불수의적 요배설. 소변 보유 능력이 없는 것으로 신경학적 장애, 척수손상, 골반근육 약화, 요 정체, 방광기능 손상 등에 의해 발생한다.

Frequency of urine 빈뇨(배뇨빈도)

방광용량의 감소에 의하여 1일간의 배뇨총량은 증가하지 않고 자주 방뇨하는 것이다.

Urinary urgency 요의 절박

갑자기 배뇨하고 싶어서 소변을 참지 못하는 증상이다.

Urinary retention 요정체(급성 요축적)

불수의적으로 방광 내에 소변이 축적되는 현상이다.

Vesical tenesmus 방광이급후증, 방광뒤무직

방광이 지속적으로 강직되나, 소변을 볼 정도의 강직효과는 없어 계속적으로 소변을 보고 싶은 상태를 의미한다.

Anuria 무뇨(증)

소변 형성이 안 되어 소변 배설량이 100～250 mL/day 이하로 저하되는 상태이다.

Hematuria 혈뇨

소변에 혈액이 있는 경우를 혈뇨라 한다.

Glycosuria 당뇨

소변 내에 당(glucose)이 존재하는 것으로, 탄수화물의 과섭취나 당뇨병(diabetes mellitus)에서 나타난다.

Polyuria 다뇨(증)

소변 배설량이 비정상적으로 많아지는 경우로 요붕증(diabetes insipidus), 당뇨병(diabetes mellitus), 이뇨제(diuretics)의 사용 등의 경우에 나타난다.

Oliguria 소변감소증, 감뇨증, 핍뇨

소변 배설량이 500 mL/day 이하로 저하되는 상태이다.

Albuminuria 단백뇨, 알부민뇨[증]

소변에 알부민이 있는 경우를 의미한다.

Pyuria 농뇨(고름뇨)

소변 내에 농(pus)이 존재하며, 요도 감염의 주요 증상이다.

Nocturia 야뇨증

밤에 유독 소변배설이 많아지는 경우이다.

Ketonuria 케톤뇨(증)

소변에 케톤이 있는 경우이다.

Bacteriuria 세균뇨

소변에 세균이 존재하는 경우이다.

Uremia 요독증

신장의 배설기능 장해로 혈액 중의 단백대사 산물이 과도하게 축적되어 초래되는 중독상태로 구역질, 구토, 두통, 현기증, 시력저하, 의식소실, 경련, 질소혈증(azotemia) 등이 현저히 나타난다.

Azotemia 질소혈증

혈액 내에 질소화합물이 존재하는 현상이다.

Acidosis 산성증

몸속에 산이 과다한 상태이다,

Hyperkalemia 고칼륨혈증

혈액에 칼륨이 과다한 상태이다.

Pitting edema 오목부종

손가락으로 눌렀을 때 누른 부위가 올라오지 않고 들어간 상태로 있는 경우이다.

질병 용어 Diseases

Infection & Inflammation 감염 및 염증

- Cystitis 방광염 : 방광의 염증
- Nephritis 콩팥염, 신장염 : 신장의 염증
- Pyelitis 깔때기염, 신우염 : 신우의 염증
- Ureteritis 요관염 : 요관의 염증
- Urethritis 요도염 : 요도의 염증
- Glomerulonephritis 사구체신염(토리콩팥염) : 신장 사구체의 염증. 급성 사구체신염은 전신의 급성 감염 후에 발생되기도 하는데, 초기증상은 거의 없고 부종, 열, 구토, 핍뇨, 혈뇨, 혈압상승 등의 증상이 있다.
- Pyelonephritis 신우신염 : 신우와 신장의 염증. 흔한 신질환으로 세균감염에 의해 야기된다. 신우에 농양(abscess)을 형성하고, 농뇨(pyuria), 발열(fever), 오한(chill), 옆구리 통증(flank pain) 등이 나타난다.
- Urinary tract infection(UTI) 비뇨기관의 감염 : 비뇨기관 내의 감염을 총칭해서 이르는 용어로 비뇨기계에 한 개 또는 그 이상의 기관들이 감염된 상태이다.

Degenerative Vascular Disease 퇴행성 혈관질환

- Nephrotic syndrome 신증후군(콩팥증후군)

(= nephrosis). 신세뇨관 상피의 퇴행성 병조에 의해 생기며 확산된 사구체 손상의 결과이다. 증상은 단백뇨(proteinuria), 부종(edema), 저알부민혈증(hypoalbuminemia)이 있고 감염(infection)에 민감하다.

- Renal failure 신부전(콩팥기능상실)

신부전은 신기능의 상실로, 급성(acute)과 만성(chronic)으로 구분된다.
만성은 만성토리콩팥염(만성사구체신염: chronic glomerulonephritis), 만성깔때기콩팥염(만성신우신염: chronic pyelonephritis), 고혈압(hypertension) 등이 원인이 되고, 치료는 혈액 내 상승된 크레아티닌(creatinine)과 요소(urea), 질소(nitrogen) 등의 노폐물을 제거하기 위한 투석(dialysis)을 하거나 신장이식수술(kidney transplantation)을 한다. 만성신부전은 말기 신질환(end-stage renal disease, ESRD)이라고 하며 치료하지 않으면 치명적이다.

Other Abnormal Conditions 그 밖의 이상 상태

- Cystocele 방광탈출증(방광(낭)류)

방광이 질벽을 통해 탈출되는 현상으로 여성에게 호발하는 질병이다. 방광이 제자리를 지키지 못하고 밑으로 처져서 질벽으로 탈출된 상태를 의미한다.

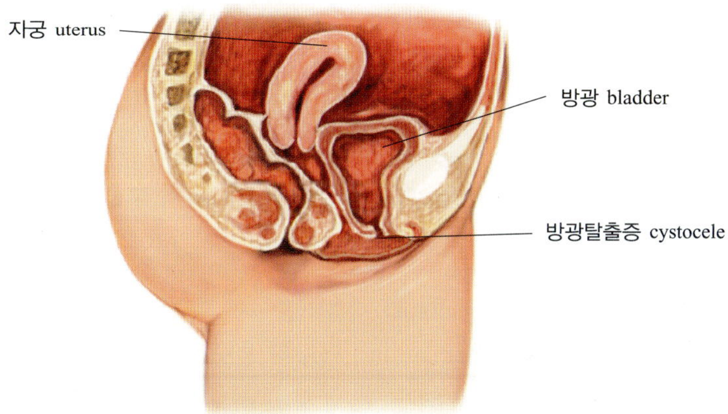

그림 16-6 방광탈출증

• Nephroptosis 신(장)하수(증) (콩팥하수증)
신장이 본래 위치에서 아래로 전위되는 상태로, 콩팥고정술(신고정술 : nephropexy)로 치료한다.

• Ureterectasis 요관확장(증) : 요관이 팽창하거나 확장된 상태

• Renal hypertension 신장성 고혈압 : 콩팥질환으로 혈압이 상승되는 상태

• Polycystic kidney disease 다낭성 신장질병
(PKD or PCKD, 다낭성 신장증후군이라고도 함.) 많은 낭(cyst)들을 포함하고 콩팥이 커져 있는 선천성 기형이다.

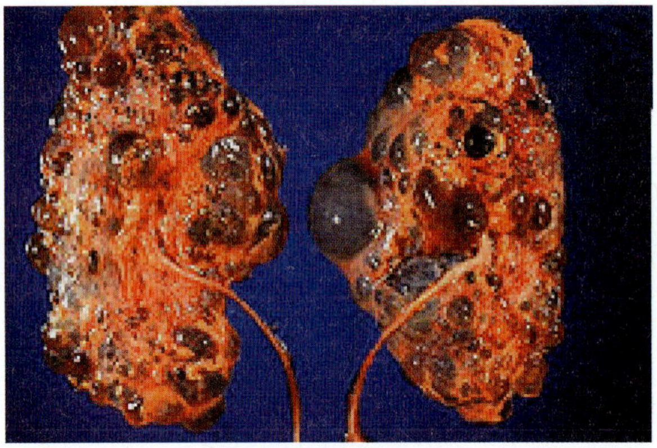

그림 16-7 다낭성 신장질병(polycystic kidney disease)
출처 http://en.wikipedia.org/wiki/Polycystic_kidney_disease

Urinary Obstruction 비뇨기 폐쇄

• Hydronephrosis 수신(증) (물콩팥증)
신결석(renal calculi), 협착(stricture), 종양(tumor), 전립선비대(hypertrophy of the prostate gland) 등으로 생성된 소변이 흘러가지 못해서 신장이 팽창되고 신기능이 저하된다.

• Nephrolithiasis, renal calculus 신[결]석증
신장의 결석으로 혈뇨(hematuria), 옆구리 통증(flank pain) 등이 나타난다.

Ureterolithiasis **요관결석증** : 요관에 돌이 있는 상태

Ureterostenosis **요관협착증** : 요관이 좁아지는 상태

Tumors 종양

• Hypernephroma 부신종
성인의 신장 조직 실질에 나타나는 악성 종양으로, 초기증상은 통증 없는 혈뇨(hematuria)가 있다.

• Wilms' tumor 빌름스 종양

5세 이전의 어린이에게 호발하는 신장의 악성종양으로, 옆구리 통증, 혈뇨, 체중 감소, 빈혈(anemia), 식욕부진(anorexia) 등이 나타난다.

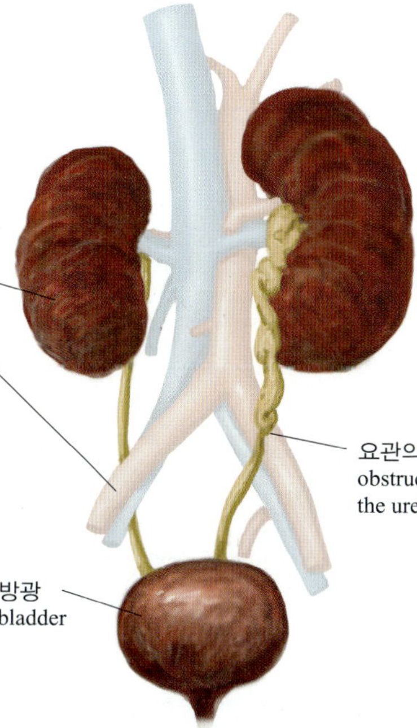

그림 16-8 물콩팥증(수신증)

수술과 처치 용어 Terms for Surgery and Treatment

Nephrectomy 신절제술(콩팥절제술)

콩팥을 절제하는 수술이다.

Nephrolithotomy 신석제거술(콩팥절개돌제거술, 신절석술)

신결석증(nephrolithiasis)시 신결석을 제거하기 위한 수술이다.

Nephropexy 신고정술(콩팥고정술)

콩팥하수증(신장하수증 : nephroptosis) 시 신장을 고정하는 수술이다.

Pyelolithotomy 신우절석(술) (깔때기돌제거술, 깔때기 절석술)

신우로부터 결석을 제거하는 수술이다.

Pyelotomy 신우절개[술] (깔때기절개술)

신우를 절개한다.

Ureterectomy 요관절제술

요관을 절제하는 수술이다.

Kidney transplantation 신장이식(콩팥이식)

신장이식수술은 회복이 불가능한 신기능 부전 환자의 치료로서 다른 사람의 콩팥을 이식하는 수술이다.

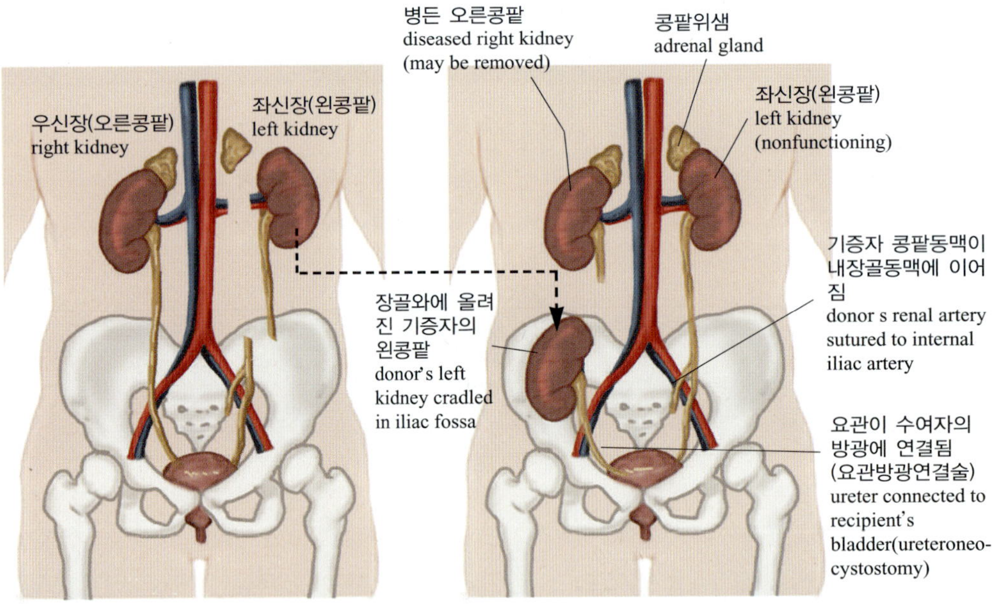

그림 16-9 기증자의 콩팥(신장)과 수여자 오른쪽 부위에 콩팥(신장)이식

Dialysis 투석

신부전(renal failure) 시 투석을 통해 체내 노폐물을 제거하는 치료방법으로 두 가지가 있다.

- **Hemodialysis(HD) 혈액투석**
  인공신장기(artificial kidney machine)를 사용하여 혈액 내 노폐물을 제거한 후 환자의 몸에 다시 넣어 주는 방법이다.

- **Peritoneal dialysis(PD) 복막투석**
  복강 내로 투석액을 주입하여 물질을 교환하는 시간을 부여한 후, 투석물(dialysate)을 제거하여 노폐물을 제거하는 방법으로 혈액투석(HD)이 부적합하고 심혈관질환이나 출혈경향이 심한 환자에 사용한다.

Memory key

• 신부전(renal failure) 환자는 혈액투석과 복막투석으로 체내 노폐물을 제거한다.

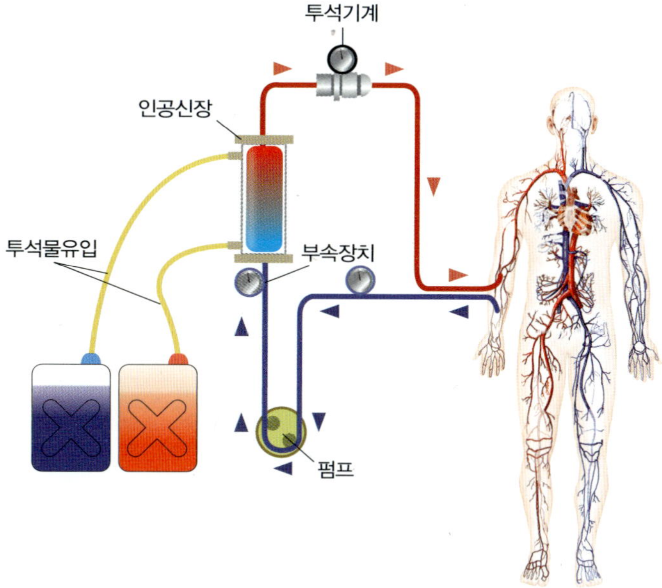

그림 16-10 혈액투석의 원리

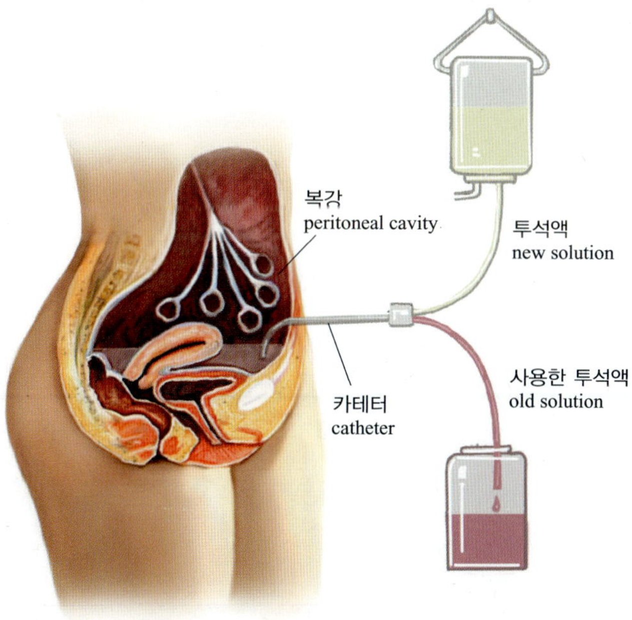

그림 16-11 복막투석

검사와 중재 용어 Terms for Test and Intervention

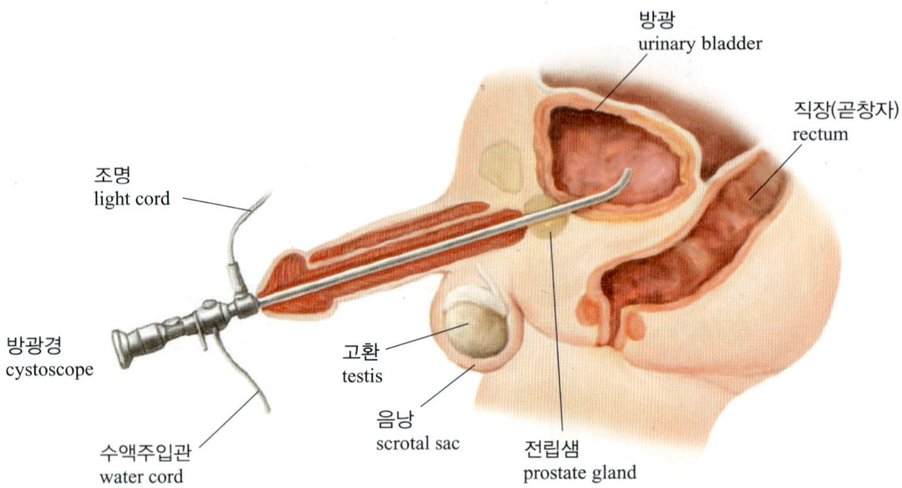

그림 16-12 방광경검사(cystoscopy) : 남성방광 내 삽입된 방광경

Cystoscopy 방광경검사

내시경(cystoscope 방광경)을 이용하여 방광의 내부를 직접 관찰하는 방법이다.

Urethroscopy 요도경검사

요도 내부를 직접 관찰하여 검사하는 방법이다.

KUB (Kidney, ureter, bladder) 신장, 요관, 방광 검사

조영제를 쓰지 않는 X-ray test로 기관의 위치, 크기, 윤곽을 알 수 있다.

IVP (Intravenous pyelography) 정맥성 신우조영술 (정맥 내 깔때기조영술)

조영제를 정맥 내로 주사하여 조영제가 신장에서 요관, 방광에서 요도로 배출되는 동안 X-ray 촬영을 하는 것으로 콩팥의 기능과 낭종, 종양, 감염, 물콩팥증(hydronephrosis), 콩팥돌증(nephrolithiasis) 등을 검사한다.

RP, RGP(Retrograde pyelography) 역행성 신우조영술 (역방향 깔때기조영술)

요관으로 삽입한 도관으로 조영제를 주입한 뒤 콩팥, 요도 및 방광을 X-ray 사진으로 촬영한다.

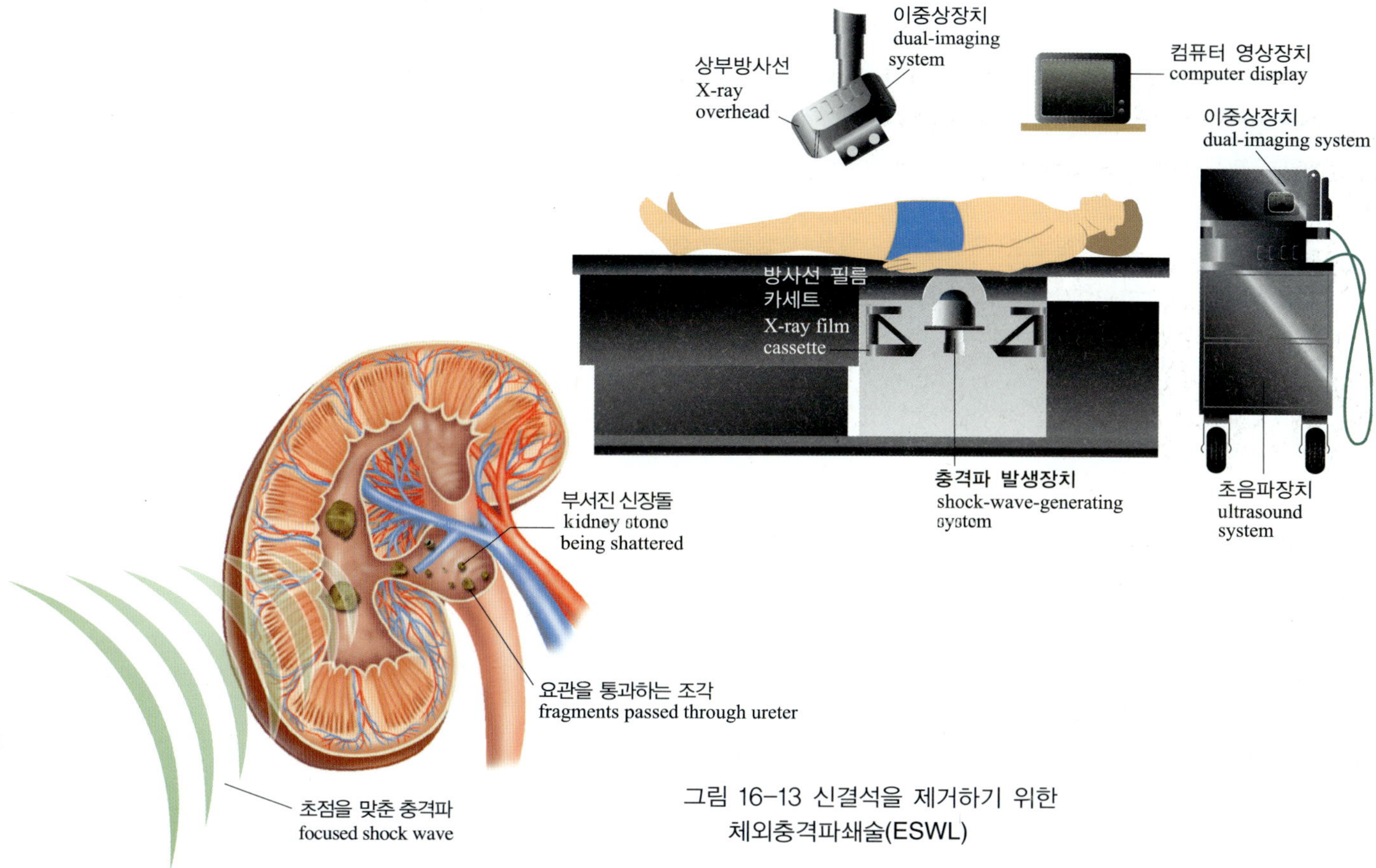

그림 16-13 신결석을 제거하기 위한 체외충격파쇄술(ESWL)

Renal biopsy 신생검(콩팥생검)

콩팥조직을 떼어 내어, 콩팥질환을 진단하는 검사로, 개방방법(open technique)과 밀폐방법(closed technique)이 있다.

VCUG(Voiding cystourethrogram) 배뇨 방광요도촬영법

조영제를 주입한 뒤 배뇨 중과 배뇨 전후에 각각 행해지는 방광, 요관 및 요도에 대한 X-선 촬영법이다.

Renal angiography 콩팥 혈관조영술

조영제를 주입하고 콩팥의 혈관을 촬영하는 X-선 검사로 콩팥의 종양을 진단하거나 고혈압 환자에서 콩팥혈관의 형태를 관찰할 때 하는 검사이다.

ESWL(Extracorporeal shock wave lithotripsy) 체외충격파쇄석술(몸밖충격파돌깸술)

체외에서 충격파를 투입시켜 결석을 분쇄시키는 절차로 일반적으로 방광 위에 있는 요결석일 때 시술한다. 충격적인 파동을 통해 신장의 결석들을 조각으로 분쇄하여, 분쇄된 조각들을 소변을 통해 배출시키는 방법이다.

BUN(Blood urea nitrogen) 혈액요소질소(검사)

혈액 속의 질소노폐물인 요소의 양을 측정하는 검사로 요소가 혈액 내에 축적(uremia)될 경우에는 무의식과 사망(death)을 초래할 수 있다.

Creatinine clearance test 청소검사

혈액으로부터 크레아티닌을 제거하는 능력을 측정하는 검사로 24시간 동안 소변으로 배설된 크레아티닌의 양을 측정하여 신기능을 판정할 수 있는 방법으로 신장의 배설능력을 정량적 수치로 표현한 검사이다.

Urinalysis 요분석

요를 이용하여 요로계통의 질병을 진단하기 위해 광범위하게 사용되는 것으로 요의 색깔, pH, 당, 케톤 헤모글로빈을 포함한 요화학검사 등을 검사하여 요의 비정상적 상태를 확인하는 검사이다.

Urinary catheterization 요로 도관 삽입, 도뇨

치료 또는 진단의 목적으로 요도 도관을 방광에 삽입하여 소변을 배출시키기 위한 방법으로, 요도 손상이나 방광 혹은 요도 부위를 수술하였을 때 실시한다.

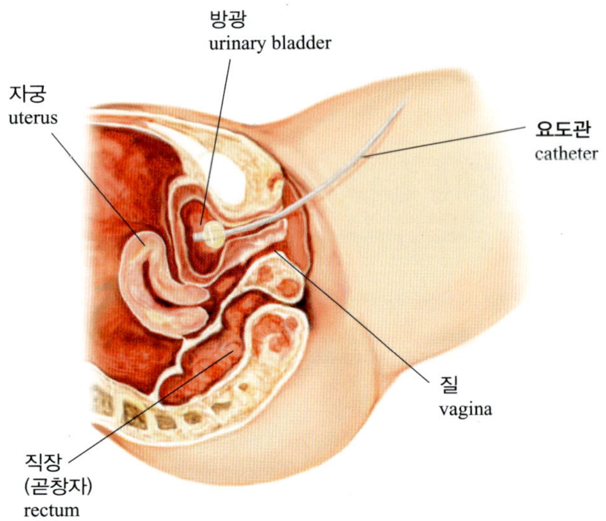

그림 16-14
여자 방광에 삽입한 Foley catheter

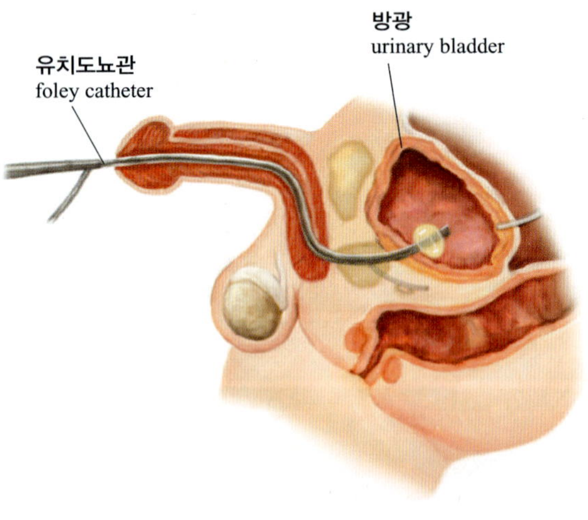

그림 16-15
남자 방광에 삽입한 Foley catheter

주요 용어 분석과 의미 Analysis and Meaning of Key Terms

용어(Term)	용어 분석(Term Analysis)	의미(Meaning)
	nephr/o	kidney **신장**
nephrolithiasis 신결석증 [nefraliθáiəsis]	-iasis = abnormal condition 비정상적인 상태 lith/o=stones 결석	신장결석은 결석이 이동하며 요관을 따라 폐쇄를 초래
nephropathy 신병증 [nəfrápəθi]	-pathy = disease 질환	신장질환
nephrolithotomy 신절석술 [nefraliθátəmi]	-tomy = process of cutting 절개과정	신장을 절개하여 결석제거 시술
	ren/o	kidney **신장**
renal hypoplasia 신형성부전 [ríːnəl háipoupléiʒə]	-al = pertaining to ~에 관계된, ~에 속한 -plasia = formation, development, 형성, 발육 hypo = under, below normal, 정상 이하, 부족한	신장의 미발육
	pyel/o	renal pelvis **콩팥깔때기, 신우**
pyelonephritis 신우신염 (깔때기콩팥증) [pàiəlounifráitis]	-itis = inflammation 염증	신장과 신우의 염증
pyelogram 신우조영사진 [pàiəlougræm]	-gram = record 기록	요관과 신장의 영상, 특히 신우의 모습
	cyst/o	bladder **방광**
cystitis 방광염 [sistáitis]	-itis = inflammation 염증	방광의 감염
cystoscope 방광경 [sístəskòup]	-scope = instrument used to visually examine 시각적인 검사를 위해 사용하는 기구	방광의 시각적 검사를 위해 사용하는 기구

용어(Term)	용어 분석(Term Analysis)	의미(Meaning)
	glomerul/o	glomerullus **사구체**
glomerulonephritis 사구체신염 [gloumèrjulounə-fráitis, glə-]	-itis = inflammation 염증 nephr/o = kidney 신장	신장 사구체의 염증
	urethr/o	urethra **요도**
urethrocystitis 요도방광염 [jurə̀θrousistáitis]	cyst/o = bladder 방광 -itis = inflammation 염증	요도와 방광의 염증
	ureter/o	ureter **요관**
ureteral 요관의 [juərí:təral]	-al = pertaining to ~에 관계된, ~에 속한	요관에 속해 있는
ureterolith 요관결석 [jurí:təroulíθ]	-lith = stone 결석, 돌	요관의 결석
	ur/o	urinary tract, urine, urination **요관, 요, 소변**
uremia 요독증 [juərí:miə]	-emia = blood condition 혈액상태	신장기능의 상실로 혈액 내 노폐물이 축적된 상태
urologist 비뇨기과전문의 [juərɑ́lədʒist]	-logist = specialist 전문의	비뇨기과 전문의
	cortic/o	cortex, outer layer **겉질, 피질**
cortical 피수질의 [kɔ́:rtikəl]	-al = pertaining to ~에 속하는	피질 또는 신장의 외층에 속함
	medull/o	medulla **속질, 수질**
medullary 수질의 [médəlèri]	-al = pertaining to ~에 관계된	수질 또는 신장의 속질에 속함
	vesic/o	urinary bladder **방광**
vesicotomy 방광절개술 [vèsəkɑ́təmi]	-tomy = incision	방광을 절개하는 시술
	lith/o	stone **결석, 돌**
lithotripsy 쇄석술(돌깸술) [líθətrìpsi]	-tripsy = crushing 분쇄, 으깸	신장결석의 외과적 분쇄 초음파로 결석을 작은 조각으로 부수어 요관으로 배출 촉진하는 시술

약 어 Abbreviations

약 어	Full Term	의 미
ADH	antidiuretic hormone, vasopressin	항이뇨호르몬
ARF	acute renal failure	급성신부전
ATN	acute tubular necrosis	급성 세관 괴사증
BUN	blood urea nitrogen	혈액 요소 질소
CAPD	continuous ambulatory peritoneal dialysis	휴대복막투석
Cath	catheter, catheterization	도관, 도관 삽입
CCPD	continuous cycling peritoneal dialysis	순환 복막투석
CKD	chronic kidney disease	만성콩팥병
CRF	chronic renal failure	만성신부전
cysto	cystoscopic examination	방광경 검사
ESRD	end-stage renal disease	말기신질환
ESRF	end-stage renal failure	말기콩팥부전, 말기신부전
ESWL	extracorporeal shock wave lithotripsy	체외의 충격파쇄석술
GU	genitourinary	비뇨생식기
HD	hemodialysis	혈액투석
IVP	intravenous pyelogram	정맥성 신우조영술
K^+	potassium electrolyte	칼륨, 전해질의 일종
KUB	kidney, ureter and bladder	콩팥, 요관, 방광 단순촬영
Na^+	sodium electrolyte	나트륨, 전해질의 일종
PD	peritoneal dialysis	복막투석
PKU	phenylketonuria	페닐케톤뇨증
RP	retrograde pyelogram	역행성 신우조영술
UTI	urinary tract infection	요로감염
U/A	urine analysis	소변검사
VCUG	voiding cystourethrogram	배뇨방광요도조영술

연습문제 Exercises

1. 다음 장기의 의학용어를 쓰시오.

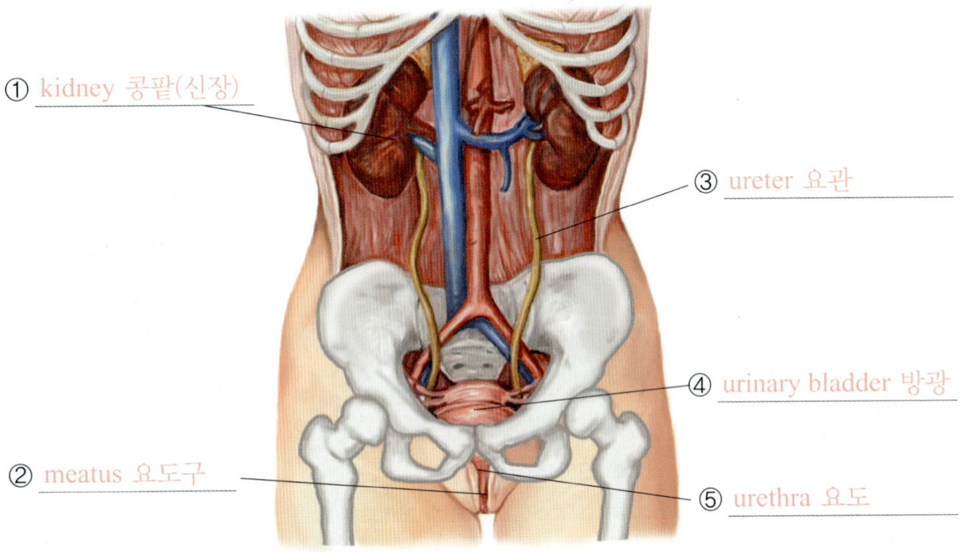

2. 다음 부위의 의학용어를 쓰시오.

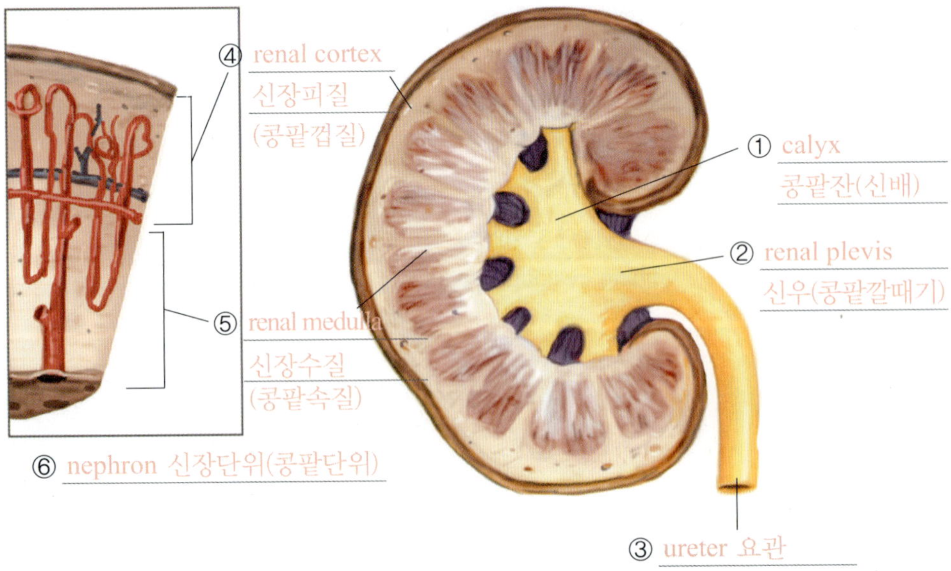

3. 다음 용어의 의미를 쓰시오.

용 어	의 미	용 어	의 미
kidney	콩팥, 신장	anuria	무뇨증
ureter	요관	chronic renal failure	만성콩팥기능상실, 만성신부전
nephron	콩팥단위, 신단위	dysuria	배뇨곤란, 배뇨장애
renal pelvis	콩팥깔때기, 신우	nephrotic syndrome	콩팥증후군, 신증후군
urinary bladder	방광	oliguria	소변감소증, 핍뇨
urethra	요도	polycystic kidney	다낭성신장질병
cystitis	방광염	glycosuria	당뇨
glomerulonephritis	토리콩팥염, 사구체신염	lithotripsy	돌깸술, 쇄석술
hydronephrosis	물콩팥돌증, 수신증	intravenous pyelogram	정맥깔때기조영사진 정맥내신우조영술
nephrolithiasis	콩팥돌증, 신석증	pyelogram	깔때기조영사진, 신우조영사진
pyelitis	깔때기염, 신우염	cystoscopy	방광보개검사, 방광경검사
renal failure	콩팥기능상실, 신부전	nephrolithotomy	콩팥절개돌제거술, 신석제거술
uremia	요독증	hemodialysis	혈액투석
urethritis	요도염		

4. 다음 약어의 full term과 의미는?

① ARF acute renal failure 급성콩팥부전, 급성신부전

② BUN blood urea nitrogen 혈액 요소 질소

③ CKD chronic kidney disease 만성콩팥병

④ CRF chronic renal failure 만성콩팥부전, 만성신부전

⑤ ESRF end-stage renal failure 말기콩팥부전, 말기신부전

⑥ ESWL extracorporeal shock wave lithotripsy
몸밖충격파돌깸술, 체외의 충격파쇄석술

⑦ HD hemodialysis 혈액투석

⑧ KUB kidney ureter and bladder 콩팥, 요관, 방광 단순촬영

⑨ PD peritoneal dialysis 복막투석

⑩ UTI urinary tract infection 요로감염

5. 다음 설명에 해당하는 용어는?

① 방광에 모인 소변을 체외로 배출하는 관 :

urethra 체요도

② 콩팥의 구조적, 기능적 최소단위 :

nephron 콩팥단위

③ 불수의적으로 소변을 많이 보는 경우로 주로 밤에 심하게 나타나는 질환 :

enuresis 유뇨증, 야뇨증

④ 소변으로 비뇨기계통의 질병 진단을 위해 광범위하게 사용하는 방법 :

urinalysis 소변분석

⑤ 토리콩팥에 염증이 있는 상태 :

glomerulonephritis 토리콩팥염, 사구체신염

Male Reproductive System

Chapter 17 남성생식기계

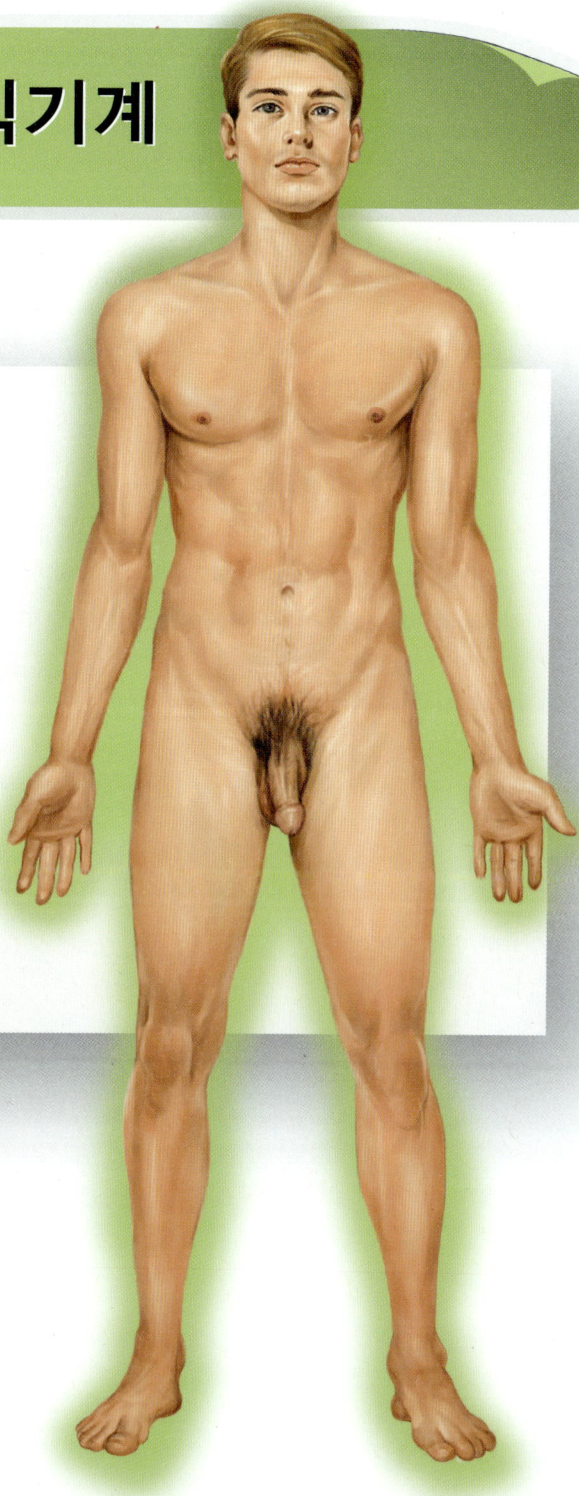

구성 Composition

- 들어가기
- 해부학적 용어
- 증상과 질병 용어
- 수술과 처치 용어
- 검사와 중재 용어
- 주요 용어 분석과 의미
- 약어
- 연습문제

학습목표

- 남성생식기계의 해부학적 구조와 기능을 이해한다.
- 남성생식기계의 질환을 이해한다.
- 성매개 감염질환의 유형을 이해한다.
- 남성생식기계 치료 및 수술용어를 이해한다.
- 남성생식기계 관련 의학용어의 발음과 정의를 이해한다.
- 남성생식기계 관련 약어를 이해한다.

들어가기 Prolog

고환(testis)에서 정자(sperm)를 생산하고, 생산된 정자는 남성생식기에서 배출되어 여성생식기에 전달된다. 남성생식기계는 외부생식기와 내부생식기로 구분되며, 외부생식기는 음경(penis) 및 두 개의 고환, 부고환이 있는 음낭(scrotum)을 포함하며, 내부생식기는 정낭, 사정관, 전립샘, 망울요도샘 등으로 구성된다.

남성생식기계는 일생 동안 수천억 개의 정자를 생산하고 배출하며, 정자는 한 번의 사정(ejaculation)으로 약 3억 개가 배출되며, 하나의 정자가 하나의 난자에 들어가 수정(fertilization)이 일어난다. 남성생식기계는 남성호르몬인 테스토스테론(testosterone)을 분비하여 남성의 2차 성징을 유발하는데, 남성의 신체적인 특징인 수염, 음모나 목소리의 변화를 가져온다.

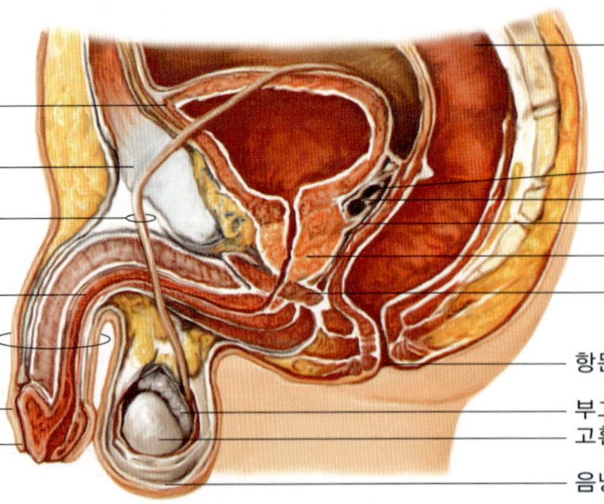

그림 17–1 남성생식기계의 시상단면

해부학적 용어 Anatomical Terms

Testis(plural : testes, testicles) 고환, 정소

음낭 속에 위치한 좌우 한 쌍의 장기로 정자를 생산하고 남성호르몬인 테스토스테론을 생산한다. 정자생산은 고환 안쪽의 정세관(seminiferous tubules)에서 형성되며 고환 안의 간질세포에서 테스토스테론이 생성되어, 사춘기의 특징인 수염과 변성기가 생기는 남성 2차 성징을 유발한다.

Scrotum 음낭

음경 뒤 양쪽 옆에 위치한 낭으로, 고환과 부고환을 싸고 있는 주머니이며 복벽의 일부가 돌출되어 형성된 것이다.

Perineum 회음[부]

항문과 음낭 사이의 공간이다.

Seminiferous tubules 정세관

고환 속에 있는 관으로 정자 형성이 일어나는 가는 관이다.

Epididymis(plural : epididymides) 부고환, 부정소

고환의 위쪽에 있는 관으로 머리, 몸통, 꼬리의 세 부분으로 구성된다. 고환에서 만들어진 정자를 보관하거나 정자를 정관으로 운반하는 통로로, 부고환을 통과하는 과정에서 정자가 성숙하며, 운동성을 가진다.

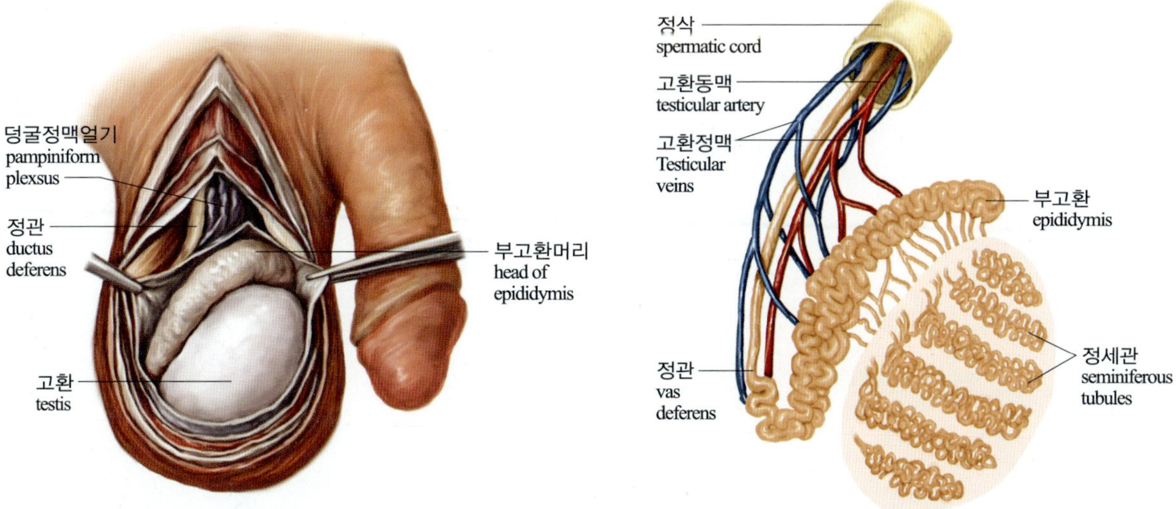

그림 17-2 고환과 부고환의 내부구조

Vas deferens, ductus deferens 정관, 수정관

정자가 골반강으로 들어가 방광 주위를 지나 요도까지 운반되는 45 cm 정도의 관으로, 남자의 불임시술 시에 정관을 절단하거나 결찰하게 되는데, 이 처치를 정관절제술(vasectomy)이라고 한다.

Seminal vesicles 정낭

방광 뒤에 위치하며, 고환에서 생성된 분비물을 저장하고, 정자에 영양을 공급하는 노란 물질을 분비하는데, 이는 정액(semen)의 한 성분이 된다.

Urethra 요도

정관과 연결되는 관으로, 여성과 달리 생식문(genital orifice)과 배뇨(urinary opening)의 기능을 모두 가진다.

Prostate gland 전립샘(전립선)

방광 아래에 위치하며, 요도의 아랫부분을 둘러싸고 있는 장기이다. 정액(semen)의 한 성분이 되는 알칼리성 분비물을 형성하는 선(gland)으로, 이 분비물은 요도(urethra)의 산도를 중화시켜 정자(sperm)의 운동성(motility)을 유지해 주며, 요도와 질의 산도를 유지하여 정자를 보호하는 기능을 한다.

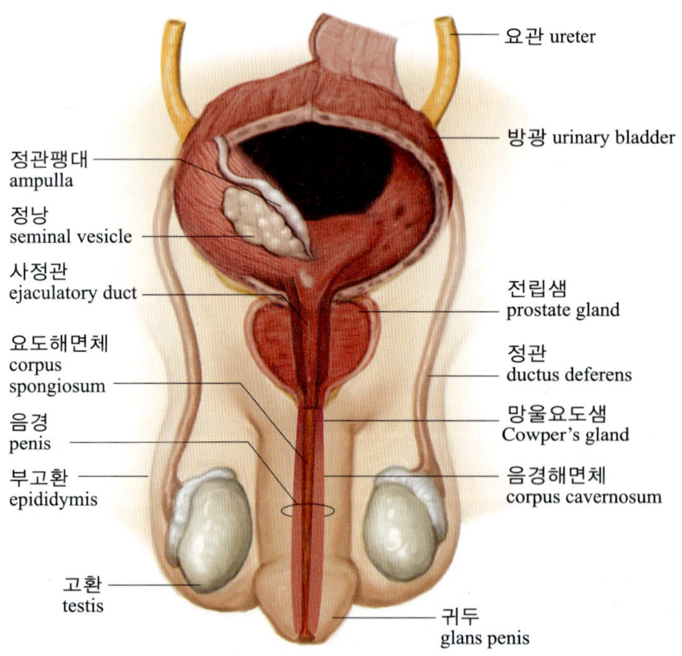

그림 17-3 남성생식기계와 주변기관

Cowper's glands, bulbourethral glands 망울요도샘(쿠퍼선, 요도구선)

전립선 아래에 위치하며, 성적흥분 시 귀두에 윤활작용을 하는 점액을 분비한다.

Penis 음경

2개의 음경해면체와 1개의 요도해면체를 피부와 피하조직이 싸고 있는 남성 외부 생식기이다. 가운데는 요도에 의해 관통되고 있으며, 음경의 끝은 피부가 접혀져 있어 음경귀두를 싸고 있는데 이를 포피(prepuce, foreskin)라 한다.

Glans penis 음경귀두

음경 끝부분의 팽대된 부분으로 맨 끝에 요도구가 열려 있다.

Prepuce 포피

포경수술을 시행하지 않은 남성의 음경귀두를 덮고 있는 피부주름이다.

Semen 정액

정낭에서 분비하는 용액과 정자로 구성된 것으로 요도를 통해 사정(ejaculation) 시에 분비되는 액체이다.

Ejaculation 사정

남성의 요도로부터 체액과 정액이 배출되는 것이다.

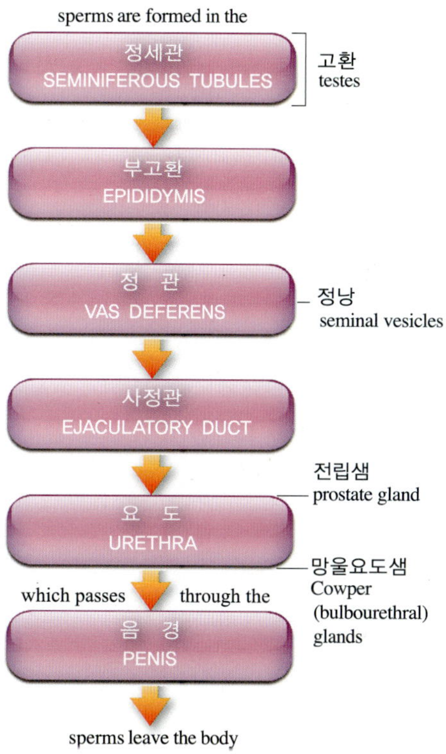

그림 17-4 정자의 이동경로

Memory key

- 생식관은 부고환에서 시작되어 정관을 이루고 정낭에서 사정관까지 연결되어 있으며, 전립선을 지나 요도까지 연결된다.

증상과 질병 용어 Terms for Symptoms and Diseases

Azoospermia 정자없음증(무정자, 정자결여증)

정액(semen) 속에 정자(sperm)가 없는 상태이다.

Oligospermia 정충감소증

정액 속에 정자수가 부족한 상태이다.

Chancre 경성하감(hard ulcer, 굳은궤양), 매독(syphilis)

감염 시에 나타나는 피부의 구진성 병변이다.

Chancroid 연성하감

피부의 궤양으로 비매독성 병변이 나타난다.

Balanitis 귀두염

귀두(glans penis)의 염증이다.

Epididymitis 부고환염

부고환(epididymis)의 염증이다.

Prostatitis 전립샘염

전립샘(prostate)의 염증이다.

Orchitis 고환염

고환(testis)의 염증을 뜻한다.

Phimosis 포경

포피구가 작거나 귀두와 유착되었기 때문에 포피가 반전이 불가능한 상태로 귀두염을 초래할 수 있어, 포경수술(circumcision)을 통해 치료한다.

Anorchism, anorchia 무고환[증]

선천적으로 편측 또는 양측 고환이 없는 경우이다.

Cryptorchidism, cryptorchism 잠재고환, 잠복고환

출생 시에 하나 이상의 고환이 음낭주머니(scrotal sac)로 내려오는 것이 정지되어 복강이나 서혜관 내에 위치하는 상태이며 고환고정술(orchiopexy)로 교정한다.

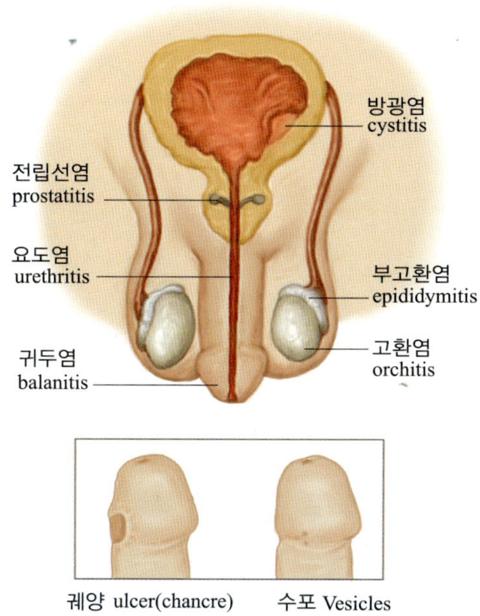

그림 17-5 남성생식기의 염증

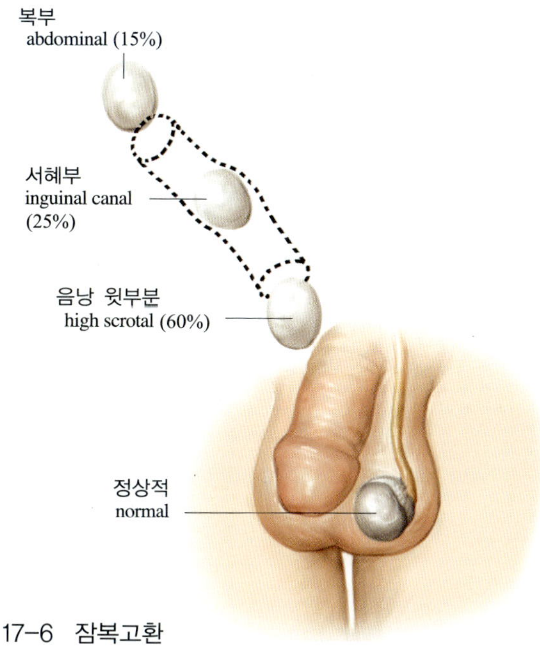

그림 17-6 잠복고환

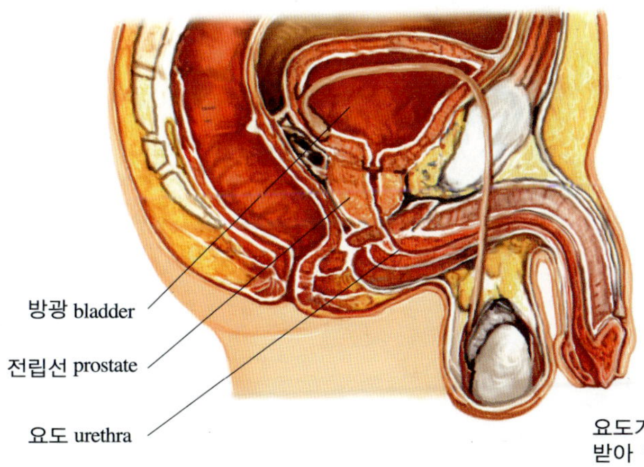

그림 17-7 정상적인 전립샘

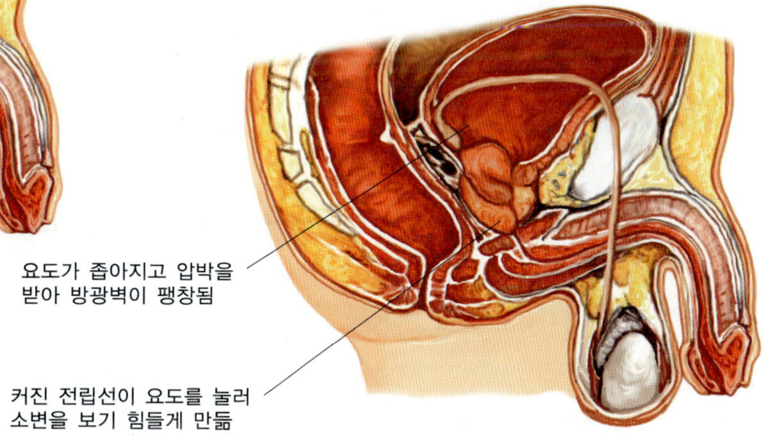

그림 17-8 비대해진 전립샘

BPH(Benign prostatic hyperplasia, benign prostate hypertrophy) 양성전립샘비대증

60세 이상 남성에게 흔히 발생하는 질환이다. 전립샘 내부의 샘조직이 비대되어 요도(urethra)를 누르면 충분한 배뇨를 하지 못하며, 요정체, 요로감염증, 수신증(hydronephrosis)이 나타나기도 한다. 치료는 전립샘절제술(prostatectomy)을 시행하는데, 특히 요도(urethra)를 통해 전립샘 조직을 잘라내는 시술을 경요도전립샘절제술(transurethral resection of prostate : TUR or TURP)이라 한다.

Hydrocele 음낭수종(수류)

고환 내 또는 정관을 따라 액체가 축적되어 커지면 음낭 속으로 음경이 묻히기도 한다. 외과적으로 수류절제술(hydrocelectomy)이 필요하기도 하다.

Varicocele 덩굴정맥류, 정계정맥류, 정삭정맥류

고환과 가까이 있는 정맥이 비대해지고 확장된 상태로, 정충감소증(oligospermia)과 동반되어 불임(infertility)을 가져오며 치료는 정맥류절제술(varicocelectomy) 등을 시행한다.

Hypospadias, hypospadia 요도밑열림증(요도하열)

선천적으로 요도가 음경 아래의 표면 쪽으로 열려있는 상태이다.

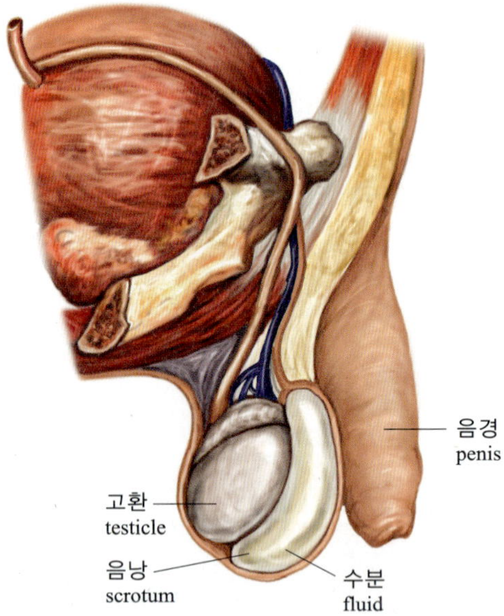

그림 17-9 음낭수종

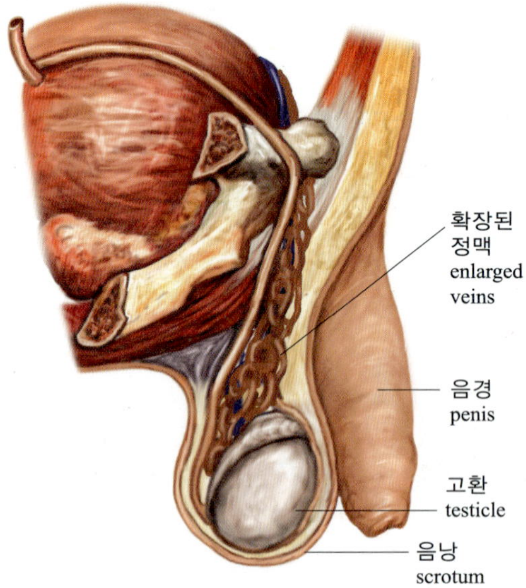

그림 17-10 덩굴정맥류

Epispadias, epispadia 요도위열림증(요도상열)

요도가 음경 위의 표면 쪽으로 열려있는 상태로 치료는 요도성형술(urethroplasty)을 시행한다.

Adenocarcinoma of prostate 전립샘암

남성의 전립샘에 발생하는 암으로 전립샘암의 대부분은 상피세포에서 기인하는 선암(adenocarcinoma)이다. 치료법은 전립샘절제술, 방사선요법, 화학요법 및 호르몬요법 등이다.

Testicular carcinoma 고환암

고환의 악성종양(malignant tumor)으로, 음낭이 비대하고 단단해지나 통증이 없어 방치하여 주변 장기로 전이되기 쉽다. 융모막암(choriocarcinoma), 태생기 암(embryonal carcinoma), 정상피종(seminoma), 기형암종(teratocarcinoma) 등이 있고, 방사선치료(radiotherapy), 화학요법, 고환절제술(orchiectomy) 등으로 치료한다.

Memory key

- 60세 이후 남자에서 양성전립샘비대증이 흔하게 발생하는데, 비대된 전립샘이 요도를 압박하여 요도를 비우기 어려워 감염 기회가 높다.

성매개감염 STI (sexually transmitted infections)

성매개감염은 성적 접촉에 의해 전달되는 질환으로, 과거에는 venereal disease(성병) 혹은 sexually transmitted disease(성매개질병)이라 불렸다.

Gonorrhea 임질

임균(gonococcus)에 의해 감염되는 생식계통의 점막 염증으로 증상은 배뇨곤란(dysuria)과 노란 화농성 점액 분비물이 특징이다.

Syphilis 매독

매독의 감염 후 몇주 내에 최초로 통증 없는 단단하고 둥근 병변인 경성하감(chancre)이 나타나고, 제2기는 최초 감염 후 약 6주경에 시작되며 피부발진(skin rash), 림프절증(lymphadenopathy)이 나타나고 외음, 항문, 입안 등에 condylomata lata라 불리는 구진을 일으키는데 감염성이 매우 높다. 제3기는 일시적으로 증상이 잠시 없어지나, 결국 중추신경계, 심장맥관계, 눈 등에 매독균이 침입하여 괴사(necrosis)와 섬유화(fibrosis)를 일으키는 고무종(gumma)이 발생한다.

매독을 치료하지 않은 임부는 유산을 하거나 기형아를 출산하기도 하며 치료는 페니실린으로 한다.

Trichomoniasis 트리코모나스증

트리코모나스(trichomonas)에 의한 생식기 감염으로, 남자보다 여자에게 많이 나타나며, 치료는 메트로디나졸(metronidazole, Flagyl)로 하면 효과적이다.

Chlamydial infection 클라미디아 감염

클라미디아 트라코마티스 세균에 의한 생식계통의 질환으로, 남성은 배뇨장애를 경험하며, 흰색 혹은 투명한 분비물이 발생할 수 있다. 치료는 테트라사이클린(tetracycline) 항생제로 할 수 있다.

수술과 처치 용어 Terms for Surgery and Treatment

Castration 거세[술]

고환 혹은 난소의 수술적 제거술이다.

Circumcision 포경수술, 윤절[술]

포경(phimosis) 시 포피를 절개하여 귀두가 항상 보이도록 하는 수술이다.

Epididymectomy 부고환절제[술]

부고환을 제거하는 수술이다.

Orchiectomy, orchidectomy, orchectomy 고환절제[술]

고환을 제거하는 수술이다.

Orchiopexy, orchidopexy 고환고정[술]

잠복고환을 음낭 내에 고정하는 수술이다.

Hydrocelectomy 수류절제[술]

음낭수종을 절제한다.

Prostatectomy 전립선절제[술]

절립선을 절제하는 수술방법이다. 양성 전립선 비대증(BPH)일 경우 여러 가지 방법으로 전립선 절제를 시행하는데, 그 방법으로 경요도전립선절제술(transurethral prostatectomy), 치골상 전립선절제술(suprapubic prostatectomy), 치골후 전립선절제술(retropubic prostatectomy), 회음전립선절제술(perineal prostatectomy) 등이 있다.

Vasectomy 정관절제[술]

정관을 절제한 후 양쪽 끝을 봉합사로 묶어 정자가 정액에 들어가지 못하게 하는 영구적 남성피임술이다.

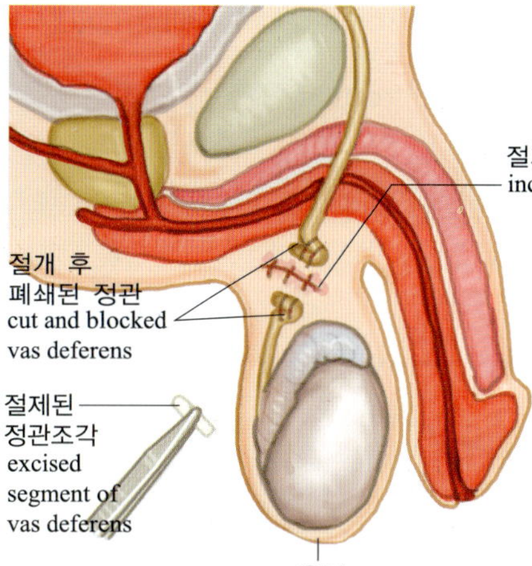

그림 17-11 정관절제술

Vasoligation 정관묶음술(정관결찰술)

정관을 묶어 남성불임을 만들거나 부고환염을 막는다.

Vasovasostomy 정관이음술(정관문합)

정관(vas deferens)을 절단한 남성의 수정 능력을 재생하기 위한 시술이다.

검사와 중재 용어 Terms for Test and Intervention

VDRL(Venereal Disease Research Laboratory) test 매독혈청검사

매독을 진단하기 위한 혈청검사이다.

FTA-ABS fluorescent treponemal antibody absorption test 트리포네마 형광항체흡수 시험

매독의 확진과 조기진단, 경과 및 치료판정에 유용하며, 이 외의 매독검사로는 STS(serological test for syphilis), Wasserman test, TPHA 등이 있다.

Semen analysis 정액분석

현미경을 통해 사정액에 존재하는 정자세포의 수와 운동성을 검사한다. 정액 1 mL 내에 2천만 개 이하의 정자가 있을 경우 보통 sterility(불임)이라고 한다.

Transurethral resection of the prostate (TURP) 경요도전립샘절제술

양성전립샘비대증의 치료를 위해 절제경(resectoscope)을 사용하여 요도를 통한 전립샘의 일부를 절제하는 처치이다.

Digital rectal examination (DRE) 직장수지검사, 곧창자손가락검사

직장(rectum)을 통하여 전립샘을 검사하는 촉진법이다.

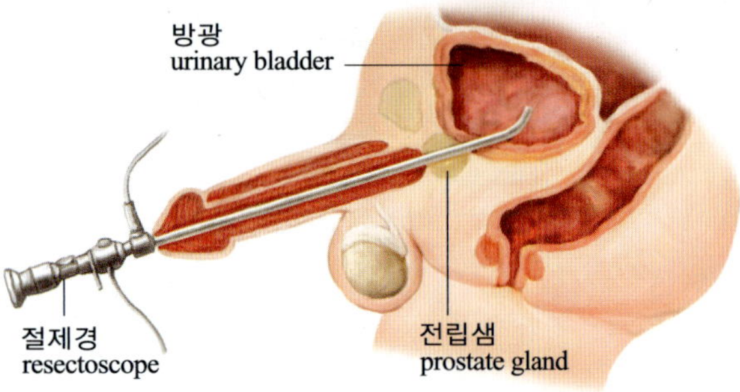

그림 17-12 경요도전립샘절제술

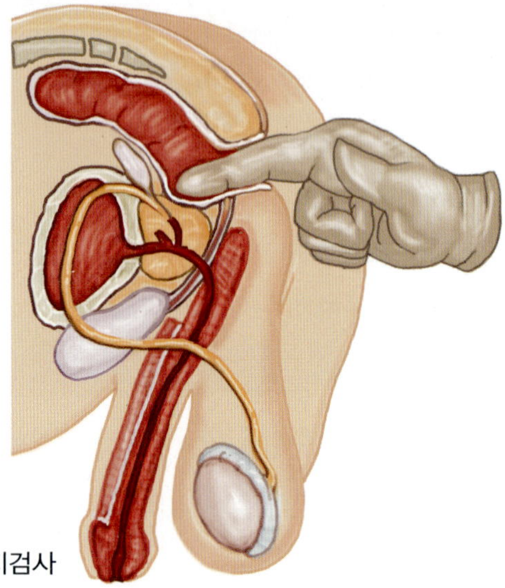
그림 17-13 직장수지검사

주요용어 분석과 의미 Analysis and Meaning of Key Terms

용어(Term)	용어 분석(Term Analysis)	의미(Meaning)
	orch/o, orchi/o, orchid/o, test/o	testicle, testis **고환**
orchitis 고환염 [ɔ́:rkáitis]	-itis = inflammation 염증	고환의 염증
cryptorchism 잠복고환 [kriptɔ́:rkizəm]	-ism = process 과정 crypt/o = hidden 숨다	고환의 하강장애
orchidopexy 고환고정술 [ɔ́:rkidoupeksi]	-pexy = surgical fixation 외과적고정술	고환을 음낭에 외과적으로 고정 잠복고환의 치료
	balan/o	glans penis **귀두**
balanitis 귀두염 [bæ̀lənáitis]	-itis = inflammation 염증	음경귀두의 염증

용어(Term)	용어 분석(Term Analysis)	의미(Meaning)
balanorrhea 귀두분비물	-rrhea = flow, discharge 유출, 분비물	음경귀두로부터의 분비물
	epididym/o	epididymis **부고환**
epididymitis 부고환염 [èpədídəmatis]	-itis = inflammation 염증	부고환의 염증
epididymotomy 부고환절개술 [èpədídəmɑtəmi]	-tomy = incision 절개	부고환의 절개
	prostat/o	prostate **전립샘**
prostatitis 전립샘염 [prɑ̀stətáitis]	-itis = inflammation 염증	전립샘의 염증
prostatectomy 전립샘절제술 [prɑ̀stətéktəmi]	-ectomy = excision	전립샘의 절제
	testicul/o	testicle; testis **고환**
testicular 고환의 [testíkjulər]	-ar = pertaining to 관련된	고환과 관련된
	sperm/o, spermat/o	sperm **정자**
oligospermia 정자감소증 [ɑ̀ligouspə́:rmiə]	oligo- = scanty, deficient 감소, 부족한	정자수의 감소상태
	vas/o	vas deference **수정관**
vasectomy 정관절제술 [væséktəmi]	-ectomy = excision 절제술	수정관의 절제
	-cele	hernia **탈장**
hydrocele 음낭수종 [háidrousì:l]	hydr/o = water 물	고환 주위의 액체 축적
varicocele 정계정맥류 [vǽrəkousì:l]	varic/o = varicose vein, dilated vein 정맥 팽창	음낭 안의 고환정맥의 팽창

용어(Term)	용어 분석(Term Analysis)	의미(Meaning)
	-pexy	fixation 고정
orchiopexy 고환고정술 [ɔ́:rkioupeksi]	orchi/o = testis	고환고정술
	-trophy	nourishment 영양상태
benign prostatic hypertrophy 양성전립샘비대증 [bináin prɑ̀státic haípə̀trəfi]	hyper- = excessive 과도한	전립샘의 양성종양이 요관을 압박하고 배뇨장애 초래
	circum-	around 주위의
circumcision 포경수술 [sə̀:rkəmsíʒən]	-ion = process 과정	포피의 제거

약 어 Abbreviations

용 어	Full Term	의 미
BPH	benign prostatic hypertrophy	양성전립샘비대증
GU	genitourinary	비뇨생식기계
TUR	transurethral resection	경요도절제술
TURP	transurethral resection of the prostate	요도경유전립샘절제술
STI	sexually transmitted infections	성매개감염

연습문제 Exercises

1. 다음 의학용어를 접두사, 결합형 용어, 접미사 부분을 분리하여 의미를 정의하시오.

① orchidopexy orchid/o (고환) + -pexy_(고정술) 고환고정술

② prostatitis prostate (전립선) + -itis (염증) 전립선의 염증

2. 다음 의학용어의 의미를 쓰시오.

① benign prostatic hypertrophy 양성전립선비대증

② cryptorchism 잠복고환

③ epididymitis 부고환염

④ epispadias 요도위열림증(요도상열)

⑤ syphilis 매독

3. 다음 의미의 의학용어를 쓰시오.

① 포경수술 circumcision

② 임질 gonorrhea

③ 요도밑열림증(요도하열) hypospadias, hypospadia

④ 고환염 orchitis

⑤ 전립선절제[술] prostatectomy

4. 다음 의미의 의학용어를 쓰시오.

① accumulation of fluid around the testicles

hydrocele 음낭수종

② scanty production and expulsion of spermatozoa.

oligospermia 정충감소증

③ inflammation of glans penis

balanitis 귀두염

④ failure of one or both of the testes to descend into the scrotum

cryptorchism 잠재고환, 잠복고환

5. 다음의 약어의 full term을 쓰시오.

① STI sexually transmitted infections 성매개감염

② BPH benign prostatic hypertrophy 양성전립샘비대증

③ TURP transurethral resection of the prostate 요도경유전립샘절제술

6. 다음 그림에 알맞은 의학용어를 쓰시오.

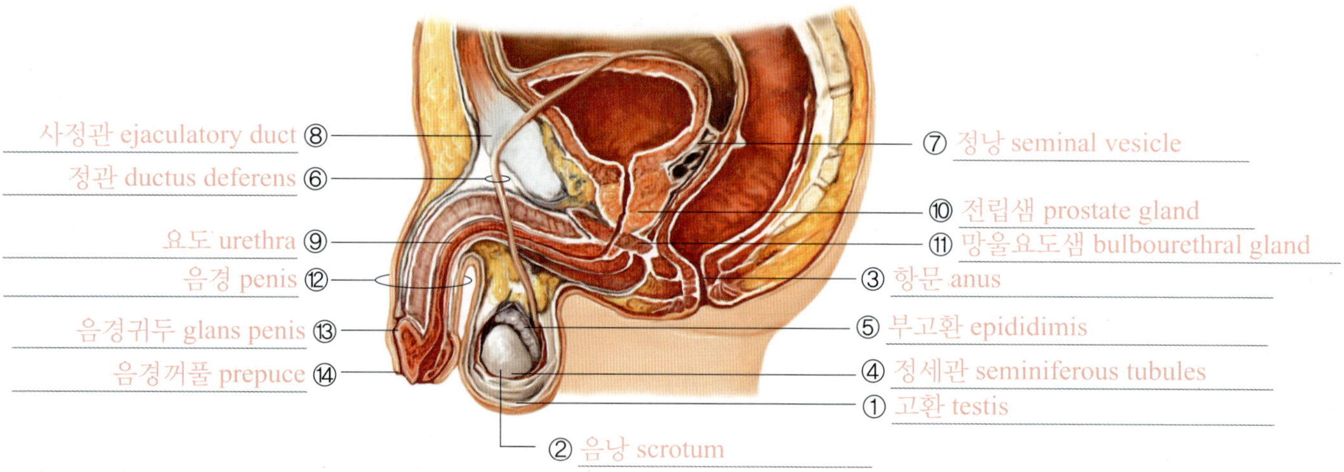

Female Reproductive System and Obstetrics

Chapter 18 여성생식기계와 산과학

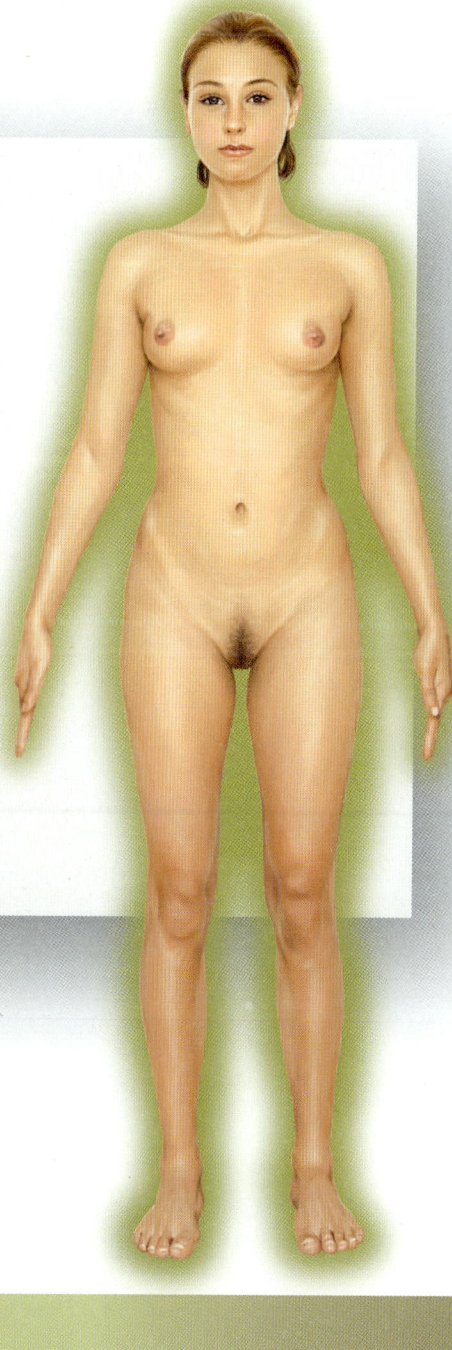

구성 Composition

- 들어가기
- 해부학적 용어
- 증상과 질병 용어
- 검사와 중재 용어
- 주요 용어 분석과 의미
- 산과학 해부학적 용어
- 산과 증상과 질병 용어
- 산과 수술과 처치 용어
- 산과 주요 용어 분석과 의미
- 약어
- 연습문제

학습목표

- 여성생식기계의 해부학적 구조와 기능을 알 수 있다.
- 월경, 배란, 임신, 호르몬에 대해 이해할 수 있다.
- 여성생식기계의 질환과 치료법을 이해한다.
- 여성생식기계 관련 의학용어의 발음과 정의를 숙지한다.
- 여성생식기계 관련 약어를 숙지한다.
- 임신, 출산 등 산과용어를 이해한다.

들어가기 Prolog

여성생식계는 자궁(uterus) 난소(ovaries), 자궁관(나팔관; uterine tube, fallopian tube), 질(vagina), 외음(음문, vulva)으로 이루어져 있으며 내부생식기와 외부생식기로 구분된다. 난소(ovary)에서 난자(egg or ovum)를 생산하고, 자궁은 수정란의 착상 장소를 제공하며, 출산할 때까지 태아가 성장하도록 한다. 또한 난소에서 생산되는 중요한 호르몬인 성호르몬은 여성의 2차성징이 나타나게 한다.

프로게스테론은 난자가 수정이 될 경우에 자궁 내 혈관 성장을 자극하여 혈액을 공급하고 자궁내벽을 두껍게 만든다. 수정이 일어나지 않으면 자궁의 내막이 탈락되어 출혈이 일어나게 되는데 이 현상을 월경(menstruation)이라고 한다. 난자는 사춘기부터 폐경기까지 난소에서 생산된다.

난소에서 난자(ovum)의 배출은 사춘기(puberty)부터 폐경기(menopause)까지 계속되는데, 난자와 정자가 만나 형성된 수정란(fertilized egg)은 자궁(uterus) 안에서 성장 · 발달하게 된다.

난소의 성 호르몬인 에스트로겐(estrogen)과 프로게스테론(progesterone)은 월경주기를 조절하고, 임신의 유지, 2차성징을 유발하는 역할을 한다.

Memory key

- 난소는 난자를 배출하는 배란이 일어나게 하고, 성호르몬인 에스트로겐과 프로게스테론을 분비하는데, 이는 월경주기의 조절과 임신, 2차성징을 유발한다.

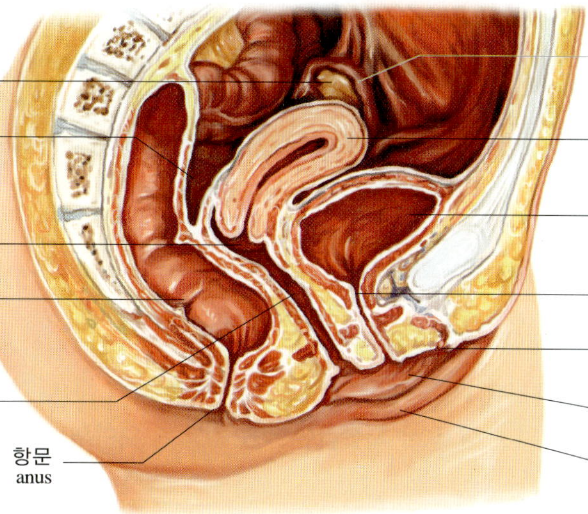

그림 18-1 여성생식기 시상면

해부학적 용어 Anatomical Terms

외음과 질 Vulva and Vagina

Vulva 음문(외음)

여성의 외부생식기를 총칭하며, 다음을 포함한다.

- Clitoris 음핵, 클리토리스 : 남성의 음경에 해당되는 기관으로 혈관분포가 풍부한 발기성 조직이다.
- Hymen 처녀막 : 질 입구의 부분 혹은 전체를 덮고 있는 점막이다.
- Labia majora 대음순 : 좌우로 갈라져 있고, 이를 열면 소음순과 음핵이 있다. 대음순은 소음순을 덮고 있는 막으로 소음순을 열면 질 입구가 나온다.
- Labia minora 소음순 : 질구 주위 안쪽에 있는 입술 모양의 구조물이다.
- Bartholin's glands, greater vestibular glands. vulvovaginal glands 큰질어귀샘, 바르톨린선, 음문질선, 대전정선, 외음질선 : 질구의 양측에 위치한 분비샘으로, 성적 자극이 있는 동안 윤활제 역할을 하는 점액이 분비된다. 이 샘은 남성의 요도구샘(bulbourethral glands)에 해당된다.

• Vestibule 전정(안뜰) : 음핵, 소음순 사이의 함몰부위를 말하며, 전정 내에 질구, 요도구, Skenes glands, Bartholin' s glands가 있다.
• Mons pubis 치골구, 음부, 불두덩 : 두덩결합(symphysis pubis) 앞부분에 위치한 지방 패드를 뜻한다.

Perineum 회음

대음순과 소음순이 연결되는 곳으로 항문과 질 사이의 부위이다.

Vagina 질

여성의 내부생식기로 요도 뒤, 직장 앞에 위치하는 점막으로 된 부위이다. 월경 시 자궁 분비물이 나오는 통로이자 성교 시 교접기관이며 출산 때 태아의 산도이다.

Skene's glands, paraurethral ducts 스킨샘

요도 양측에 위치하는 샘이다.

Memory key

• 외부생식기는 음핵, 대음순, 소음순, 바톨린선, 치구로 구성되며, 외음부에서 항문까지를 회음부라 한다.

자궁 및 골반 지지구조 Uterus and Pelvic Supporting Structure

Uterus 자궁

자궁은 방광과 직장 사이에 위치하며, 수정된 난자가 착상하여 영양분을 공급받으며 발육하는 곳이다. 부위에 따라 윗부분을 자궁저부(fundus), 중간부분을 자궁체부(corpus, body), 아랫부분을 자궁경부(cervix)라 한다, 직장과 자궁 사이의 함몰된 곳을 더글라스와(Douglas pouch) 혹은 맹낭(cul-de-sac)이라 한다. 자궁벽(uterine wall)은 3층인 자궁내막(endometrium), 자궁근층(myometrium), 자궁외막(perimetrium)으로 이루어진다.

난소와 자궁관 Ovaries and Fallopian Tubes

Adnexa uteri 자궁부속기

난소(ovaries), 난관(uterine tubes), 자궁인대(ligaments)를 자궁부속기라 한다.

Ovaries(sing : ovary) 난소

사춘기 이후 난자(ovum)의 발육, 배출과 호르몬을 생산한다.

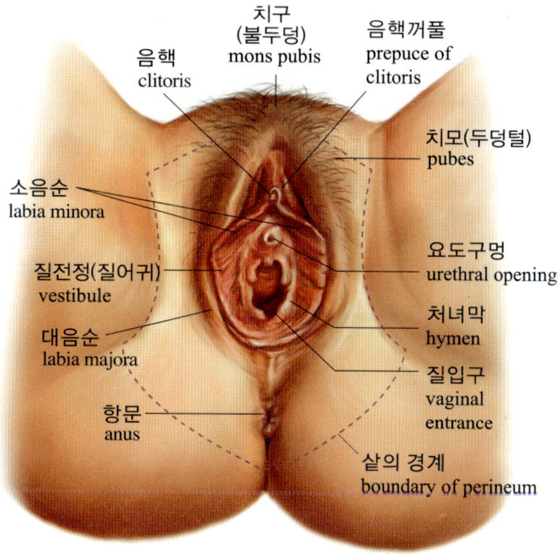

그림 18-2 외부 여성생식기

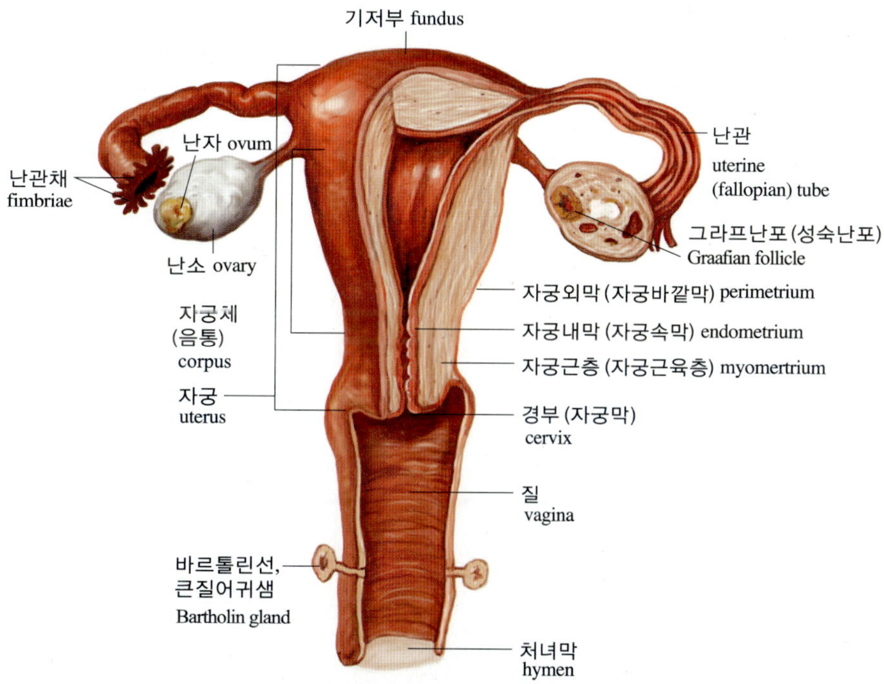

그림 18-3 여성생식기 정면부

Estrogen 에스트로겐, 난포호르몬

에스트로겐은 여성호르몬으로, 난소 · 부신피질 · 태아 태반에서 만들어지며, 여성의 2차성징을 발현하고 자궁내막의 증식을 촉진시키며, 수정 · 착상 · 초기배의 영양에 적합한 환경을 만든다.

Progesterone 프로게스테론, 황체호르몬

황체 · 부신피질 · 태반에서 만들어지는 호르몬으로서, 자궁내막선의 분비작용을 촉진하여, 발육에 적합한 자궁내막을 준비하며 임신을 유지시키고 유선의 발육을 촉진시킨다.

Ova(sing : ovum) 난자

난소에서 만들어지는 재생산세포이다.

Fimbriae 난관채, 핌브리아

6~10개의 손가락 모양으로 되어 있으며 배란 시에 난소 표면의 반을 덮고, 난자가 난관에 들어가는 것을 돕는다.

Oviduct 자궁관, 난관

난소(ovary)로부터 난자가 자궁으로 가는 통로로, 난자와 정자(spermatozoa)의 수정(fertilization)이 일어난다. 난관은 팽대부(ampulla), 협부(isthmus), 간질부(interstitial, intramural), 누두(infundibulum) 등 4가지 부분으로 구분된다.

Memory key

- 난소는 난자(ovum)를 배출하고 성호르몬을 생산하는 기관으로 난자를 배출하는 과정을 배란(ovulation)이라고 한다.

유방 Breast

유방은 두 개의 유선(mammary gland, 젖샘), 유두(젖꼭지, nipple), 유륜(젖꽃판, areola), 유관동(lactiferous sinuses), 그리고 유관(lactiferous duct)으로 이루어져 있고, 분만 후 모유를 생산한다. 유두는 유륜이라는 동그랗고 어두운 피부로 싸여 있다.

유선의 가장 중요한 기능은, 유즙분비 작용으로, 포상조직(alveolus tissue)에서 생성된 우유(milk)가 유관동에 저장되면, 유관을 통해 유두로 유출된다. 출산 후에 뇌하수체에서 분비되는 프로락틴(젖분비호르몬, prolactin)이 우유의 생산을 자극하는 현상을 수유(젖분비, lactation)라 한다.

월경주기 Menstrual Cycle

사춘기에 발현되는 월경(menstruation)의 시작을 초경(menarche)이라 하며, 월경은 폐경기 전까지 계속된다. 월경은 약 4주(28일)간격으로 자궁내막(endometrium)에서 이루어지는 주기적인 생리적 출혈인데, estrogen과 progesterone 호르몬의 감소로 자궁내막의 국소적 빈혈과 퇴축으로 인해 자궁내막이 떨어져 나오고, 일부의 혈액이 질을 통해 배출되는 현상이다.

월경주기는 월경기(menstrual period: 1~5일), 증식기(proliferative period: 5~14일), 배란기(ovulatory period: 14일), 그리고 분비기(secretory period: 15~28일)로 이루어진다.

배란(ovulation) 기간은 월경이 시작한 날로부터 14일이 지난 즈음에 성숙난포(graafian follicle)가 터지면, 난자는 난소로부터 배출되어(ovulation) 자궁관(uterine tube)으로 들어간다.

증상과 질병 용어 Terms for Symptoms and Diseases

Amenorrhea 무월경

월경결여 또는 월경의 이상 정지이다.

Dysmenorrhea 월경통, 월경곤란증

월경 때 자궁부위의 통증을 수반하는 경우를 지칭한다.

Menorrhagia, hypermenorrhea 월경과다

정규적인 주기의 월경에 일어나는 과도한 자궁출혈이며 월경기간이 보통보다 길다.

Metrorrhagia (부정)자궁출혈

생리기간 이외에 자궁으로부터 출혈이 있는 경우이다.

Oligomenorrhea 희발월경, 과소월경

비정상적으로 월경이 희소하게 나타나는 경우이다.

Polymenorrhea 빈발월경

정상보다 더욱 자주 생리를 하는 경우를 말한다.

Dyspareunia 성교불쾌증(이상성감증)

여성이 성교 시 느끼는 통증 또는 불쾌감이다.

Leukorrhea 백대하

질 및 자궁강에서 배출되는 백색의 점소성 분비물이다.

Pruritus vulvae 외음소양증

외음위축증의 경우와 같이 여자의 외음부(vulva)에 강한 소양감을 느끼는 질환이다.

Menarche 초경

사춘기의 시작과 함께 시작하는 첫 번째 생리를 말한다.

Menopause 폐경(기)

월경이 더 이상 생기지 않는 상태이다.

Infertility 불임증

자손의 생산능력이 감소 또는 상실된 상태를 뜻하지만 이 용어는 sterility와 같이 자손생산 능력이 완전히 결여된 것을 뜻하지는 않는다. 원발성 불임증(primary infertility)은 임신해 본 경험이 없는 불임증이며, 이차성 불임증(secondary infertility)은 전에 임신해 본 경험이 있는 불임증이다.

Sterility 불임(증), 생식불능(증)

수태하지 못하는 것으로 여성불임증(female sterility) 또는 임신시키지 못하는 남성불임증(male sterility)을 말한다.

Gynecomastia 여성형 유방

남성유선의 과도한 발육으로 여성처럼 유방이 발달하는 증상이다.

Mastalgia, mastodynia 유방통, 유선통

유샘(mammary gland)의 통증이다.

외음부 및 질 Vulva and Vagina

Atresia of vulva 외음폐쇄

외음(vulva)의 유착, 폐쇄를 뜻한다.

Condyloma acuminatum, genital warts 첨형콘딜롬

성교에 의해 전파되며 외음과 회음 등에 다양한 크기의 사마귀가 생기는 우췌성 병변(verrucous lesion)이다.

Colpitis, vaginitis 질염

질점막의 염증이다.

Vulvitis 외음염, 음문염

외음의 염증이다.

Rectovaginal fistula 직장질루

직장과 질 사이의 누공을 말한다.

Vesicovaginal fistula 방광질루

방광과 질 사이의 누공을 말한다.

자궁 및 골반 지지구조 Uterus and Pelvic Supporting Structures

Cervicitis 자궁목염(자궁경부염)

자궁목 부위의 염증으로, 급성 자궁경부염을 곧 치료하지 않으면 만성으로 될 가능성이 많다. 원인균은 연쇄상구균 · 포도상구균 · 임균이며, 증상은 백대하(leukorrhea)가 현저하고, 치료는 항생제나 염증부위의 정도에 따라, 전기소작법(electrocauterization), 냉동요법(cryotherapy), 원추조직 절제술(conization)을 시행한다.

Carcinoma of the cervix 자궁경부암

자궁경부의 악성 종양이다.

Endometriosis 자궁내막 증식증

자궁외부에 조직적 · 기능적으로 자궁내막과 유사한 조직이 증식하는 상태로, 증식된 자궁내막에서는 생리기간 중 출혈이 이루어진다.

Endometritis 자궁속막염(자궁내막염)

자궁속막의 염증으로 분비물 증가, 아랫배 통증, 월경불순 등의 증상이 있는 염증이다.

Parametritis, pelvic cellulitis 자궁주위조직염(자궁주위염)

자궁주위의 결합조직에 세균감염으로 생긴 염증이다.

Displacement of uterus 자궁의 전위

- anteflexion 자궁앞굽음(자궁전굴) : 자궁이 앞으로 굽은 상태
- retroflexion 자궁뒤굽음(자궁후굴) : 자궁이 뒤로 굽은 상태
- anteroversion 자궁앞방향경사(자궁전경) : 자궁이 앞으로 기울어진 상태
- retroversion 자궁뒤방향경사(자궁후경) : 자궁이 뒤로 기울어진 상태

Dysfunctional uterine bleeding (DUB) 기능장애자궁출혈

난소에서 estrogern과 progesterone의 불규칙적인 생산으로 인해 사춘기부터 폐경기 사이에 나타날 수 있는 비정상적이며 불규칙적인 자궁으로부터의 출혈을 뜻한다.

Myoma of uterus(uterine fibroids) 자궁근종

자궁의 근종(myoma)은 월경과다, 부정자궁출혈, 월경곤란, 백대하, 빈혈, 불임 등의 증상이 나타난다.

Endometrial carcinoma 자궁내막암종

자궁의 악성종양이다.

PID(pelvic inflammatory disease) 골반염증성 질환, 골반내감염

골반부위의 염증으로 자궁관염(salpingitis), 자궁내막주위염, 난소염 등이 동반된 염증으로, 가장 흔한 원인은 성매개감염(STI)인 임질(gonorrhea)과 클라미디아(chlamydia)이다.

난소 및 난관 Ovaries and Uterine Tubes Disease

Oophoritis 난소염

난소(ovary)에 생긴 염증(inflammation)이다.

Salpingitis 자궁관염(난관염)

자궁관(fallopian tube)에 생긴 염증(inflammation)이다.

Oophorosalpingitis 난소자궁관염(난소난관염)

난소와 자궁관의 염증이다.

Hydrosalpinx 자궁관수종(난관수종)

액체에 의해 자궁관이 팽대되는 증상이다.

Pyosalpinx 자궁관농증, 농자궁관증, 농난관증, 난관농증

자궁관 내에 농(pus)이 생기는 증상이다.

Ovarian cyst 난소물혹(난소낭종)

난소에 액체가 차 있는 낭포(cyst)로, 장액성(serous)이나 난포낭종(follicular cyst)이 가장 많이 발생한다.

Ovarian carcinoma 난소암종

난소암종은 난소에 발생한 악성종양으로, 자궁이나 자궁경부에 생기는 종양보다 사망률이 높은 편이다. 난소암은 초기에 특별한 증상이 없기 때문에 상당히 진행된 후 발견되어 골반이나 골반 주위로 전이될 수 있다.

Memory key

- 골반염증성질환(pelvic inflammatory disease)은 자궁을 제외한 골반기관의 염증으로 난관염, 난소염, 자궁내막주위염 등이 있다.

유방 Breasts

Mastadenitis 젖샘염

젖샘(유선, mammary gland)의 염증이다.

Thelitis 유두염

유두(nipple)의 염증이다.

Amastia 무유방증

정상적으로 있어야 할 유방이 없는 경우이다.

Breast carcinoma 유방암, 유방암종

유방의 악성종양으로 젖샘(mammary gland)과 젖샘관(lactiferous duct)에 발생한다.

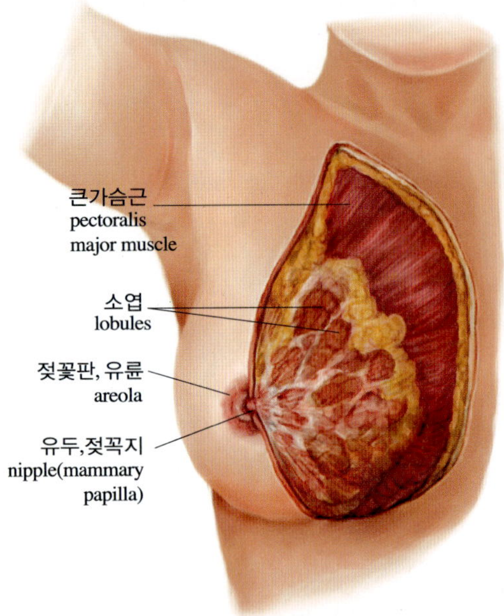

그림 18-4 여성 유방

수술과 처치 용어 Terms for Surgery and Treatment

Hysterectomy 자궁적출술

자궁을 외과적으로 제거하는 수술로 복부를 통하거나, 복강경을 이용하는 방법이 있다.

Hysteropexy 자궁고정[술]

이탈된 자궁을 본래의 위치로 오게 하기 위해 외과적으로 난소를 올려 복벽에 고정하는 수술이다.

Cryotherapy 냉동요법, 저온요법

냉동을 이용한 치료적 처치이다.

Cauterization 지짐술(소작술)

염증조직을 열이나 전기 또는 화학물질로 파괴시켜서 육아조직이 자라게 한다.

Oophorectomy, ovariectomy 난소적출술

한쪽 혹은 양쪽 난소를 절제하는 수술이다.

Salpingectomy 자궁관절제술(난관절제술)

자궁관의 외과적 절제술이다.

Salpingo-oophorectomy 자궁관난소절제술

자궁관과 난소의 외과적 제거

Tubal ligation 난관결찰

임신을 예방하기 위한 방법으로 자궁관의 양쪽을 결찰하여 사이를 절제하는 영구적 피임방법이다.

Tuboplasty, salpingoplasty 자궁관형성술(난관형성술)

불임을 해결하기 위해 자궁관을 외과적으로 재건하는 수술이다.

Mastectomy 유방절제술

단순 유방절제술(simple mastectomy), 부분 유방절제술(partial mastectomy), 근치 유방적출술(radical mastectomy)이 있다.

D&C(dilatation and curettage) 자궁경관확장과 내막 소파(술)

인공유산이나, 자궁내벽이나 자궁경부의 조직검사, 불완전유산 등으로 남아있는 태반, 자궁근종, 용종 등 병변의 제거 목적으로, 기구를 이용하여 자궁목을 넓혀 자궁 내벽을 긁어내는 시술이다.

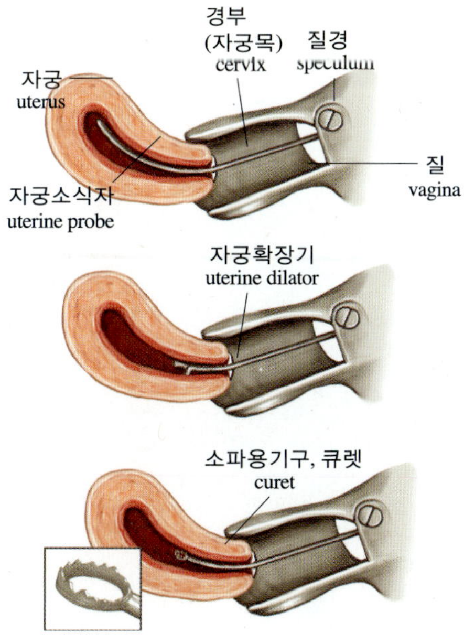

그림 18-5 경관확장자궁소파술 (Dilatation & Curettage)

검사와 중재 용어 Terms for Test and Intervention

Pap test(Papanicolaou smear) 파파니콜로우 도말검사

자궁경관과 질의 탈락세포를 이용하여 암세포의 유무를 조사하는 방법이다.

Conization 원뿔절제술(원추조직절제)

치료나 검사목적으로 자궁구 조직을 원추모양으로 절제하는 수술법이다.

Culdocentesis 더글라스와 천자(술)

복강 가장 밑부분에 있는 더글라스와를 바늘로 천자하는 방법으로 자궁외 임신, 급성화농성 난관염, 또는 암환자의 세포검사를 위해 시술한다.

Mammography 유방조영술

유방의 이상을 진단하기 위한 유방 방사선검사이다.

Pelvimetry 골반측정법

모체 골반의 모양과 크기를 측정하여 태아가 산도를 무사히 통과할 수 있는지를 결정하는데 필요한 검사이다.

Amniocentesis 양막천자

양수분석을 위한 양막강 내의 천자를 말한다.

주요 용어 분석과 의미 Analysis and Meaning of Key Terms

용어(Term)	용어 분석(Term Analysis)	의미(Meaning)
	ovari/o, oophor/o	ovary **난소**
oophorectomy 난소절제술 [òuəfəréktəmi]	-ectomy 절제술 = excision	난소절제술
	salping/o	fallopian tube, oviduct **자궁관, 난관**
salpingectomy 자궁관절제술, 난관절제술 [sæ̀lpəndʒéktəmi]	-ectomy 절제술 = excision	자궁관절제술, 난관절제술
hysterosalpinge- ctomy 자궁난관절제술 [hìstərousæ̀lpiŋz éktəmi]	hyster/o 자궁, -ectomy = excision 절제술	자궁난관절제술
dysmenorrhea 월경통증 [dìsmenərí:ə]	dys- = painful 아픈	월경통증
	men/o	menses, menstruation **월경**
menorrhea 월경 [mènərí:ə]	-rrhea = discharge, flow 분비물	월경, 생리
menorrhagia 월경과다증 [menəréidʒiə]	-rrhagia = rapid blood flow 외부로 쏟음	과다월경, 월경시기의 과도한 자궁출혈
	hyster/o , uter/o, metr/o **자궁**	uterus **자궁**
hysterectomy 자궁절제술 [histəréktəmi]	-ectomy 절제술 = excision	자궁의 절제술
	cervic/o	cervix, neck of uterus, cervix uteri **경부, 자궁의 목, 자궁경부**
cervicitis 자궁경부염 [sə́:rvəsátis]	-itis = inflammation 염증	자궁경부염

용어(Term)	용어 분석(Term Analysis)	의미(Meaning)
	vagin/o, colp/o	vagina 질
vaginitis 질염 [vӕdʒənáitis]	-itis = inflammation 염증	질염
colpectomy 질절제술 [kɑlpéctomi]	-ectomy = excision 절제술	질절제술 = vaginectomy
	vulva	외음
vulvectomy 외음절제술 [vʌlvéctomi]	-ectomy = excision 절제술	외음절제술
	episi/o	vulva, external genitalia, pudendum 음문, 외부생식기, 외음부
episiotomy 외음절개술 [ipiːsiáːtəmi]	-tomy = process of cutting 절개	태아의 분만을 돕기 위해 음문을 자르는 과정
	perine/o	perineum 회음
perineorrhaphy 회음봉합술 [periniɔ́ːrəfi]	-rrhaphy 봉합술	회음부위의 봉합술
	labi/o	lips 입술
labial음순 [léibiəl]	-al = pertaining to ~에 속하는	음순의
	lact/o	milk 젖, 모유
lactogenesis 젖생성 [latədʒénisis]	-genesis = production, formation 생산, 형성	유방을 통한 젖의 생산과 분비
	mast/o, mamm/o	breast 유방
mammogram 유방조영술 [mǽməgræ̀m]	-gram = record 사진	유방X선 사진, 유방조영상
mastectomy 유방절제술 [mæstéktəmiː]	-ectomy = excision 절제	유방절제술

용어(Term)	용어 분석(Term Analysis)	의미(Meaning)
	-salpinx	fallopian tube; uterine tube **수란관, 난관**
hematosalpinx 난관혈종 [hí:mətsǽlpiŋks]	hemat/o = blood 혈액	난관혈종
	-cele	hernia **탈출**
cystocele 방광류 [sístousì:l]	cyst/o = bladder 방광	질의 벽 쪽으로 방광의 탈장
rectocele 직장류 [rékəsí:l]	rect/o = rectum 직장	질의 벽 쪽으로 직장의 탈장
	-arche	beginning **시작**
menarche 초경 [miná:rki:]	men/o = menses 월경	첫 월경
	ante	before **전**
anteflexion 자궁앞굽음 [æ̀ntiflékʃən]	flex/o = bending 구부러짐	자궁전굴 : 자궁이 앞으로 굽은 상태
	retro-	back, behind, **뒤, 후**
retroflexion 자궁뒤굽음 [rètrəflékʃən]	flex/o = bending 구부러짐	자궁후굴 : 자궁이 뒤로 굽은 상태

산과학

해부학적 용어 Anatomical Terms

Pelvis 골반

골반은 관골(hip bones), 천골(sacrum), 미골(coccyx)로 구성된다.

Placenta 태반

태아(fetus)에게 산소와 영양분을 공급하는 혈관구조물이다.

Amnion 양막

배아(embryo)와 양수(amniotic fluid)를 싸고 있는 안쪽의 막(innermost membrane)이다.

Chorion 융모막

배아와 양수를 싸고 있는 바깥쪽의 막(outermost layer)을 의미한다.

Amniotic fluid 양수

양막 안에 있는 액체로 태아를 외부의 충격으로부터 보호하는 역할을 하는 막이다.

Umbilical cord 탯줄, 제대

태반과 태아를 연결하는 있는 관으로 2개의 동맥과 1개의 정맥으로 구성된다.

Memory key

- 태반은 태아에게 산소와 영양분을 공급하는 혈관구조물이다. 융모막(chorion)은 배아를 둘러싸는 외층이며, 양막(amnion)은 내층이다. 양막강 안의 양막 형태는 양수(amniotic fluid)가 있어 배아가 떠다닐 수 있게 유지된다.

Contraception 피임법, 수태조절

임신을 의도적으로 하지 않기 위한 방법이다.

Gestation, pregnancy 임신

난자와 정자의 결합으로 만들어진 수정란이 자궁에 착상하여 태아로 발육하는 과정이다.

Parturient 분만 중인 여자

해산하는 산부(woman in labor)를 말한다.

Labor 분만, 출산, 진통

태아의 분만을 위한 자궁의 진통이다.

Quickening 태동초감

보통 임신 16~18주에 처음으로 느낄 수 있는 태동이다.

Embryo 배, 태아

난자의 수정으로부터 임신 두 번째 달까지 성장한 태아를 뜻한다.

Fetus 태아

임신 세 번째 달부터 출산 때까지의 배아를 칭한다.

Apgar score 아프가 채점법

신생아의 신체상태를 심장박동상태, 호흡상태, 피부색, 근육의 긴장도, 자극에 대한 반응의 5가지 항목에 각각 0, 1, 2점을 주어 측정하는 것으로 출산한지 1분과 5분 두 차례에 걸쳐 측정하며 만점은 10점이다.

Meconium 태변

신생아의 첫 대변이다.

Colostrum 초유

분만 후 1~3일 동안 유선에서 처음 분비되는 노란색 액체이다.

Lochia 오로

분만 후 제1주 또는 제2주 사이에 나오는 자궁과 질의 분비물로 적색 오로(lochia urbra), 장액성 오로(lochia serosa), 백색 오로(lochia alba)의 순서로 나타난다.

Delivery 분만

태아가 자궁 밖으로 나오는 것이다.

Memory key

- 아프가채점법은 2점이 가능한 최고점수로 심장박동, 호흡, 색조, 근육긴장도, 자극에 대한 반사반응의 평가로 얻어지며, 최고점수는 10점이다.

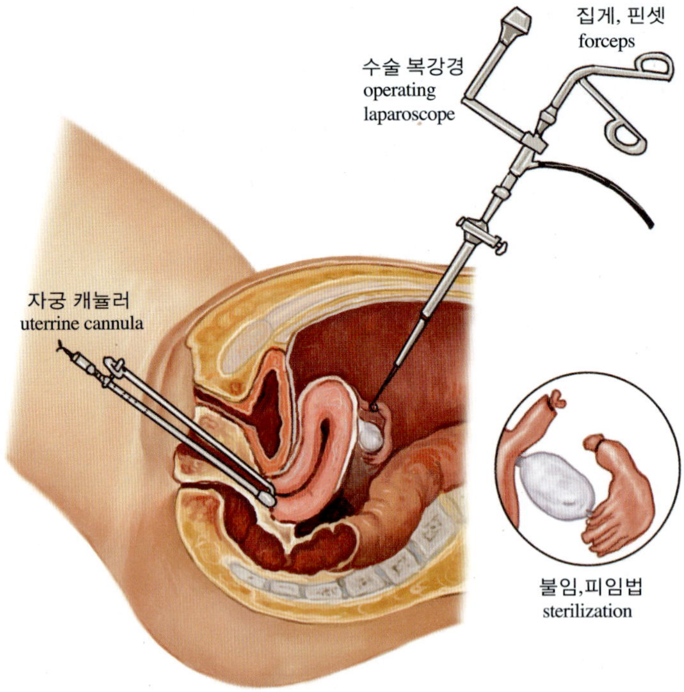

그림 18-6 복강경난관피임법(laparoscopic tubal sterilization)

자궁 및 골반과 연관된 태아의 자세
Prenatal fetal position relative to the uterus and the pelvis

Lie 위치

태아의 종축과 자궁(uterus)의 종축과의 관계로, 임부의 대부분이 종위(longitudinal lie)로 나타난다.

Attitude 태세

태아(fetus)의 사지(extremity)와 머리 몸통과의 관계로 대개 태아는 굴곡(flexion) 태세를 갖게 된다.

Presentation 태위, 정위, 선진부

태아의 선진부와 산도의 상호관계를 태위(fetal lie)라고 하는데, 태아의 장축과 모체의 장축과의 상호관계를 의미하기도 한다. 선진부(presenting part)란 골반입구에 가장 먼저 진입되는 부분으로 태아의 태세에 따라 다양하다. 태위는 크게 두위, 골반위(둔위), 횡위(견갑위)로 분류된다.

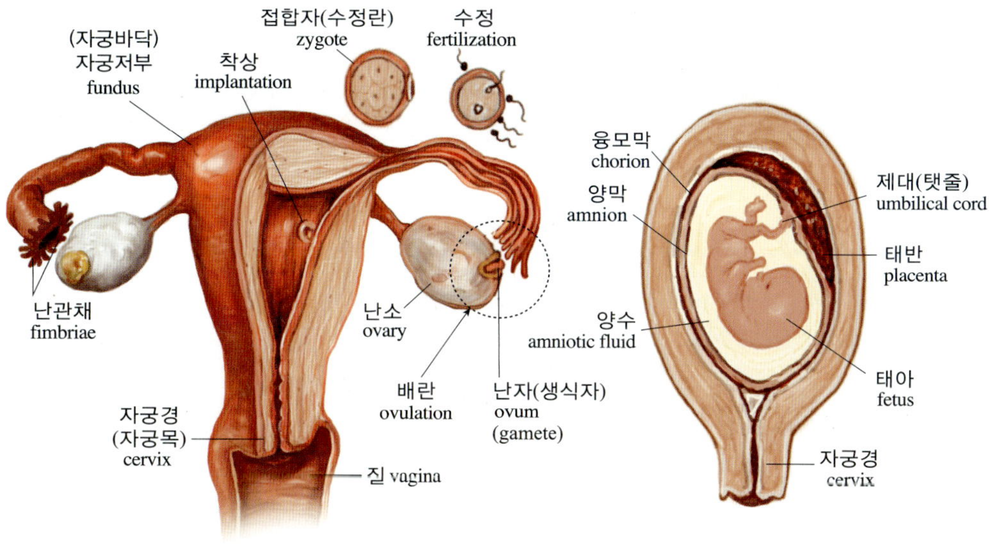

(A) 배란, 수정, 착상 (B) 태아의 성장과정

그림 18-7 배란과 수정, 착상 및 태아의 성장과정

산과 증상과 질병 용어
Terms for Symptoms and Diseases in Obstetrics

Stillbirth 사산, 사산아분만

죽은 태아를 분만하는 경우이다.

Dystocia 난산

어렵고 힘든 분만이다.

Uterine inertia 자궁무력증

분만 시 자궁수축이 없거나 약한 상태이다.

Atony of the uterus 자궁의 무긴장

분만이 지연될 경우 발생하며, 과도한 자궁출혈이 나타나기도 한다.

Abortion 낙태, 유산

수태의 산물인 배아 또는 생존할 수 없는 태아를 자궁 내에서 만출하는 것으로, 유산은 습관성 유산(habitual abortion), 절박유산(threatened abortion), 불완전유산(incomplete abortion), 유발유산(induced abortion), 계류유산(missed abortion) 등이 있다.

Ectopic pregnancy 자궁 외 임신, 이소성 임신

수정된 난자가 자궁강(uterine cavity)이 아닌, 난관(tube), 난소(ovary), 복강(abdomen) 내에 착상된 경우로, 이 중 90%는 난관임신(tubal pregnancy)이다.

Hyperemesis gravidarum 임신오조

임신 중의 악성구토이다.

Preeclampsia 자간전증

임신 중의 고혈압성 질환으로, 고혈압, 부종(edema)으로 인한 체중증가, 단백뇨(proteinuria), 혹은 알부민뇨(albuminuria)가 나타난다.

Eclampsia 자간[증]

임신 중의 고혈압성 질환으로, 증상은 고혈압, 부종, 단백뇨, 경련(convulsion)이 있고 심할 경우 혼수(coma)에 빠지기도 한다.

Placenta abruptio, Placental abruption 태반조기박리

태아가 만출되기 전에 태반이 박리되는 것이다.

Hydatidiform mole 포상기태

임신 초기에 수정란 융모조직(chorion)의 수포성 증대현상으로 질출혈이 있고, 자궁이 지나치게 커지고 태동이 없으며, 육안적으로 포도송이처럼 보인다. 단순한 양성(benign)으로 나타나지만 포상기태가 발병된 후 악성(malignant)인 융모막암(choriocarcinoma)이 속발될 수도 있다.

Placenta previa 전치태반

태반이 자궁하부 개구부에 부착한 것으로 그 결과 자궁내구를 덮고 있다. 산전 모성 사망의 주된 원인으로 분만시 태아보다 태반이 먼저 나오게 된다. 임신 후기, 특히 8개월경에 발생하는 무통출혈이 가장 흔히 볼 수 있는 초기 증상이다. 상태에 따라 태반이 자궁구를 완전히 덮은 완전(complete) 전치태반, 태반이 자궁구의 변연과 접해 있는 변연성(marginal) 전치태반, 자궁구가 부분적으로 태반과 덮여 있는 부분(partial) 전치태반으로 구분된다.

Involution of uterus 자궁퇴축

분만 후 자궁이 분만 전 정상 크기로 되돌아가는 축소변화이다.

Prolapse of cord 제대탈출[증]

분만할 때, 태아가 만출되기 전에 제대가 먼저 나오는 경우로, 사산의 원인이 된다.

Physiologic jaundice 생리적 황달

출생 후 수일간 지속되는 신생아 황달이다.

Kernicterus, nuclear jaundice 핵황달

혈액 중에 고농도의 빌리루빈과 관련된 중증의 신경증상을 가진 신생아 상태이다.

Nuchal cord 제대경부 압박

제대가 태아의 목에 감겨있는 상태이다.

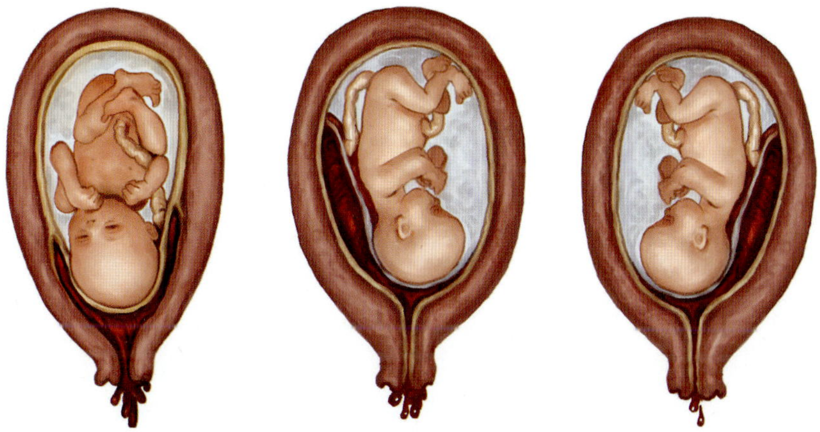

그림 18-8 전치태반

산과 주요 용어 분석과 의미
Analysis and Meaning of Key Terms in Obstetrics

용어(Term)	용어 분석(Term Analysis)	의미(Meaning)
	amni/o	amnion, 양막, **자궁내막에 태아를 감싼 낭**
amniocentesis 양수천자 [æ̀mniousentiːsis]	-centesis = surgical puncture, 외과적 천자	양수천자는 임산부의 양수를 채취하여 태아의 질병여부를 알아보는 진단
oligohydramnios 양수과소증 [ɑ́ligouhaidrouǽmniːous]	oligo- = scanty, poor 적은, 과소 hydr/o = water 물	양수의 양이 적다.
polyhydramnios 양수과다증 [paːlihaidrouǽmniːous]	poly- = many 많은, 과다 hydr/o = water 물	양수의 양이 과다한 상태
	nat/o	birth **출산**
antenatal 출산 전의 [æ̀ntinéitl]	-al = pertaining to ~에 속하는 ante = before 전에	출산 전
postnatal 출산 후의 [pòustnéitl]	-al = pertaining to ~에 속하는 post- = after 후에	출산 후

접미사 Suffixes

용어(Term)	용어 분석(Term Analysis)	의미(Meaning)
	-gravida	pregnancy **임신**
multigravida 다임산부 [mʌ́ltigrǽvidə]	multi- = multiple 여러 번	다임산부, 2번 혹은 그 이상 임신한 경험이 있는 여성
primigravida 초임산부 [prì:migrǽvidə]	primi- = first 처음	처음으로 임신한 여성
	-para	to bear, give birth **생육가능한 아이**
multipara 경산부 [mʌltípərə]	multi- = mutiple 여러 번	여성이 생육 가능한 아이를 2번 이상 분만했을 때
nullipara 미산부 [nʌlípərə]	nulli- = none 없는	여성이 생육 가능한 아이를 1번도 분만한 적이 없을 때
primipara 초산부 [praimípərə]	primi- = once 한 번	여성이 생육 가능한 아이를 1번 분만한 적이 있을 때
	-partum	labor, delivery, childbirth **진통, 분만, 출생**
antepartum 분만 전의 [æ̀ntipɑ́:rtəm]	ante- = before 전	산전, 분만 전
postpartum 분만 후의 [pòustpɑ́:rtəm]	post- = after 후	산후, 분만 후
	-tocia	labor **진통**
dystocia 난산 [distóuʃə, ʃiə]	dys- = painful 고통스런	난산
	-emesis	vomit **구토**
hyperemesis 과도한 입덧 [hàipəréməsis]	hyper- = excessive 과도한	임신기간의 과도한 입덧(구역질)
	-cyesis	pregnancy **임신**
pseudocyesis 상상임신 [sù:dousaií:sis]	pseudo- = false 거짓	상상임신

Memory key

- 여성이 임신한 횟수는 gravida이고, 여성이 생육 가능한 아이를 출산한 횟수는 para이다.

산과 수술과 처치 용어
Terms for Surgery and Treatment in Obstetics

Forceps delivery 겸자분만

겸자로 태아의 머리를 잡아서, 산도를 통과시켜 태아를 분만시키는 방법이다.

Vacuum extraction 흡인분만술

진공을 응용한 태아의 만출을 유도하는 분만 방법으로 두피의 부종이나, 태아의 뇌 손상을 초래할 위험도 있다.

Version(external cephalic version) 회전술(자궁 내 태아의), 태아회전, 전향

자궁 내에서 태아의 위치를 바꾸는 방법으로, 이상 위치로 되어 있는 태아를 정상 위치로 돌려주는 것이다.

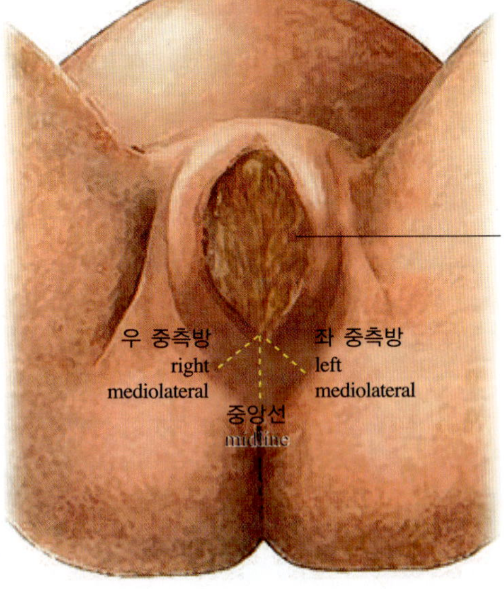

그림 18-9 외음부절개술(episiotomy)

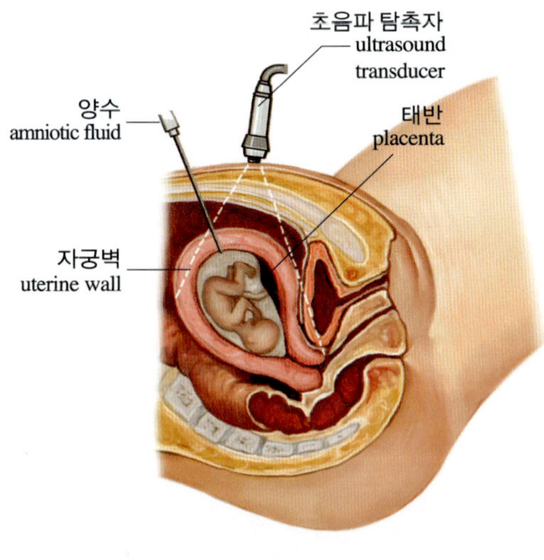

그림 18-10 양수천자(amniocentesis)

Cesarean section 제왕절개

복벽과 자궁을 개복하여 외과적으로 아이를 분만시키는 방법으로 경부제왕절개(cervical c-s), 고전적 제왕절개(classical c-s) 등이 있다.

Episiotomy 외음절개술

외음절개는 분만을 용이하게 하고 열상방지의 효과도 있으므로 초산부에서는 자주 행해지고 있다.

Amniotomy 양막절개

분만을 유발하기 위해 인공적으로 양막(amnion)을 파열시키는 것이다.

약 어 Abbreviations

여성생식기계 Female reproductive system

용 어	Full Term	의 미
BSO	bilateral salpingo-oophorectomy	양측자궁관-난소절제술
BTL	bilateral tubal ligation	양측자궁관결찰
CIS	carcinoma in situ	정상소재암
D&C	dilatation and curettage	자궁목확장과 내막소파술
PID	pelvic inflammatory disease	골반내 염증 질환
IUD	intra-uterine device	자궁내장치
OB	obstetrics	산과
GY	gynecology	부인과
TAH	total abdominal hysterectomy	복식전자궁적체술
UC	uterine contraction	자궁수축
STD	sexually transmitted disease	성으로 전달되는 질병
VD	venereal disease	성병
HRT	hormone replacement therapy	호르몬대체요법

산과학 Obstetrics

용 어	Full Term	의 미
C/S	cesarean section, C-section	제왕절개
DOB	date of birth	출생일
EDC	estimated day of confinement	출산예정일
LMP	last menstrual period	마지막 월경일
AB	abortion	유산

연습문제 Exercises

1. 다음 의학용어를 접두사, 결합형 용어, 접미사 부분을 분리하여 의미를 정의하시오.

① salpingectomy

salping/o 자궁관; -ectomy 절제술 / 자궁관절제술, 난관절제술

② vaginitis

vagin/o 질; -itis = inflammation 염증 / 질염

③ cervicitis

cervic/o 자궁목, 자궁경부; -itis = inflammation 염증 / 자궁경부염

④ primigravida

primi- = first 처음; -gravida = pregnancy 임신 / 초임산부 처음으로 임신한 여성

⑤ nullipara

nulli- = none 없는; -para = to bear, give birth / 생육가능한 아이 미산부

2. 다음 의학용어의 의미를 쓰시오.

① amenorrhea 무월경 : 월경결여 또는 월경의 이상 정지

② menarche 초경 : 사춘기의 시작과 함께 시작하는 첫 번째 생리

③ endometriosis 자궁내막 증식증

④ oophorosalpingitis 난소난관염 :난소와 자궁관의 염증

⑤ stillbirth 사산, 사산아분만, 죽은 태아의 분만

3. 다음 의미의 의학용어를 쓰시오.

① 자궁적출술 hysterectomy

② 외음절개술 episiotomy

③ 난소물혹(난소낭종) ovarian cysts

④ 태반조기박리 placenta abruptio, placental abruption

⑤ 전치태반 placenta previa

4. 다음 의미의 의학용어를 쓰시오.

① painful menstruation

dysmenorrhea 월경곤란증, 통증을 수반하는 월경

② cessation of menstruation

menopause 폐경

③ fertilized ovum implanted outside of uterine cavity : in tube, ovary, or free in abdomen attached to a viscus

ectopic pregnancy 자궁 외 임신, 이소성 임신

④ mucous membrane partially or completely covering the vaginal orifice

hymen 처녀막

5. 다음의 약어의 full term을 쓰시오.

① PID pelvic inflammatory disease 골반내 염증 질환

② D&C dilatation and curettage 자궁목확장과 내막소파술

③ TAH total abdominal hysterectomy 복식전자궁적체술

④ C/S cesarean section C-section 제왕절개

6. 다음 그림에 알맞은 의학용어를 쓰시오.

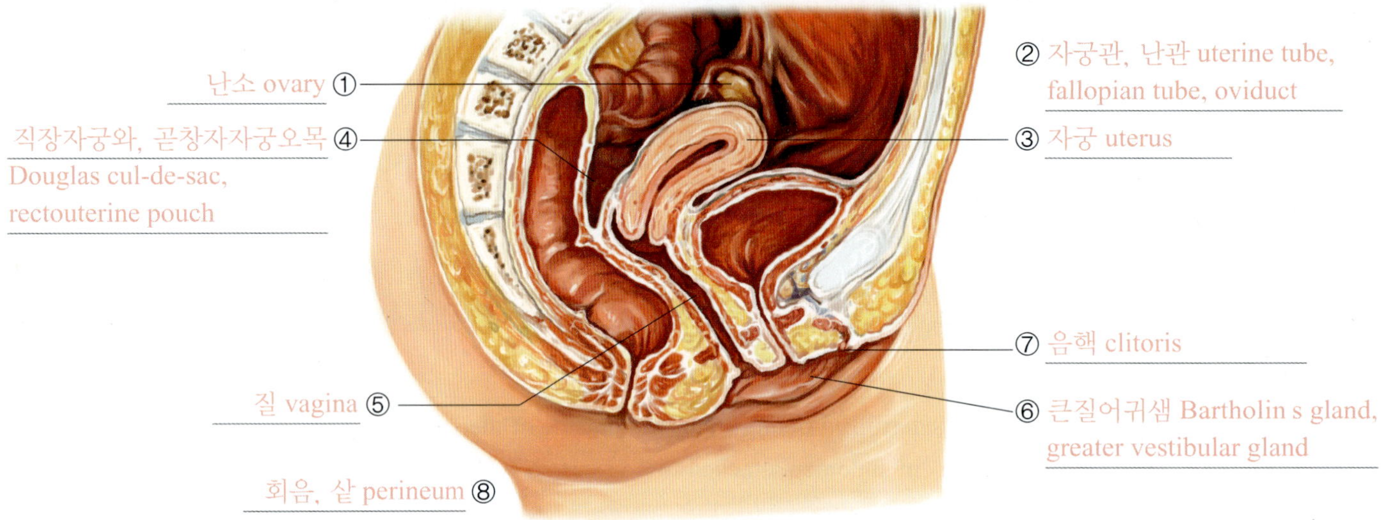

찾아보기 (INDEX)

ㄱ

ㄴ

ㄷ

ㅁ

ㅂ

ㅅ

ㅇ

ㅈ

ㅍ

ㅎ

A

B

F

G

H

I

J

K

L

M

N

O

P

R

S

T

U

V

W

X

지은이 소개

임국환 (고려대학교)
김미숙 (신한대학교)
김은하 (부산가톨릭대학교)
김재윤 (수원과학대학교)
김현숙 (신한대학교)
김형동 (고려대학교)
김환희 (광주대학교)
김혜숙 (대구보건대학교)
류장근 (동주대학교)
배형준 (대전과학기술대학교)
설근희 (고려대학교)
양승열 (동원대학교)
엄지연 (경일대학교)
윤대호 (광주여자대학교)
윤도준 (서영대학교)
이경숙 (순천향대학교)
이규화 (동원대학교)
이은주 (강릉영동대학교)
이향미 (두원공과대학교)
이혜영 (두원공과대학교)

에센스 의학용어

2022년 1월 15일 초판 인쇄
2022년 1월 20일 초판 발행

저 자 임국환 · 김미숙 · 김은하 · 김재윤 · 김현숙
김형동 · 김환희 · 김혜숙 · 류장근 · 배형준
설근희 · 양승열 · 엄지연 · 윤대호 · 윤도준
이경숙 · 이규화 · 이은주 · 이향미 · 이혜영

발행인 주병오 / 주민기

발행처 메디시인

경기도 파주시 회동길 209
파주출판문화정보산업단지

영업팀 (031) 955 – 7566 · 7577
편집팀 (031) 955 – 7731
FAX (031) 955 – 7730
홈페이지 www.ji-gu.co.kr
전자우편 jigupub@hanmail.net
등록번호 2005년 2월 16일 제 406–2005–000045호

ISBN 979–11–90839–46–4 값 30,000원

총판
㈜지구문화
JIGU CULTURE Co.Ltd

Review & Rationales

Review & Rationales

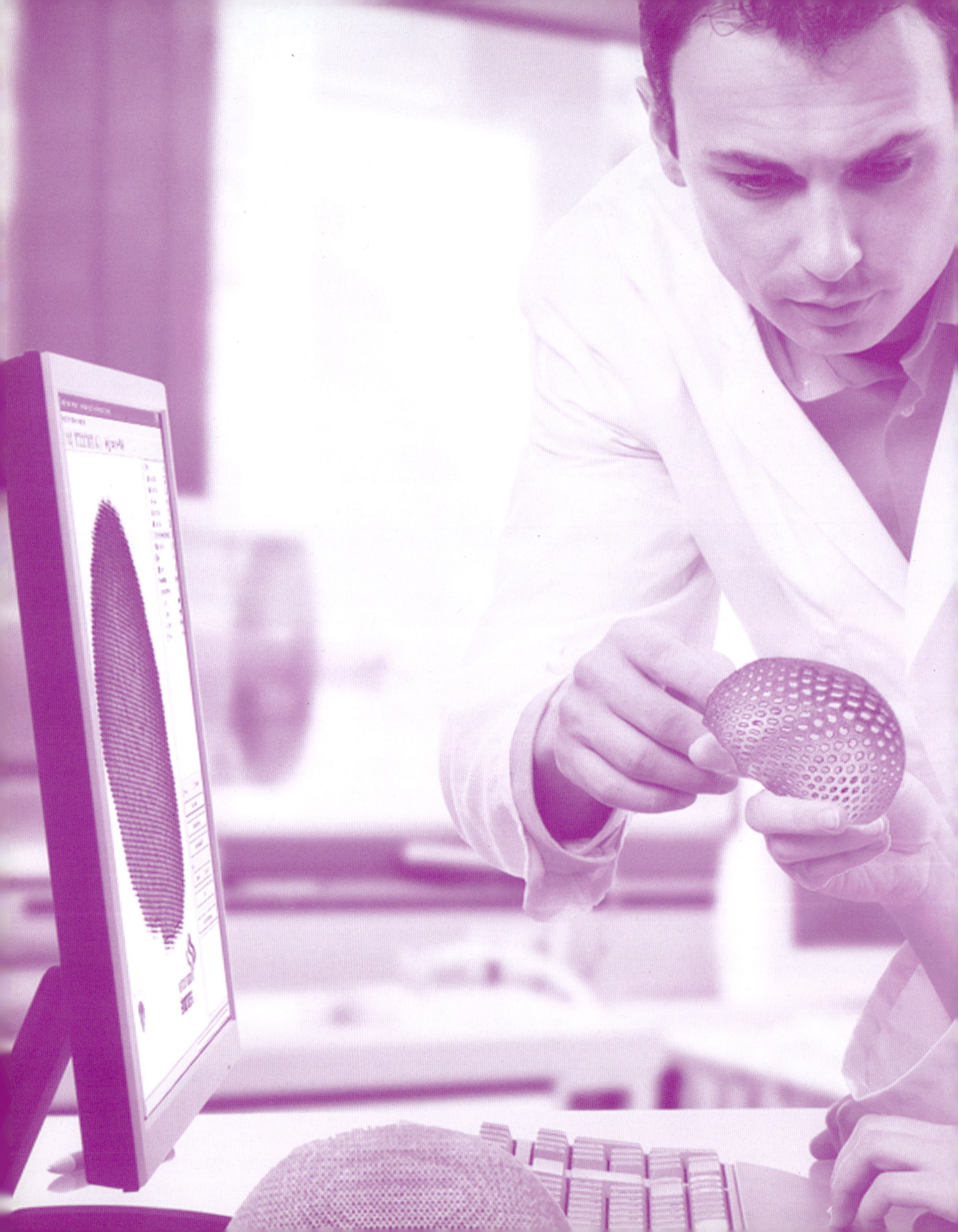

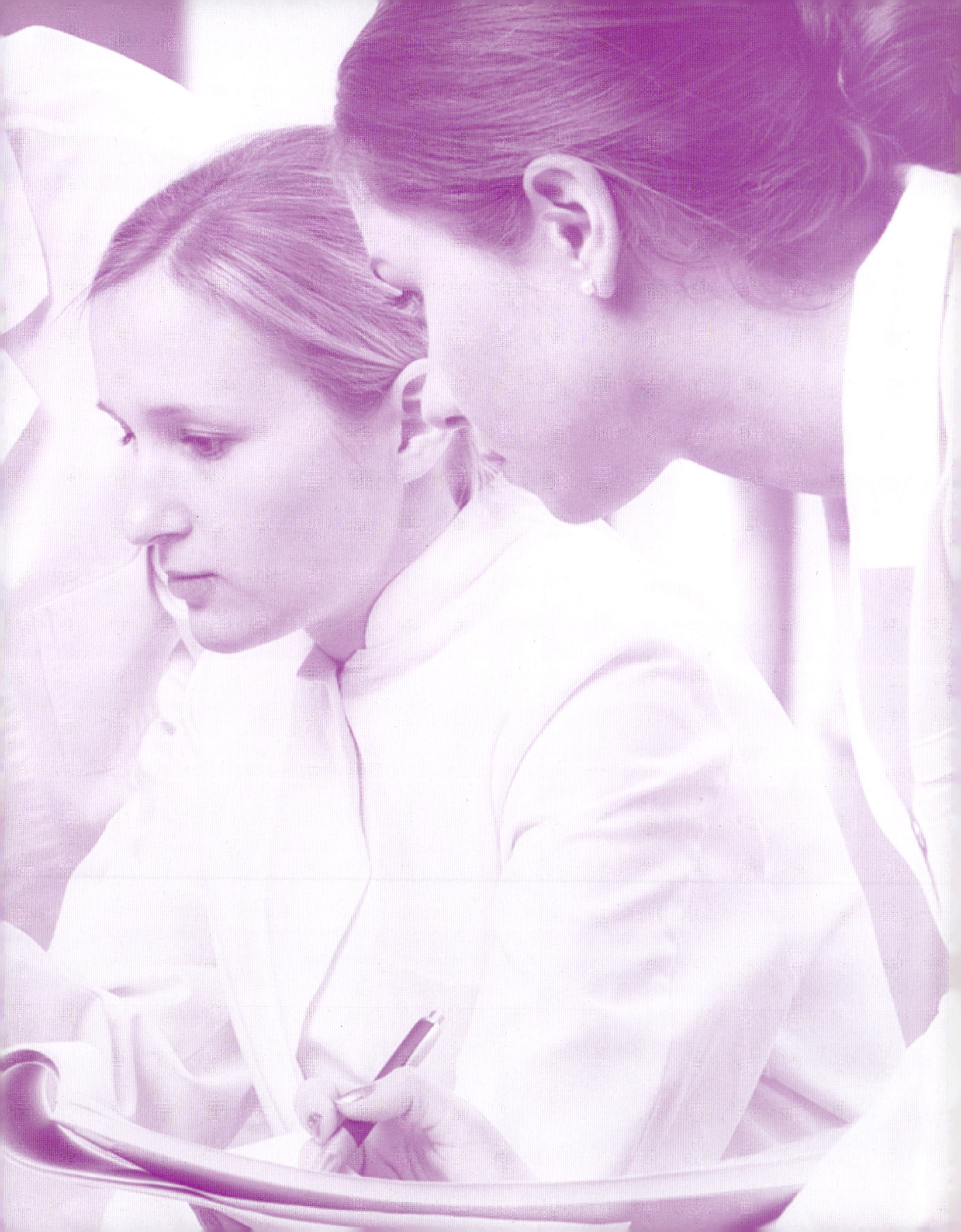